न्यू मॉडर्न कुकरी बुक

पाक-कला पर एक उत्कृष्ट पुस्तक

लेखिका
vk'kkjkuh 0gkjk

संशोधन/अनुवाद
1hek x|rk

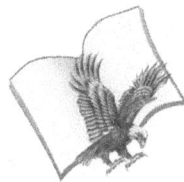

वी एण्ड एस पब्लिशर्स

प्रकाशक

वी एण्ड एस पब्लिशर्स

F-2/16, अंसारी रोड, दरियागंज, नयी दिल्ली-110002
☎ 23240026, 23240027 • फैक्स: 011-23240028
E-mail: info@vspublishers.com • *Website:* www.vspublishers.com

शाखा : हैदराबाद
5-1-707/1, ब्रिज भवन (सेन्ट्रल बैंक ऑफ इण्डिया लेन के पास)
बैंक स्ट्रीट, कोटी, हैदराबाद-500 095
☎ 040-24737290
E-mail: vspublishershyd@gmail.com

शाखा : मुम्बई
जयवंत इंडस्ट्रिअल इस्टेट, 2nd फ्लोर - 222,
तारदेव रोड अपोजिट सोबो सेन्ट्रल मॉल, मुम्बई - 400 043
☎ 022-23510736
E-mail: vspublishersmum@gmail.com

फ़ॉलो करें:

ISBN 978-93-814488-3-0
संस्करण: 2015

मुद्रक: परम ऑफसेटर्स, ओखला, नयी दिल्ली-110020

विषय-सूची

प्रकाशकीय

भारतीय गृहिणी अब वह सदियों पुरानी गृहिणी नहीं, जो अधिकांश घण्टे पीठ व कमर झुकाये, अधगीली लकड़ियों से चूल्हा फूँकती, आँखें मलती रसोईघर के नाम पर धुएँ वाली काली कोठरी में घुटती हुई अपनी आधी जिन्दगी बिता देती थी। जिसका उद्देश्य पेट के माध्यम से पति का मन जीतना भर होता था। भीतरी जनानखाने से खाना भेजने के अलावा जिसका मेहमानों से कोई सीधा सम्पर्क नहीं होता था।

अब वह एक जागरूक गृहिणी है, समाज का उपयोगी अंग है। विज्ञान और तकनीक की दुनिया ने उसके घर के भीतर की तकलीफदेह दुनिया भी बदली है। वह स्वयं भी बदलते समय के साथ कदम मिलाकर चलना चाहती है। वैज्ञानिक साधनों, तकनीकी ढंग और अपने कलात्मक स्पर्श से अपने काम को बेहतर ढंग से करना चाहती है तथा श्रम और समय की बचत कर, अपने बचे समय को, बची शक्तियों को अन्य उपयोगी कामों में भी लगाने की इच्छा रखती है। वह जानती है, यदि नहीं जानती तो जानना चाहती है कि आज उसका काम जैसे-तैसे भोजन पकाना ही नहीं है, इस कला में बेहतर ढंग से पारंगत होना भी है। भोजन-सम्बन्धी आवश्यक जानकारी, रसोई की सुघड़ व्यवस्था व सार-सम्भाल, स्वच्छता से पकाना और कलात्मक ढंग से सजाकर परोसना, मेहमानों के स्वागत-सत्कार का आधुनिक शिष्टाचार, सभी बातें इस प्रशिक्षण में आती हैं। जो गृहिणी जितनी ही अधिक इस कला-विज्ञान में प्रशिक्षित होती है, घर-बाहर से उतनी ही अधिक प्रशंसित होती है।

पाक कला और व्यंजन विधियों पर बाजार में और भी कई पुस्तकें हैं। पर यह पुस्तक उनसे भिन्न है और अपने ढंग की हिन्दी में पहली व अकेली पुस्तक है।

किन मायनों में?

इसमें अन्य पुस्तकों की तरह साग-भाजी अचार चटनी से लेकर मुरब्बा मिठाई तक की विधियाँ ही मात्र नहीं भरी गयी हैं, शहर से कस्बे तक की हर गृहिणी की समस्या हल की गयी है। समस्या यह कि दैनिक नाश्ते में क्या परोसें, किस ढंग से परोसें कि पौष्टिक खुराक के लिए परिवार की पसन्द को नया सुरुचिपूर्ण मोड़ दिया जा सके। समस्या यह कि पार्टियों-दावतों की व्यवस्था कैसे करें, उनका शिष्टाचार कैसे निभायें, मेहमानों के सामने पकवानों की प्लेटें किस कलात्मक व सुरुचिपूर्ण ढंग से प्रस्तुत करें कि आपकी मेहनत सार्थक हो जाये, मेहमान गद्गद् हो उठें और खाने का आनन्द द्विगुणित हो सके। यही नहीं, राष्ट्रीय भावात्मक एकता के प्रसार के लिए और अन्तर्राष्ट्रीय बिरादरी में शामिल होने के लिए आज जिस मिले-जुले स्वाद वाले मीनू पर जोर दिया जाता है, पुस्तक में इस अछूते विषय पर भी सुन्दर ढंग से लिखा गया है और इस सुन्दरता, इस विविधता, इस विशिष्टता को मुखर करते हैं, अनेकों सम्बन्धित चित्र, जिनकी सहायता से मेज-सज्जा और प्लेटों की सज्जा को समझने में आसानी होगी।

महिला प्रशिक्षण-केन्द्रों की अनुभवी व्यवस्थापिका और महिलोपयोगी तकनीकी विषयों को विख्यात लेखिका की जादुई कलम से विशिष्ट व्यंजन-विधियों और उनकी विशिष्ट सज्जा से सम्बन्धित यह पुस्तक कैसी बन पड़ी है, कितनी उपयोगी है, इसका निर्णय पाठिकाएँ स्वयं ही कर सकेंगी।

दो दशक से यह पुस्तक प्रकाशित की जा रही है, किन्तु अब दोबारा इसका संशोधित व परिवद्धित संस्करण आम पाठकों की सुविधा, विषय की नवीनता आदि के दृष्टिकोण से प्रकाशित किया जा रहा है, जो अधिक उपयोगी साबित होगी।

प्रस्तावना

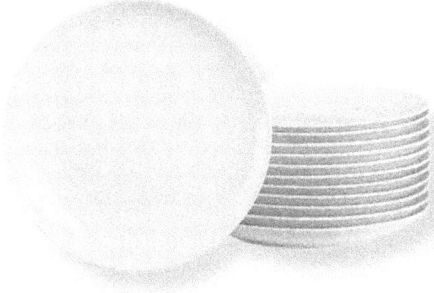

फलाँ ऐसा भोजन बनाती है... इस सफाई और सुघड़ता से पकाती है... इस सलीके से परोस्ती है कि जी चाहता है, उसकी उँगलियाँ चूम लें। सचमुच उसके हाथों में जादू है।

गाहे-बगाहे ऐसी तारीफें आपने भी सुनी होंगी और उन पर रश्क (ईर्ष्या) भी किया होगा।

शायद यह कहावत भी सुनी हो, 'मेहमान की प्रशंसा और पति की प्रीति उनके पेट के माध्यम से पाइये।' पर यह कहावत शायद अब पुरानी पड़ चुकी है। आज पेट और आँखों के माध्यम को समान महत्त्व मिल गया है। भोजन का स्वाद और उसका आर्कषण-यानी जिह्वा-सुख का पलड़ा-लगभग बराबर हो गया है।

भोजन कितना ही स्वादिष्ट हो, पौष्टिक हो, यदि उसकी प्रस्तुति ऐसी नहीं है कि खाने वालों को वह प्लेट कुछ बोल सके, अपने आकर्षण में बाँध सके या परोसने वाले हाथों की स्वागत-कला से अभिभूत कर सके, तो उस पर किया गया खर्च व श्रम सार्थक नहीं ही माना जायेगा। भोजन से तृप्ति के साथ पकवानों की एक भाषा भी चाहिए, उनकी प्रस्तुति में एक अभिव्यक्ति भी चाहिए, एक आमन्त्रण भी चाहिये। प्रशंसात्मक प्रतिक्रियाएँ, पकवान-प्लेटों की यह अभिव्यक्ति ही आमन्त्रित करती है।

हो सकता है, आप अच्छा भोजन बनाना जानती हों, पर भोजन की किस्म, उसे बनाने में सफाई-स्वच्छता का ध्यान, पकाने की सही विधि ताकि भोजन के आवश्यक गुणों की रक्षा हो सके, इस पर खाने वालों की रुचियों के साथ उसकी अनुकूलता, परोसने का आकर्षक ढंग-ये सारी ही बातें मिलकर आपकी पाक-कला का परिचय देंगी।

कुछ विशिष्ट पकवानों को तैयार करने और उन्हें खुशनुमा ढंग से सजाकर परोसने की कला सिखाने वाली यह पुस्तक इसी मायने में पाक-कला की अन्य पुस्तकों से भिन्न है।

बाजार में उपलब्ध ढेरों सामान्य भोजन-सम्बन्धी पुस्तकों की तरह इसमें दाल-भाजी से लेकर प्रसिद्ध पकवानों तक की विधियों की भीड़-मात्र एकत्र नहीं की गयी है, बल्कि कुछ चुने हुये पकवानों को ही बनाने और सुन्दर ढंग से परोसने पर बल दिया गया है-प्रत्येक विधि की सचित्र प्रस्तुति के साथ।

संचार-साधनों की सुविधा से आज विश्व सिकुड़ कर इतना छोटा हो गया कि भारतीय भोजन में अब विशिष्ट पकवानों की भी कोई सीमा नहीं है। एक सचित्र छोटी पुस्तक के कलेवर में असंख्य विधियों को समेटना सम्भव भी नहीं है। फिर भी यह ध्यान रखा गया है कि दैनिक जरूरत के कुछ स्वास्थ्यवर्द्धक नाश्ते भी इसमें शामिल कर लिये जायें और विशेष सब्जियों व विशिष्ट पकवानों में से उन्हें भी चुन लिया जाये, जो आज लगभग पूरे देश में प्रचलित हैं, जिन्हें औसत भारतीय नगरीय व कस्बाई परिवार के लिए सुझावात्मक रूप में प्रस्तुत किया जा सके, तो यह प्रस्तुति सज्जा के रूप में भी सुझावात्मक हो।

सुझावात्मक इसलिए कि एक ही व्यंजन को कलात्मक ढंग से प्रस्तुत करने की कई शैलियाँ हो सकती हैं। अपनी सूझबूझ से अपनी कला का प्रदर्शन करने की छूट सभी को होती है, होनी भी चाहिए। पर यह सूझ प्रेरणा से पैदा होती है, वह प्रेरणा यह सुझाव बन सके, इसी विश्वास के साथ यह आपके हाथों में समर्पित है।

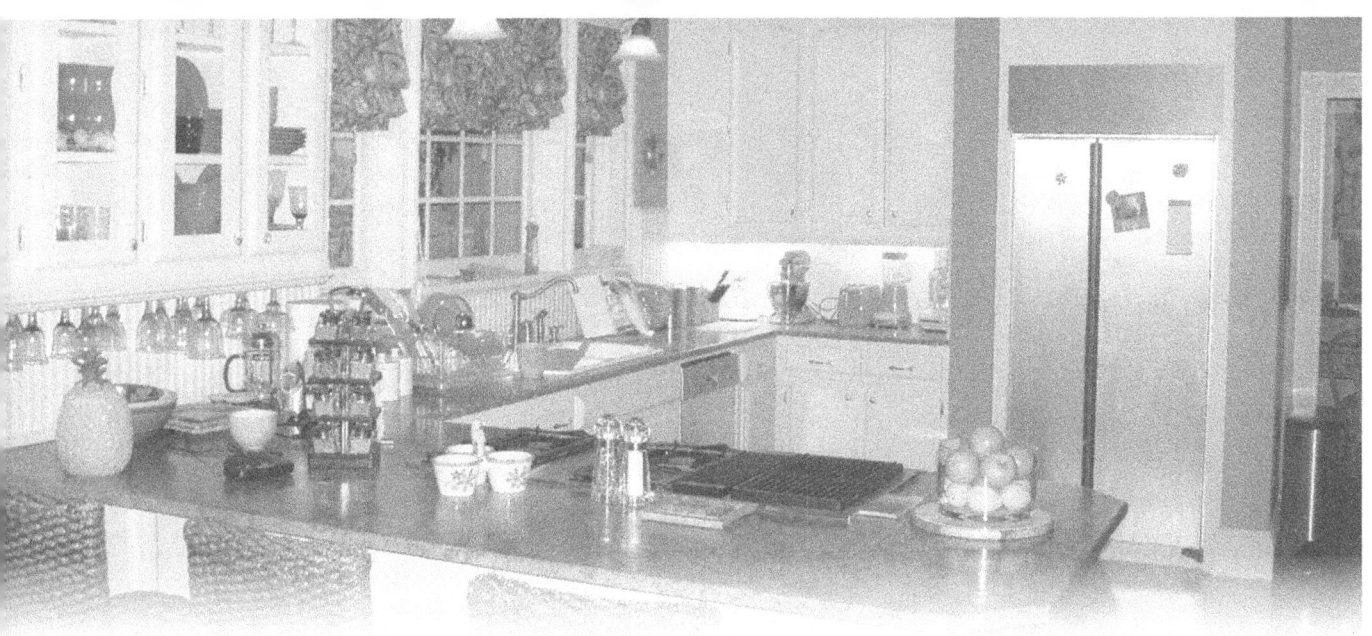

भाग–1

पाक-कला

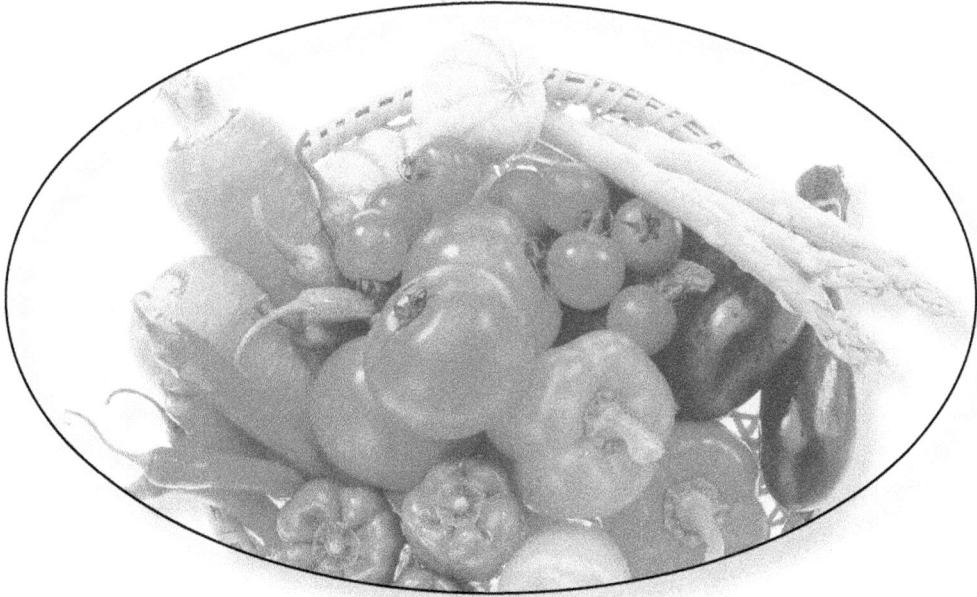

आधुनिक समाज में मेहमान इस बात को बहुत महत्त्व देते हैं कि भोजन कैसा था और किस ढंग से परोसा गया था। इसलिए गृह-विज्ञान की पाक-कक्षाओं और पत्र-पत्रिकाओं व पुस्तकों के माध्यम से आज हर युवती यह कला सीखने को उत्सुक रहती है।

हमारे भारतीय घरों में थाली-चौकी-पटरे वाले प्राचीन ढंग और कुर्सी-मेज वाले आधुनिक ढंग दोनों का स्थान है। पर अधिकतर देखा गया है कि चौके में बैठकर खाने का ढंग दैनिक जीवन में अपने परिवार के सदस्यों के बीच ही अपनाया जाता है और मेहमानों के समय कुर्सी-टेबल पर भोजन को प्रमुखता दी जाती है। शहरी जीवन में अब घरों में भी 'डाइनिंग टेबल' पर ही खाने की प्रथा दिनोंदिन लोकप्रिय होती जा रही है और मेहमाननवाजी के समय फर्श पर बैठा कर खिलाने की प्राचीन प्रथा का लोप होता जा रहा है।

ikphu Hkkjrh;&ijEijk

बहरहाल, यदि अधिक मेहमानों को स्थान की सुविधानुसार या प्राचीन परम्परानुसार आप नीचे फर्श पर बैठाकर जिमा रही हों, तो फर्श को पहले स्वच्छ कीजिए, फिर वहाँ लम्बी तहाई दरियाँ अथवा आसन करीने से लगा कर आगे पटरे या चौकियाँ लगा दीजिये। मेहमान अधिक हों और इतनी चौकियाँ न हों, तो लकड़ी के लम्बे फट्टे जमाकर इन पर सफेद चादरें बिछा लें। वह भी न हो तो, जमीन पर ही थालियाँ लगा दें। पर थालियाँ, कटोरियाँ, गिलास स्वच्छ व चमकते हुए होने चाहिए। बैठने के स्थान

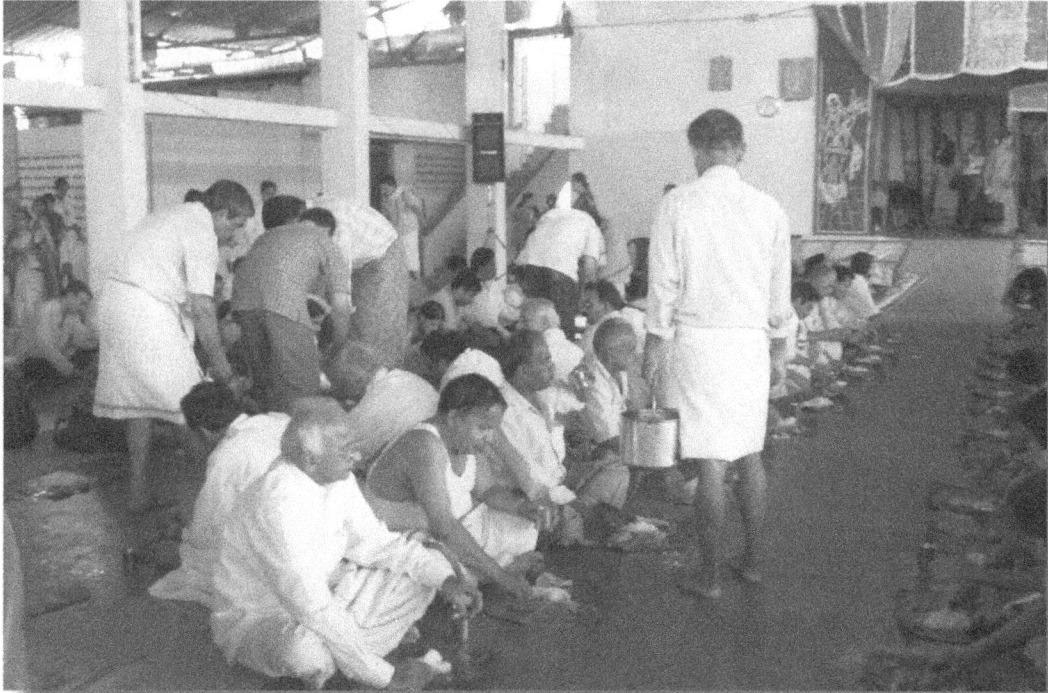

पर आसपास व मध्य में पानी छिड़क कर अल्पना, रंगोली या माण्डन सजाइये। फूलों से भी रंगोली सजायी जा सकती है। यदि पत्तलों या केले के पत्तों पर खाना परोसा जाता है, तो उन्हें खूब अच्छी तरह साफ कर लेना चाहिए।

थालियों में पूरा खाना लगाकर दिया जाये, तो भी इतना लगाइए कि महँगाई के जमाने में जूठन न बचे। आप बार-बार परोस सकती हैं, पर आग्रह करके ज्यादा खिलाने या जबरदस्ती डालने का प्रयत्न हरगिज न करें। खाना आप कितनी सुघड़ता से थाली में लगाती हैं, किस तरह दोबारा परोसती हैं, किस तरह के व्यवहार से सत्कार करती हैं, स्थान की सज्जा कैसी करती हैं, इन सब बातों पर आपकी परोसने की कला परखी जायेगी। इसलिए स्वादिष्ट व्यंजन बनाने के साथ इस कला पर भी ध्यान दीजिए।

vk/kfud <x

पर आजकल घरों में न इतनी चौकियाँ व पटरे होते हैं, न इस ढंग का ही अब प्रचलन रह गया है। मेज-कुर्सी पर भोजन का पश्चिमी ढंग अब हमारे जीवन का अंग बन चुका है। समय की अपेक्षा और सुविधा देखकर इसे अपनाने में कोई हर्ज भी नहीं। परोसने की कला का आधुनिक प्रशिक्षण इसी पद्धति पर आधारित है। इसलिए इसे सीखना ही चाहिए।

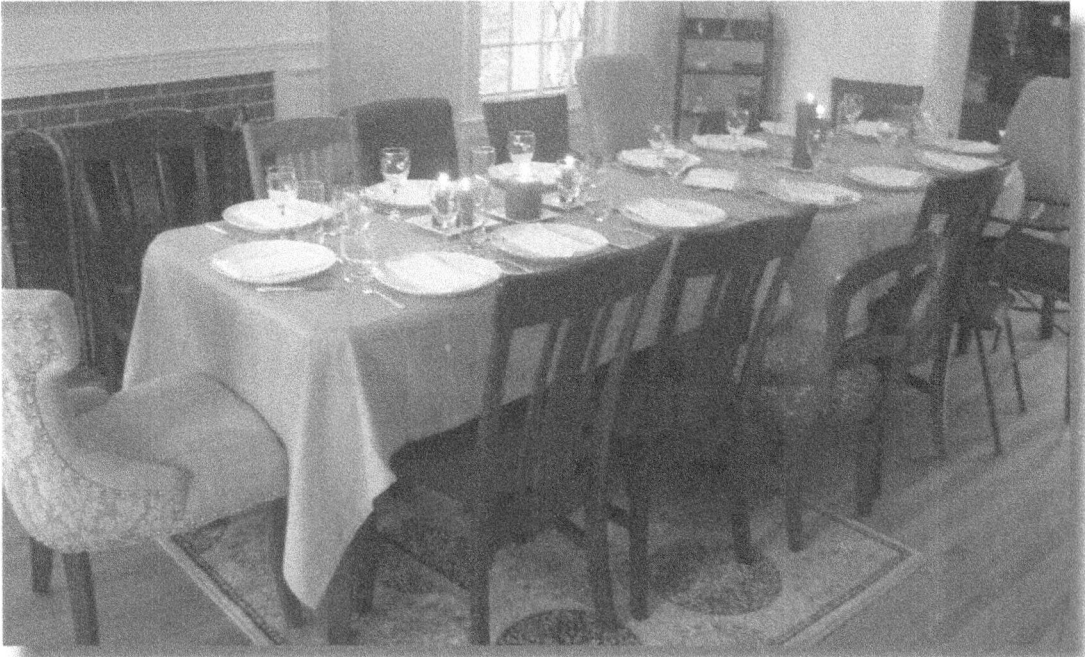

कुछ टिप्स

प्राचीन भारतीय पद्धति में भोजन रसोईघर में भूमि पर बैठ कर खाने की परम्परा है। आजकल के खुले रसोईघर इसी परम्परा को आगे बढ़ा रहे हैं।

आदर्श रसोईघर

आपके रसोईघर की स्वच्छता पर आपके परिवार का स्वास्थ्य निर्भर करता है और रसोईघर की सुविधा पर आपके पकाने की सुविधा निर्भर करती है। इसलिए इन दोनों बातों पर समान रूप से ध्यान देने की जरूरत है।

आधुनिक रसोईघर में खड़े होकर पकाने की व्यवस्था रहती है, जिसने न तो बार-बार उठ कर सामान पकड़ने की परेशानी होती है, न कमर झुकाकर काम करने की विवशता। खाना जल्द और सुविधा से बनता है। अनावश्यक थकान से बचाव और चुस्ती बनी रहती है। न बार-बार फर्श धोने-पोंछने का झंझट, न कपड़ों में सलवटें पड़ने का भय और न छोटे बच्चों के आग के समीप आने की चिन्ता। इसलिए जहाँ तक सम्भव हो, रसोईघर को शेल्फें लगवा या मेज रख कर 'स्टैण्डिंग' ही बनवाना चाहिए। सामान रखने के लिए भी खुले फट्टों के बजाय बन्द 'कैबिनेट' बनवाये जायें और दूध, दही, सब्जी आदि के लिए एक जाली की आलमारी बनवा ली जाये, तो रसोईघर अधिक स्वच्छ व आरामदेह रहेगा। ये पत्थर की या कंकरीट, चिप्स और सीमेण्ट की 'स्लैब्स' अथवा शेल्फें नीचे फर्श से ढाई फुट की दूरी पर रसोई की दो दीवारों पर बनवाइए। एक ओर, जहाँ पकाने के लिए स्टोव या गैस का चूल्हा या कुकिंग रेंज रखा गया है, सभी आवश्यक वस्तुएँ उसके समीप ही सुविधा से जल्दी से मिल जायें दीवार के दूसरी ओर मध्य में या किनारे पर बर्तन धोने के लिए एक गहरी 'सिंक' बनवाइए, जिसके ऊपर ही नल की टोंटी लगी हो और नीचे पानी के निकासी का ठीक प्रबन्ध हो। इसके ऊपरी भाग में एक जालीदार कैबिनेट बनवाइए, जिसके भीतर धुली प्लेटें खड़ी करने का रैक बना हो। शेष बर्तनों के लिए सिंक के पास ही तिरछा, पतली नालियों वाला फट्टा बना हो, ताकि धुले बर्तनों का पानी ठीक निचुड़ जाये। यहीं समीप में सब्जी काटने, आटा गूँथने या अन्य इस तरह का काम करने के लिए एक खाली जगह हो और यह सामान उसके नीचे बने कैबिनेट में ही मिल जाये।

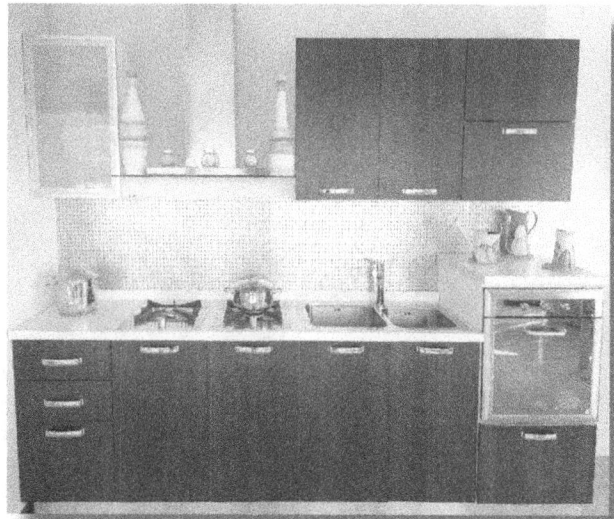

कुछ टिप्स

सभी सुविधाओं से सुसज्जित रसोईघर एक बढ़िया गाड़ी की तरह है, जिसमें हर आधुनिक उपकरण लगा होता है।

स्वच्छता

आपके रसोईघर की स्वच्छता पर आपके परिवार का स्वास्थ्य निर्भर करता है और रसोईघर की सुविधा पर आपके पकाने की सुविधा निर्भर करती है। इसलिए इन दोनों बातों पर समान रूप से ध्यान देने की जरूरत है।

इस व्यवस्था के साथ रसोईघर में हवा तथा प्रकाश की भी अच्छी व्यवस्था होनी चाहिए। दरवाज़े के सामने हवा के आवागमन के लिए खिड़की हो और पकाने की जगह उससे थोड़ी हट कर हो। पानी की निकासी का प्रबन्ध ठीक हो और फर्श अच्छी तरह सीमेण्ट किया हुआ हो, अन्यथा पानी ठहरने या दरारों में मैल जमने से सफाई नहीं रह पायेगी और कीटाणु पनपेंगे। दीवारों और छत में सफेदी भी वर्ष में एक-दो बार अवश्य करा लेनी चाहिए। दीवारों पर जाले कभी न चढ़ने दें।

हर बार भोजन के बाद शेल्फें व फर्श भीगे कपड़े से साफ करें। हफ्ते में एक-दो बार कीटाणुनाशक दवा भी पोंछने के पानी में अवश्य मिला लेनी चाहिए।

बरतन धोने की जगह विम व ब्रुश से रगड़ कर साफ करें। गीले बर्तन रखने की जगह पर 'ड्रेनेज व्यवस्था न हो, तो वहाँ अल्युम्युनियम की चादर ठुकवा लें या मोमजामा बिछा लें। रसोईघर की मेज आदि साफ करने के लिए पानी में एक छोटी चम्मच एमोनिया मिला लें, इससे चिकनाई दूर हो जायेगी।

रसोईघर के खिड़की, दरवाजों पर जाली के दरवाजे लगवा लें तो मक्खियों का प्रवेश रोका जा सकेगा। सब्जी के छिलके आदि डालने की बाल्टी भी अवश्य ढक्कनदार होनी चाहिए। इस बाल्टी को खाली करके हफ्ते में एक बार उसमें रद्दी कागज जला लें, तो कीटाणु पनपने का भय नहीं रहता।

रसोई में झाड़न आदि शीघ्र बदलिए और इन्हें कीटाणुनाशक साबुन से धोइए। इस प्रकार की सावधानियाँ बरतने और रसोई में कोई भी खाने-पीने की चीज खुली न छोड़ने से बीमारियों का डर नहीं रहेगा। परिवार के स्वास्थ्य की सुरक्षा के लिए 'रसोईघर की स्वच्छता बहुत जरूरी है।

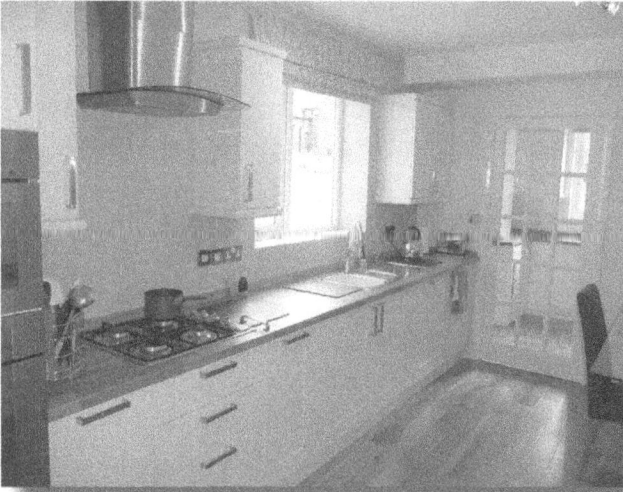

कुछ टिप्स

ताजी हवा और धूप से कीड़े-मकोड़े खत्म हो जाते हैं। रसोईघर में जालीदार खिड़की हो, जिससे रोशनी का निकास हो सके।

पकाने का सही ढंग

घर में खाना सभी महिलाएँ पकाती हैं, इसलिए नमक, मिर्च, पानी आदि का हिसाब उन्हें बताने की कोई आवश्यकता नहीं। पर यह खाना सुघड़ ढंग से पकाया जाता है या फूहड़ ढंग से? वैज्ञानिक ढंग से भोजन के पौष्टिक तत्त्वों को सुरक्षित रखा जाता है या केवल स्वाद पर ही जोर दिया जाता है? पकाने में समय, श्रम, पैसे की बचत की तकनीक काम में लायी जाती है या कि आधी जिन्दगी रो-झींक कर रसोईघर में बिता दी जाती है? इन सभी बातों की अहमियत है। कुशल पाक-कला के लिए आप निम्नलिखित सुझाव अमल में ला सकती हैं:

खड़े होकर पकाते समय सामने एप्रन बाँध लें ताकि कपड़ों पर छींटे-दाग न पड़ें। हर जरूरत की वस्तु समीप रखिए व यथास्थान रखें ताकि उन्हें खोजने में देर न लगे।

डबल चूल्हे वाले गैस, स्टोव व कुकिंग-रेज का प्रयोग करें, ताकि दोनों चूल्हों पर साथ-साथ काम करके समय की बचत की जा सके।

;kfU=d 1k/ku

श्रम की बचत के लिए एक बार कुछ खर्च करके यान्त्रिक साधन की वस्तुएँ खरीद लेने से बाद में इस खर्च से बहुत अधिक लाभ मिलता है, यह सोचकर मनोरंजन व वस्त्रों आदि के खर्च में कुछ कटौती करके भी यह सुविधा जुटायी जानी चाहिए। गैस, हीटर, कुकर, टोस्टर, गरम पानी के लिए इमर्सन रॉड, मिक्सी, ओवन आदि तो जुटायें ही, सुविधा हो तो फ्रिज भी। गीजर आदि का नम्बर इसके बाद आता है। कुछ सम्भव हो, तो स्टोव, कुकर और एक आइसबॉक्स तो जुटाया जा सकता है। इसी तरह रसोईघर सुविधाजनक न बना हो, न बनवा सकें, तो एक बड़ी मेज ही बनवा लें। इसके नीचे ही एक ओर बन्द व दूसरी ओर जाली वाला दरवाजा लगवाकर सामान रखने का कैबिनेट बनवाया जा सकता है। ऊपर गैस या स्टोव रखने की जगह पर पत्थर या धातु की एक शीट रख कर काम चला सकती हैं। सुविधा और श्रम की बचत दोनों का लाभ आपको मिल सकेगा।

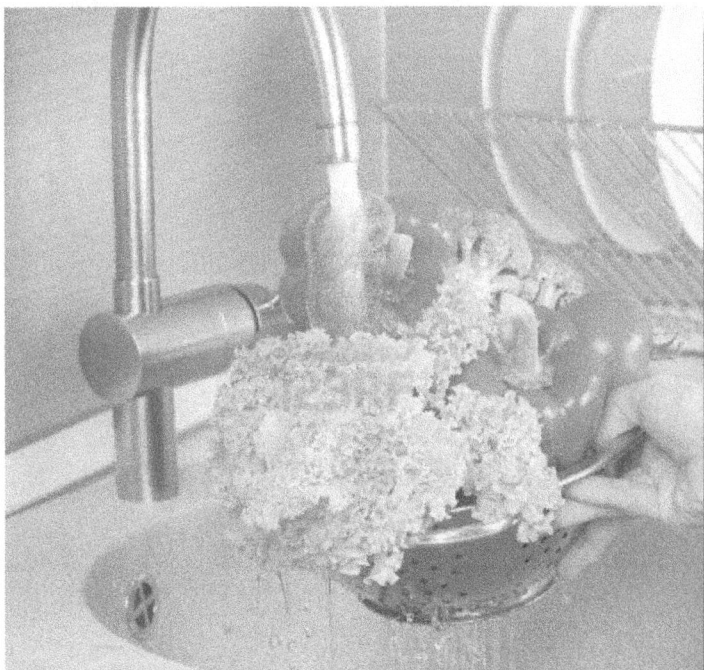

idkr g,---

पकाते समय सफाई और स्वच्छता का विशेष ध्यान रखें। हर चीज ढकी हो। आपके हाथ और झाड़न साफ हों। पानी और छिलके आदि पास न फैलाये जायें। उनकी जगह ठीक बनी हो। पकाते समय चूल्हा जलाने से पूर्व ही सभी चीजों की पूरी तैयारी कर लें ताकि ईंधन, तेल, गैस या बिजली व्यर्थ न जले। भाजी काटने से पूर्व ही धो लें। कटी भाजी धोने पर उसके खनिज लवण बाहर निकल जाते हैं। हरे पत्तों वाली भाजियों को तो हमेशा काटने से पहले ही धोना चाहिए।

भोजन पकाते समय ध्यान रखना चाहिए कि उसके पौष्टिक तत्त्व और उसका प्राकृतिक स्वाद नष्ट न हो। सब्ज़ी भाप में पकायें। उबालकर पानी निकालना अनिवार्य हो, तो यह पानी दाल में डाल दें। चावल का माँड़ निकाल कर न फेंकें, चावलों में पकने लायक पूरा ही पानी डालें। इस तरह सब्जियों व चावल के पौष्टिक तत्त्व व्यर्थ नहीं जायेंगे। दूध फाड़कर पनीर बनायें, तो उसका बचा पानी भी दाल, सब्जी में डाल देना चाहिए। इसी तरह गेंहूँ को पिसाने से पहले ही अच्छी तरह साफ कर लें, आटा छानकर पकाने से भूसी से प्राप्त विटामिन 'ई' व 'बी' से आप हाथ धो बैठेंगी। दालों को भी जहाँ तक हो सके, छिलके सहित ही पकाना चाहिए।

तेज आँच पर पकाने से भी खाद्य-तत्त्वों को हानि पहुँचती है और विटामिन नष्ट हो जाते हैं। अधिकांश भोजन हल्की या मध्यम आँच पर पकाया जा सकता है। कुकर में भी भोज्य-तत्त्व सुरक्षित रह सकते हैं। सभी नरम सब्जियाँ छिलके सहित पकायें। उन्हें भाप में पकायें, उबाल कर खायें, कच्ची

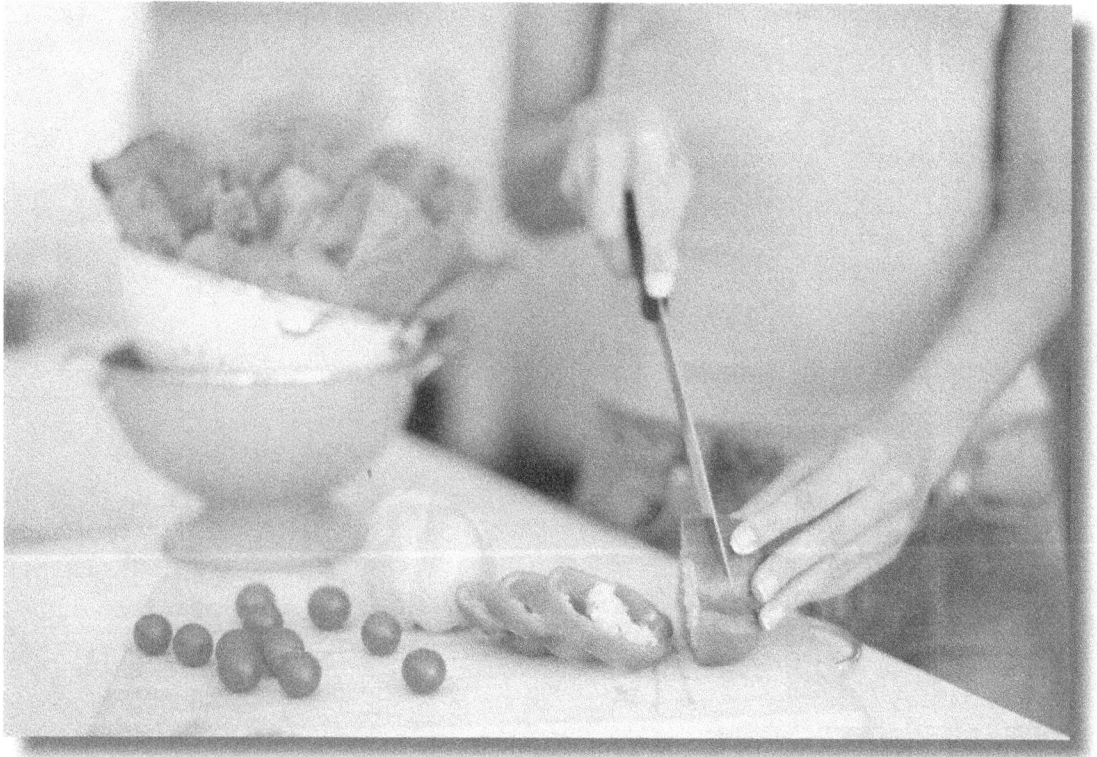

खाने लायक कच्ची ही प्रयोग में लायें। घी में ही भूनकर पकाना चाहें, तो अधिक मिर्च-मसाले न डालें, न ही इतना भूनें कि उनका रस नष्ट हो जाये।

खाना पकाते समय फुर्ती व सजगता भी जरूरी है। सफाई, समय व श्रम की बचत, आपकी सुघड़ता, सभी दृष्टियों से इसका महत्त्व है। बचे समय में आप कई अन्य उपयोगी काम कर सकती हैं। खाना पकाने के बाद अच्छी तरह हाथ धोकर जरा-सी चिकनाई या 'हैण्डक्रीम' लगायें। हफ्ते, पन्द्रह दिन में हाथों पर विशेष ध्यान देकर 'मेनीक्योर' भी करें, ताकि सब्जी आदि काटने के दाग या बर्तन मलने से आपके हाथों में मैल की दरारें न दिखायी दें। नाखूनों की सफाई तो हर हालत में जरूरी है।

इसी तरह भोजन पकाते समय भोजन के पौष्टिक तत्त्वों की रक्षा, समय-श्रम-ईंधन की बचत, सफाई-स्वच्छता, आपकी सुविधा व आपकी सुघड़ता-इन सभी बातों के सामंजस्य को ही वैज्ञानिक व तकनीकी ढंग से भोजन पकाना कहते हैं।

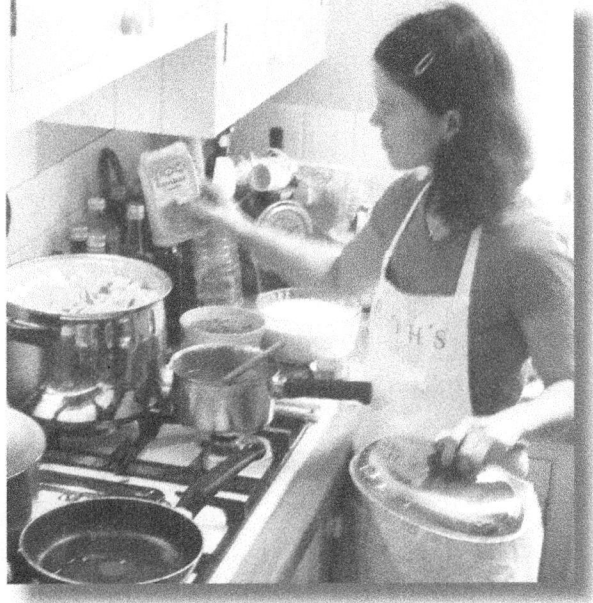

कुछ टिप्स

स्वच्छता व सुरक्षा के लिए कुछ अतिरिक्त
सहायक-सामग्री, जैसे
बरनाल
हैण्ड लोशन
हैण्ड क्रीम
साबुन, विम
शीशियाँ धोने का ब्रुश
स्पंज का टुकड़ा- सिंक व बाल्टियाँ
साफ करने के लिए
झाड़न जालीदार कपड़े का, फर्श पोंछने के लिए
दो छोटे तौलिये-एक सिंक के पास रॉड पर, एक
किचन में-हाथ पोंछने के लिए
नेपकिन आदि
लकड़ी कर पट्टा (कम ऊँचा) इलैक्ट्रिक
हीटर आदि पर काम करते समय
पैरों के नीचे रखने के लिए।

परोसने की कला और मेज-सज्जा

स्वादिष्ट भोजन को आकर्षक तरीके से परोसा न जाये, तो उसका स्वाद कम हो जाता है। इसलिए पाक-कला के साथ परोसने की कला अत्यन्त महत्त्वपूर्ण है।

यदि आपके पास अलग 'डाइनिंग रूम' या खाने का कमरा है, तो इसमें हवा तथा प्रकाश की अच्छी व्यवस्था रखिए। दीवारों पर खुशनुमा रंग कराइए। पर्दे भी चटख रंग के लगाइए, पर वह रंग बहुत गहरा न हो। डिनर के लिए लैम्पशेड सुन्दर रंगों में हों और उनमें बल्ब कुछ कम रोशनी के। मोमबत्ती-प्रकाश में डिनर भी आजकल खूब पसन्द किया जाता है। इसके लिए अच्छा सा 'कैण्डिल स्टैण्ड' लगाया जा सकता है या छत पर हल्की रोशनी के बल्बों का एक झाड़ टाँगा जा सकता है।

डाइनिंगरूम अगर हो, तो रसोई के पास वाले बरामदे को घेरकर छोटा-सा खाने का कमरा सजाया जा सकता है। नहीं तो ड्राइंगरूम में ही एक तरफ डाइनिंग टेबल और कुर्सियाँ लगा लीजिए। बड़े व लम्बी आकृति के ड्राइंगरूम में यह व्यवस्था बड़ी आसानी से हो सकती है। इस हिस्से की दीवारों पर अलग रंग करके व मध्य में सुन्दर से 'स्क्रीन' वाला 'स्टैण्डिंग पार्टीशन' खड़ा करके, इसे अलग कमरे का रूप भी दिया जा सकता है।

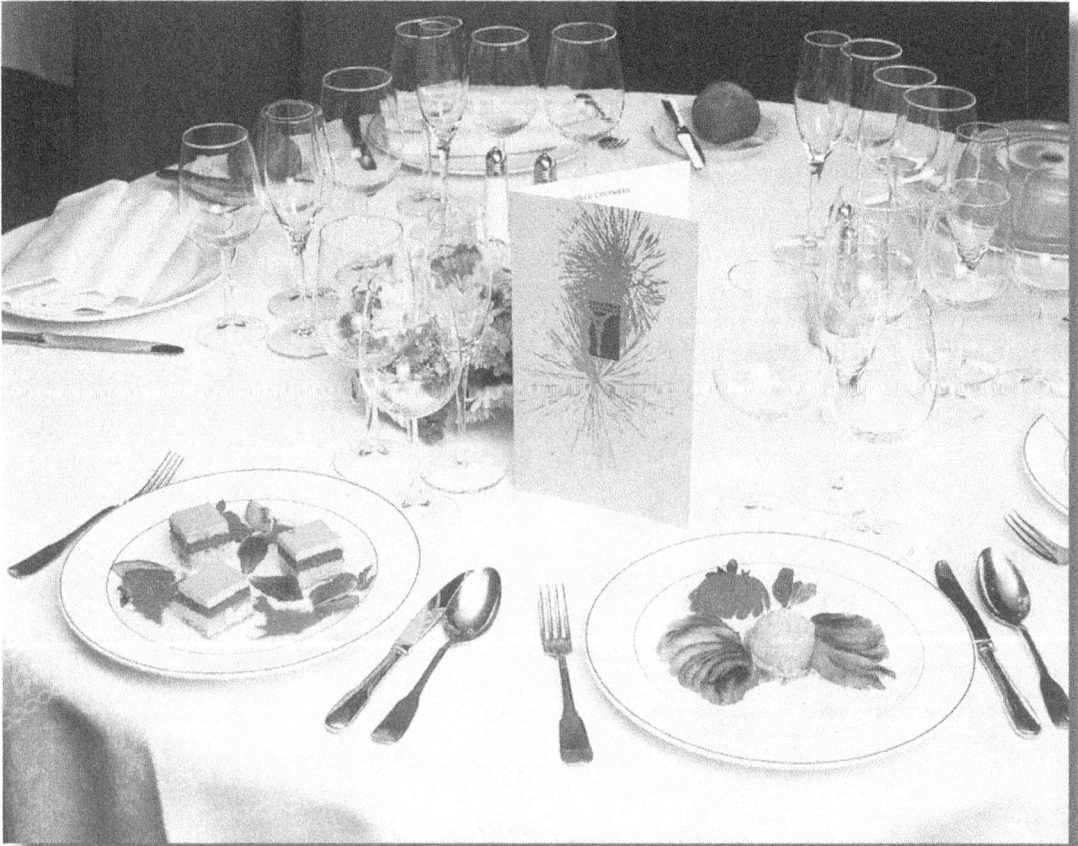

यदि आपका ड्राइंगरूम बहुत छोटा है और अलग जगह नहीं निकल सकती, तो किनारे पर एक फोल्डिंग छोटी मेज रख लें, जो समय पर खोलकर बड़ी की जा सके और डाइनिंगटेबल का काम दे सके। इसके साथ कुछ कुर्सियाँ, मूढ़े आदि लगाये जा सकते हैं। यह फोल्डिंग बहु-उद्देशीय व्यवस्था सेण्टर टेबल में भी की जा सकती है। चार-छः लोगों के एक साथ बैठने की व्यवस्था मजे में हो जायेगी।

[kku d et dh lTtk

डाइनिंग टेबल या खाने के मेज की सज्जा पर लिखते समय हम यह मानकर ही चल रहे हैं कि आपके पास ऐसी एक मेज है, जिसके चारों ओर चार-छः कुर्सियाँ कम से कम लग सकें। अधिक मेहमानों के समय बाहर खुली जगह में ऐसी कई मेजें लगाकर (जो किराये पर मिल जाती हैं) व्यवस्था की जा सकती है। जाहिर है कि ऐसी बड़ी व्यवस्था औपचारिक बड़ी पार्टियों में और उत्सवों के समय ही होगी। घर में अक्सर आने वाले दो-चार मेहमानों का स्वागत घर के खाने की मेज पर ही किया जायेगा।

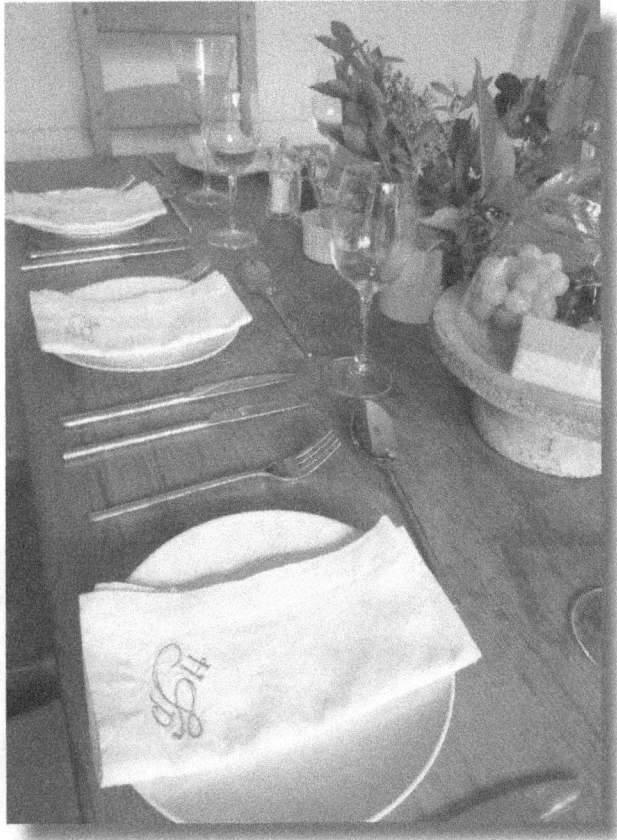

इस मेज पर पहले स्वच्छ धुली, इस्तरी की हुई सफेद चादर बिछाइए। फिर चटाई के बने या कपड़े पर कलात्मक ढंग से काढ़कर अथवा पेण्ट करके बनाये गये 'टेबल मैट्स' बिछाइए। इस सेट में कुल तेरह नग होते हैं। एक बड़ा व लम्बा सेट मध्य में पकवानों के डोंगे रखने के लिए, छः मध्यम आकार के मैट्स खाने की प्लेटें रखने के लिए और छः छोटे आकार के मैट्स साथ की छोटी प्लेटें रखने के लिए। इन्हें इस करीने से लगाइए कि हर कुर्सी के आगे दायें हाथ पर मध्यम व बायें हाथ पर (साथ-साथ) छोटा मैट आये। अब इन पर इसी क्रम से बड़ी प्लेटें और छोटी प्लेटें रखिए। इतने ही गिलास, जो दाहिनी ओर बड़ी प्लेट के ऊपरी कोने पर रखे गये हों। साथ का चित्र देखिए और फिर इसी के अनुसार प्लेटों के दाहिनी ओर एक-एक या दो-दो चम्मच सजा दें। भोजन में सूप परोसा जा रहा हो, तो सूप के लिए एक-एक बड़ा चम्मच भी रखना होगा। चावलों के लिए भी बड़े चम्मच का ही प्रयोग किया जाता है। काँटे, छुरी से खाने की व्यवस्था हो, तो वे भी इसी तरह करीने से सजाकर रखे जायेंगे। इस तरह एक छोटा व एक बड़ा चम्मच और काँटा-छुरी साथ-साथ सजाकर रखिए और उतने ही नेपकिन भी साथ रखिए।

मध्य में या मध्य के डोंगों के दोनों ओर फूलों से सज्जा भी मेज पर अवश्य करें। ये फूल गुलदस्ते के रूप में हों या 'इकेबाना' शैली में अथवा रंगोली शैली में, यह आपकी पसन्द व सूझ पर निर्भर है। नमक-मिर्च की शीशियाँ और सॉस, चटनी, अचार की बोतलें भी डोंगो के साथ मध्य में सजाइए।

et ij uifdu&lTtk

नेपकिन जरा मोटे सूती कपड़े के बनाइए। रंग सफेद या हल्का गुलाबी या लेमन आदि लें। खूब स्वच्छ धुलें हों व उनमें खूब कलफ लगाकर इस्तरी किये गये हों। इन्हें चौहरी या तिकोनी आठ तह में बड़ी प्लेटों में रख दें या इनके फूल बनाकर (चित्र देखिए) खाली गिलासों में सजा दें। टोपी या नाव की तरह मोड़कर मेज पर भी रख सकती हैं। यह कला टेबल-सज्जा का प्रमुख अंग है, इसलिए सीखनी चाहिए।

lh[k dN vkj ueu

1. लम्बे टेबल पर रखे कई गिलासों में नेपकिन के जो फूल आप देख रही हैं न, उन्हें इस तरह बनाइए : चौहरी तह नेपकिन को निचले कोने से पकड़िए। कोना थोड़ा सा दुहरा कीजिए और गिलास में फँसा दीजिए। अब ऊपर की चारों परतरें में से पहले अलग-बगल की थोड़ी नीचे को झुका कर व नोंकें सामने की ओर करके दो खुली पत्तियाँ-सी बना दीजिए। फिर मध्य की दोनों पत्तियों को आमने-सामने खोल दीजिए। खिला फूल-सा लगेगा। नेपकिन में कलफ लगा होने से ऐसा आसानी से हो सकता है।
2. दूसरे चित्र में नेपकिन सजाने की तीन विधियाँ और दिखायी गयी हैं। इनमें से बायीं ओर का नमूना नं. 2 बनाने के लिए चार तह नेपकिन को फिर मध्य से दुहरी कर तिकोना बनाइए और

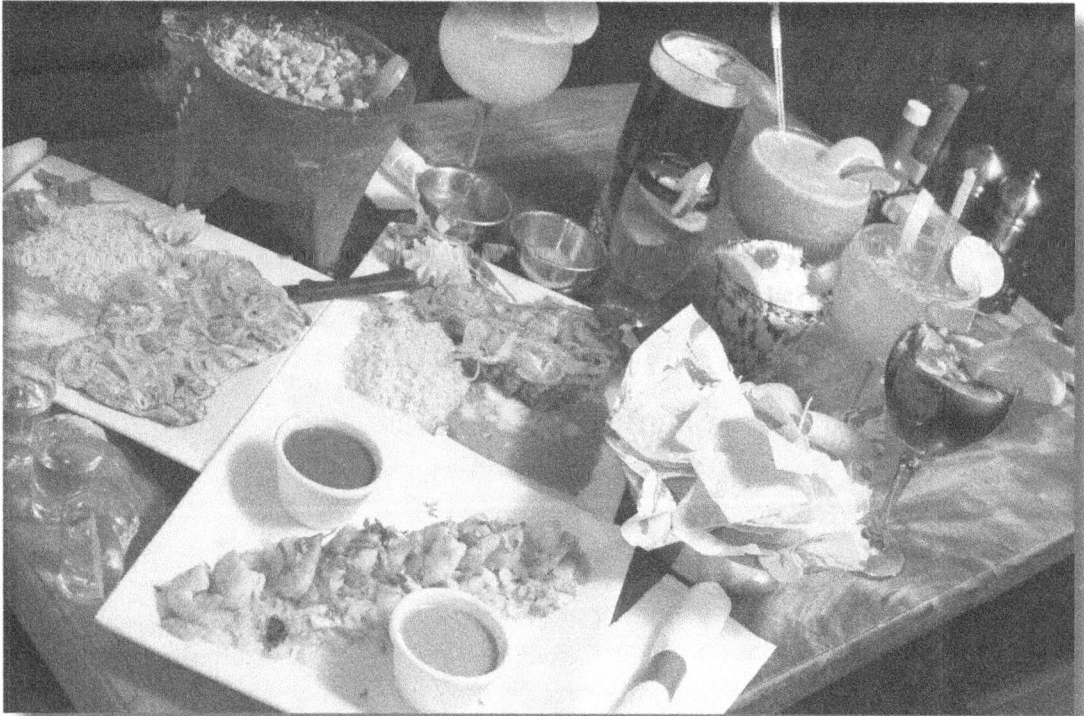

इसका निचला सिरा चित्र के अनुसार ऊपर की ओर उलट दीजिए। अब इसे प्लेट में या मेज पर प्लेट के साथ औंधा रख दीजिए। सुन्दर लगेगा।

3. दायें हाथ का बैरे की टोपी जैसा नमूना बनाने के लिए चार तह को आठ तह में बदलते समय दो पल्ले एक ओर, दो पल्ले विपरीत दिशा में पलटिए और इनके सिरे एक-दूसरे में फँसा दीजिए। खोलने पर नाव की शक्ल की टोपी-सी बनेगी। इसे प्लेट में या मेज पर सजा दीजिए।

4. मध्य का नमूना दो नेपकिन से बनाया गया है। एक नेपकिन को दुहरा बिछाइए, फिर साड़ी की चुन्नटों की तरह पतली पटलियों में जमाकर पूरा नेपकिन तहा लीजिए। इसे नीचे से थोड़ा दुहरा कर गिलास में डालिए। खुला पंखा-सा लगेगा। अकेला यही नमूना भी चलाया जा सकता है। प्रस्तुत नमूना बनाने के लिए दूसरे नेपकिन को कोने से लपटते हुए तहा लीजिए। इसे गिलास में दुहरा डालिए। पिछला हिस्सा पूर्व नेपकिन के पीछे से निकलता हुआ दिखायें व सामने वाला भाग पंखे के सामने कुछ नीचा और इसका मुँह सामने मोड़कर जरा खोल दें। नाचता हुआ मोर गिलास में उतर आयेगा।

इस प्रकार नेपकिन से कई तरह की सज्जा की जा सकती है। नये नमूनों के लिए आप स्वयं भी प्रयोग कर सकती हैं। मेज पर बैठकर मेहमान ये नेपकिन निकालकर अपने घुटनों पर फैला लेते हैं और उसके पूर्व ये मेज की शोभा बढ़ाते हैं।

मीठे पकवानों पर कतरे बादाम, पिस्ते, चैरी के दाने, चाँदी के वर्क, इलायची के चूर्ण, केशर आदि से विभिन्न प्रकार की सज्जा की जा सकती है, जिसका एक सुन्दर नमूना दीपावली की शुभ-कामना के रूप में यहाँ दिया जा रहा है। त्यौहार, उत्सव और अवसर के अनुकूल आप कई तरह से प्लेटें सजा सकती हैं। यहाँ आपको अपनी पूरी कला दिखानी है। दीपावली के अवसर की सज्जा को ही देखिए : कस्टर्ड में खोआ मिश्रित करके पहले मिठाई की यह प्लेट जमा ली गयी है। फिर इस परमहीन पिसे इलायची चूर्ण को चुटकी से बुरक कर 'शुभ दीपावली' लिखा गया है। दीये भी इलायची चूर्ण से बनाये गये हैं। दीयों की बत्ती में सफेद रूई की बत्ती का आभास पिसे हुए खोपरे से दिया गया है और दीये के सिरे पर खोपरे की बत्ती के मध्य केशर की कलियाँ रखकर जलती लौ दिखा दी गयी है। मध्य का गणेश प्रतीक भी खोपरे-इलायची से बना है। अब दीपावली की रात जरा पड़ोस में यह 'ग्रीटिंग' भेज कर देखिए, सब देखते ही रह जायेंगे। इस तरह आप नव-वर्ष, जन्म-दिन की शुभकामनाएँ भी लिख सकती हैं और फूल-पत्ती व लोक-माँडने भी बना सकती हैं।

अब दूसरे चित्र-पूरे परिवार के लिए दीपावली पर मिठाई-सज्जा किस प्रकार सुघड़ता से की गयी है: मंगलकलश, उस पर आम के पत्ते, नारियल, केले के पत्तों पर सजी मिठाइयाँ और रंगोली नमूने के बार्तिक में बने मैट्स पर ज्योति बिखेरते दीये। कुल मिलाकर यह संयोजन कैसा लगा आपको?

अब यह तीसरा चित्र देखिए : पति-पत्नी और दो बच्चे यानी नये युग का नया नारा-'सीमित परिवार'। मान लीजिये, आप नवविवाहित जोड़े को भोजन पर निमन्त्रित करती हैं, तो हल्के-फुल्के मजाक और उपयोगी सीख के रूप में भोजन की मेज पर एक प्लेट में यह सज्जा वातावरण को हँसी से कितना गुँजा देगी। चारों आकृतियाँ उबले आलूओं से बनायी गयी हैं और उन्हें लौंग (आँखें), इलायची चूर्ण

(वस्त्र आदि), टमाटर की चकलियों (टोपियाँ) और बन्दगोभी के पत्तों (चुनरी) से सजाया गया है। इलायची की जगह इस सलाद के साथ काली मिर्च का चूर्ण भी ले सकती हैं।

इसी तरह बच्चों की पार्टी में कार्टून, गुड्डे, पक्षी-जानवर, क्रिसमस बाबा, गुड्डा-गुड़िया आदि आकृतियाँ आलुओं से, खोये से व अन्य चीजों से बना सकती हैं। बच्चों की पार्टी का आनन्द बढ़ जायेगा और बच्चों, मेहमानों का आनन्द आपका सन्तोष बन जायेगा। प्रशंसा जो बटोर रही होंगी।

लेकिन विशेष उत्सवों, पार्टियों के विशिष्ट पकवानों की सज्जा को ही महत्त्व देना ठीक नहीं। इस कला को आप दैनिक जीवन में भी अपनाइए। सब्जी, सलाद, चावल की प्लेट, कस्टर्ड, पुडिंग आदि सभी चीजों की प्लेटें सजाइए। (सलाद सजाने के तो आजकल नित्य नये ढंग अपनाये जा रहे हैं। इस पर आगे अलग से भी लिखा जा रहा है।) मीठे पकवानों को इलायची, कतरे मेवे, चेरी, किशमिश, काजू, वर्क, कटे फल, आइसिंग आदि से और नमकीन प्लेटें कतरा हरा धनिया, हरी मिर्च, टमाटर, चुकन्दर, प्याज के छल्ले, गाजर, मूली के फूल, पुदीने की पत्ती आदि से सजाकर खाने से आनन्द द्विगुणित हो जायेगा।

इस पुस्तक में पकवानों के इस सज्जापक्ष पर विशेष बल दिया गया है, ताकि आप व्यंजन बनाना और उन्हें सजाना साथ-साथ सीख सकें। प्लेटों पर मसालों, मेवों से सज्जा करने के अलावा मेज पर लगाते समय भी उनके साथ पकड़ने की चिमटी, बड़ी चम्मच, छोटी चम्मच, काँटा, पलटा आदि सोच-समझकर करीने से लगाने और साथ में मोमबत्ती, इकेबाना, मनीप्लाण्ट की बेल, सन्दर्भ के अनुकूल कोई 'शो-पीस' आदि सजाने की अदाकारी अपनाइए। मुख्य बात है इस कला को आदत के रूप में अपनाना और अपनी सूझ से, नये प्रयोगों से इसे नित नया रूप देकर विकसित करना।

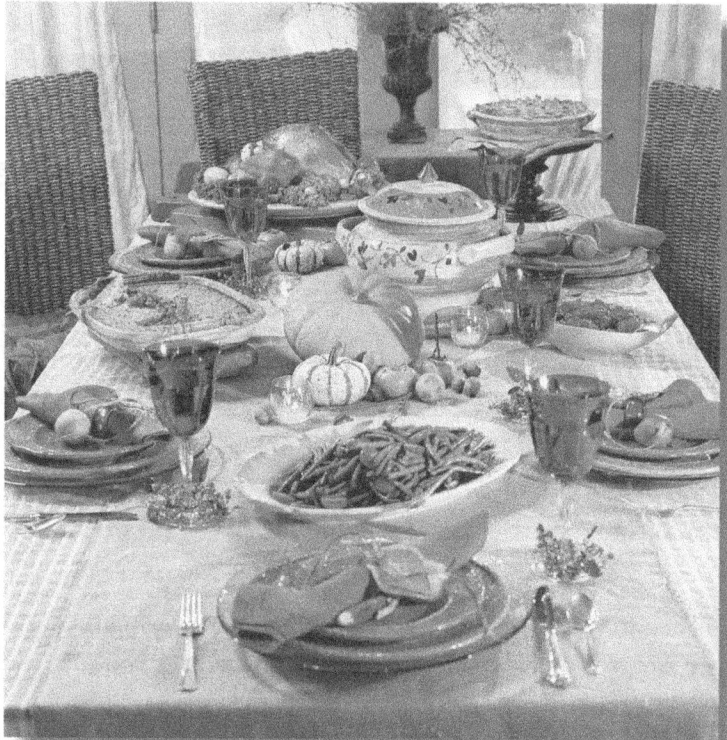

कुछ टिप्स

कहावत है कि हम पहले आँखों से, फिर नाक से और सबसे आखिर में जीभ से भोजन का आनन्द लेते हैं।

- बेकिंग (सेंकने) के लिए ओवन न हो, तो कोयलों की अँगीठी से इस प्रकार 'बेक' करें : तेज जले कुछ बड़े कोयले अँगीठी के निचले भाग में रखिए। अँगीठी पर एक टिन का पतरा या पतीले का ढक्कन रखिये। इस पर केक-टिन रखिए। केक-टिन पर एक भगोना औंधा कीजिए और भगोने के ऊपर फिर कुछ जलते कोयले रख दीजिए। केक ओवन की तरह ही पक जायेगा।

- ओवन में कुछ 'रोस्ट' कर (भून) रही हों, तो खाने की चीज एक इंच ऊँचे किनारे वाले किसी चपटे बर्तन में रखिए ताकि शोरबा इस तश्तरी में ही रहे। माँस भूनते समय ओवन में पानी से तीन चौथाई भरी एक कटोरी रख दीजिए। इससे माँस जलेगा नहीं और अच्छा पकेगा।

- माँस, मछली, मुर्गी खरीदते समय इनकी अच्छी पहचान के लिए ये बातें नोट कर लें : बकरी व भेड़ का माँस ताजा होगा, तो इसकी चरबी सख्त व सफेद होनी चाहिए। जवान पशु का माँस नीले-गुलाबी मिश्रित रंग का होगा और उसमें टूटी हड्डी का सिरा सफेद होगा। बूढ़े पशु की माँस का रंग गहरा नीला-गुलाबी होगा। हड्डी का टूटा सिरा लाल रंग का। पीली चरबी वाला और हलके बैंगनी रंग का माँस खराब होता है, इसे न खरीदिए। मुर्गी स्वस्थ व जवान होगी हो, उसकी छाती मजबूत व हड्डी की सख्त नोक बूढ़ी मुर्गी की निशानी है। ताजी मछली की आँखें सजीव, चमकीली और गन्ध अच्छी होती है। धँसी, बेजान आँखों वाली मछली बासी होगी। उसकी गन्ध भी बदली हुई होगी।

- ताजे अण्डों की पहचान है, पानी वाले बरतन में डालने पर उनका आड़ा पड़ना। सीधे खड़े होने वाले अण्डे खराब होंगे। बिल्कुल खराब अण्डा पानी में बरतन के तले पर अपनी नोक पर एकदम सीधा खड़ा हो जायेगा।

- फल और सब्जियाँ, छूकर, रंग देखकर ही पहचानी जा सकती हैं। फल अधपके, अधिक पके और दागी न खरीदें। सब्जियाँ टूटे या मुरझाये पत्तों वाली और बे-मौसमी न लें। सब्जियों को बिना फ्रिज के अधिक देर तक रखना हो, तो उन्हें गीला करके कागज में लपेटें व कागज़ को मोड़कर उनकी हवा बन्द कर दे। फल खुली हवा में रखें। हरे प्याज को गुच्छे में बाँधकर लटका दें। टमाटरों के डण्ठलों पर मोम लगा देने से वे देर तक रखे जा सकेंगे।

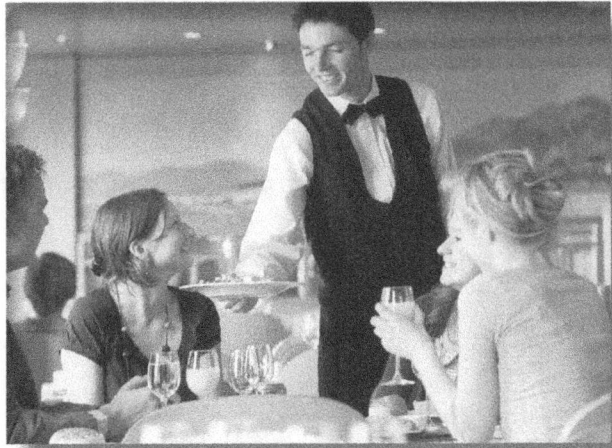

- डिब्बे में बन्द खाद्य-पदार्थ खरीदते समय देखिए कि डिब्बा कहीं से लचका या फूला हुआ न हो।

- अण्डे को तोड़कर उबलते पानी में पकाना (पोच करना) हो, तो पानी में एक चम्मच सिरका डाल दें, इससे उसका आकार सही रहेगा।
- आमलेट बनाने से पहले तवे पर जरा-सा नमक बुरक कर झाड़ दें, तब घी डालें।
- अण्डा फेंटने से पहले बरतन को गीला कर लेने से वह बरतन में चिपकेगा नहीं।
- नींबू का रस निचोड़ने से पहले उसे थोड़ी देर गरम पानी में रख लें, रस अधिक निकलेगा।
- चावल पकाते समय नींबू की कुछ बूँदे डाल देने से चावल अधिक सफेद और खिले-खिले बनेंगे।
- सेब पकाते समय भी नींबू की कुछ बूँदें मिलाइए, सेब काला नहीं पड़ेगा।
- सब्जी उबालने से पहले पानी उबाल लीजिए, फिर सब्जी थोड़ी-थोड़ी करके डालिए। पानी में थोड़ा नमक डाल लेने से सब्जी का रंग बना रहेगा। कन्द सब्जियाँ बन्द बरतन में मन्दी आँच पर तथा हरी सब्जियाँ खुले बरतन में बनाइए।
- प्याज वाले सूप में एक टुकड़ा पनीर डालने से उसका स्वाद अच्छा होगा।
- अण्डे ज्यादा उबल गये हों, तो उन्हें तोड़ने से पहले थोड़ी देर के लिए ठण्डे पानी में डालिए।
- सब्जी में नमक ज्यादा पड़ गया हो, तो गुँथे आटे की गोली रसे में डालकर बाद में निकाल लीजिए। सब्जी में मिर्च ज्यादा पड़ गयी हो, तो उसमें नींबू का रस मिलाइए। मेहमानों को परोसने से पहले ही देखकर यह सुधार कर लेना चाहिए।
- दूध के किसी पकवान में स्वाद के लिए नींबू या अन्य किसी खट्टे फल का रस डालना हो, तो बूँद-बूँद करके डालने से दूध नहीं फटेगा।
- रसे को अधिक सुर्ख बनाना हो, तो अधिक मिर्च न डालकर दो लाल मिर्चों के बीज निकालकर उन्हें आधा घण्टा पहले पानी में भिगोकर पानी में थोड़ा सिरका डाल दीजिए। बाद में मिर्चों को मसलिए और यह पानी सब्जी के रसे में मिला लीजिए। रंग सुर्ख हो जायेगा।
- सख्त कच्चे माँस को नरम बनाने के लिए उसे नींबू मलकर या केले के पत्ते में लपेट कर कुछ देर रख दीजिए।
- डबलरोटी सूख गयी हो, तो इसे थोड़ी देर भाप पर रखिए।
- सलाद ड्रेसिंग में तेल की मात्रा अधिक व सिरके की कम रखिए और इसे अच्छी तरह मिलाइए।
- सब्जी में खटाई तभी डालिए, जबकि वह आधी या तीन-चौथाई पक चुकी हो, पहले नहीं।
- पेस्ट्री में मक्खन की जगह घी डालना हो, तो ध्यान रहे, वह ठण्डा होना चाहिए।
- जलकर निकाली गयी वस्तुओं को पहले सोखने वाले कागज पर रखिए, फिर प्लेट में रखिए।

कुछ टिप्स

भोजन का मीनू मेहमानों के लिए ही नहीं, परिवार के लिए भी बनाने की आदत डालिए।

परिवार का दैनिक मीनू परिवार के सदस्यों की रुचि, उनकी सेहत और घर के प्रत्येक सदस्य की जरूरत के अनुसार होना चाहिए। इसीलिए विशेष या औपचारिक अवसरों की तरह इसके लिए विशेष नियम निर्धारित नहीं होते। न ही परिवार की भोजन-सम्बन्धी आदतों को एकदम बदला जा सकता है। फिर भी इन सामान्य बातों का ध्यान तो रखना ही होगा।

दोपहर और रात का भोजन तथा सुबह, शाम नाश्ते में खाद्य-पदार्थों का मेल इस प्रकार बैठाएँ कि कुल मिलाकर एक पूरे दिन के भोजन में शरीर के लिए आवश्यक सभी भोज्य-तत्त्वों का समावेश हो जाये। साथ ही एकरसता भी न रहे। पूरे दिन का भोजन विविध, सुस्वादु और सन्तुलित होना चाहिए।

1Urfyr vkgkj

यह सन्तुलन कायम रखने के लिए प्रतिदिन का भोजन बदल-बदल कर बनायें। कुल मिलाकर सप्ताह भर का भोजन तो अवश्य ही सन्तुलित खुराक की जरूरत पूरी करता हो और रुचि-वैभिन्य के साथ परिवार के प्रत्येक सदस्य को सन्तुष्ट करता हो। छोटे, बड़े, स्त्री, पुरुष, वृद्ध, रोगी सभी की पसन्द व आवश्यकता का इसमें समावेश किया जाना चाहिए।

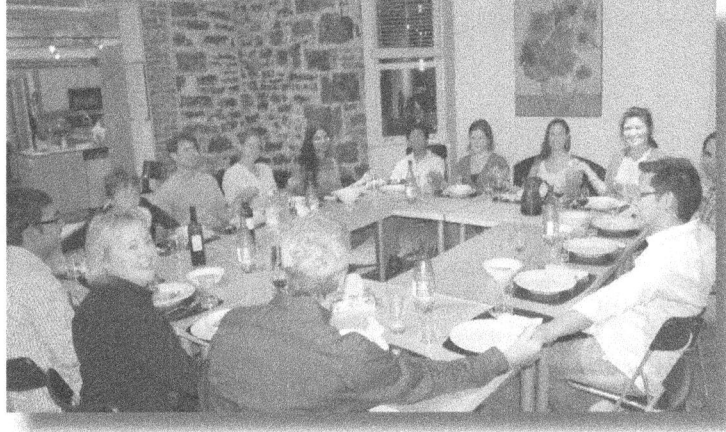

छुट्टी वाले दिन एक समय का भोजन पारिवारिक दावत के रूप में भी हो, जिसमें स्वास्थ्य के लिए आवश्यक सन्तुलित भोजन की शर्तों के बाहर जाकर भी सन्तुष्टि, पसन्द व मनोरंजन पर अधिक ध्यान हो ताकि सामूहिक आनन्द का लाभ लिया जा सके। स्वास्थ्य के लिए इस खुशी का अपना अलग महत्त्व है।

दैनिक मीनू में इस बात का ध्यान रखें कि एक भाजी रसेदार हो, तो दूसरी सूखी; एक वस्तु गरिष्ठ हो तो दूसरी हल्की पाचक; एक नरम तो एक दाँतों के व्यायाम के लिए कड़ी या कुरकुरी भी। दोपहर व रात के भोजन में से भी एक समय का भोजन सादा और हल्का हो, एक समय का कुछ भारी और सम्पूर्ण लिया जा सकता है। यह परिवार की अपनी सुविधा पर निर्भर है। सुबह स्कूल-कालेज, दफ्तर जाने वाले दोपहर का भोजन हल्का व रात का सम्पूर्ण लें, तो ठीक रहेगा। पर यह भोजन रात को अधिक देर से नहीं लिया जाना चाहिए। रात देर से भोजन करने वालों के लिए रात का भोजन हल्का होना चाहिए व दोपहरी का सम्पूर्ण। कभी-कभी अपवाद छोड़कर स्वास्थ्य के लिए इस नियम का पालन करना ही ठीक होगा।

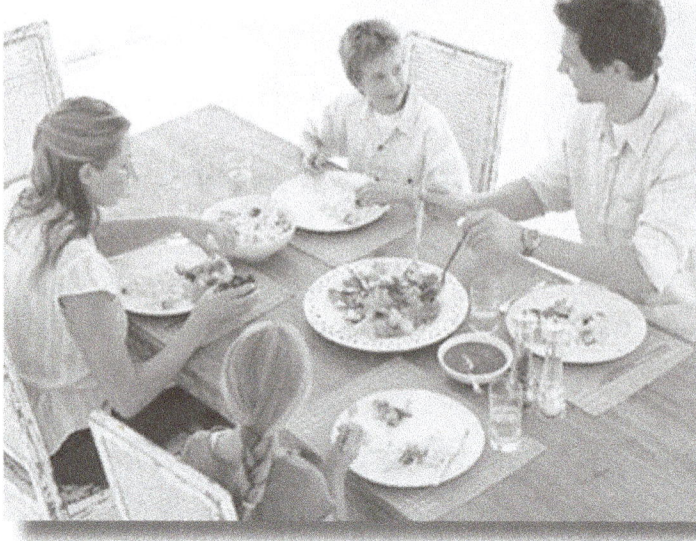

भोजन को आकर्षक ढंग से परोसने की कला को आदत के रूप में अपनाइए। विशेष अवसरों पर विशेष सज्जा की जा सकती है, पर इस मामले में परिवार की उपेक्षा करना ठीक नहीं। सफाई और पौष्टिकता का शारीरिक-स्वास्थ्य से सम्बन्ध है, तो ढंग से परोसा गया मामूली व कम स्वाद वाला भोजन भी भूख जाग्रत कर देता है। पाचन-शक्ति पर भी इस प्रसन्नता का खासा असर पड़ता है।

ijklu dh dyk

इसलिए यदि आप चाहती हैं कि परिवार के सदस्य अधिक तली-भुनी, चटपटी चीजें छोड़कर सेहतमन्द, पर कम स्वादु व्यंजन, सलाद आदि पसन्द करें, तब तो आपको परोसने की कला की ओर और भी अधिक ध्यान देना होगा। स्वच्छ, सुन्दर बरतन चमकती प्लेटें, प्लेटों में रखे सज्जित पकवान, उनका रंग-संयोजन, मेज पर फूलों की सज्जा, ढंग से लगाये गये नेपकिन, चम्मच आदि तथा परोसने वाली का उत्साही मुस्कुराता हुआ चेहरा, खाने की मेज की ओर किसे आकर्षित नहीं करेगा? नयी-नयी व्यंजन-विधियों के साथ उन्हें सजाने-परोसने के नये-नये ढंग भी सीखती व बदलती रहिए। आप पायेंगी कि आप सभी का मन जीत रही हैं और पारिवारिक माहौल को एक नयी ताजगी, एक नया रंग दे रही हैं-आजमा कर देखिए।

प्रस्तुत पुस्तक दैनिक सामान्य भोजन को नहीं, मुख्यतः विशेष व्यंजनों और उनकी विशिष्ट ढंग से साज-सज्जा को ही समर्पित है। पर उसका यह अर्थ नहीं कि यह सज्जा केवल विशेष अवसरों के लिए ही की जाये। परिवार के दैनिक नाश्ते और सामान्य सब्जियाँ भी नये ढंग से बनाने-सजाने की विधियाँ इसमें दी जा रही हैं। आप पायेंगी, चीजें वे ही हैं, पर इस कला-सूझ से उनका रंग-रूप व जायका और ही बन गया है। तो सामान्य चीजों को विशिष्ट, महत्त्वपूर्ण और आकर्षक बनाने की यह कला क्यों न सीखी जाये?

कुछ टिप्स
'परम्परा' परिवार के सदस्यों के बीच प्रेम और सद्भाव बढ़ाती है।

मेहमान सभी के घर में आते हैं। अतिथि-सत्कार की परम्परा भारतीय-संस्कृति की एक विशिष्ट पहचान है। बदलती सामाजिक-आर्थिक परिस्थितियों के साथ यह पहचान अब धूमिल अवश्य पड़ गयी है, पर इसकी संस्कारिता मिट नहीं सकती, क्योंकि वह हमारे खून में है।

स्थितियों से सामंजस्य और अनुकूलता भी हम भारतीयों के स्वभाव की एक विशेषता है। एक ओर हमने महँगाई, खाद्य-पदार्थों के अभाव व अनुपलब्धि के साथ समयानुकूल समझौता कर लिया है, दूसरी ओर भारत के लगभग सभी प्रान्तीय व्यंजनों, आँचलिक व्यंजनों, अनेक विदेशी व्यंजनों और खाने की आदतों, परोसने के तौर-तरीकों के साथ तादात्म्य स्थापित कर लिया है।

vfrfFk&1Rdkj

बजट जितनी इजाजत देता है, व्यस्त गृहिणी या कामकाजी महिला के पास जितना समय है, मेहमाननवाज़ी पर उतना ही श्रम, धन व समय खर्च किया जाता है। लेकिन किया अवश्य जाता है। यहाँ एक बात और विशेष उल्लेखनीय है कि खर्च, समय व श्रम की बचत के लिए जिस उन्नत तकनीक का इस्तेमाल हमने किया है, विशेष व्यंजनों को सीखने और उन्हें आकर्षक ढंग से प्रस्तुत करने की तकनीक का उससे भी अधिक विकास किया है। महिला-पत्रिकाओं के नियमित व्यंजन-स्तम्भ और अवकाश मिलते ही आधुनिक युवतियों की 'कुकरी क्लासेज' की ओर दौड़ इसका प्रमाण है। इन पत्रिकाओं और कक्षाओं से वे न केवल नये-नये व्यंजन बनाना सीखती हैं, उन्हें परोसने की कला और पार्टियों के तौर-तरीकों को सीखने का प्रशिक्षण भी लेती हैं, आधुनिक जीवन के प्रशिक्षण का यह मुख्य अंग है, इसलिए।

तो मानना होगा कि हमारी अतिथि-सत्कार की भावना में कमी नहीं आयी है। विज्ञान-तकनीक के समावेश से उसे हमने समयानुकूल मोड़ लिया है। घर पर मेहमानों का अचानक आगमन हो, उन्हें विशेष अवसरों पर विशेष उद्देश्य से निमन्त्रित किया गया हो, क्लबों, रेस्तराँ में मिल बैठे हों, या विशेष पार्टियों का आयोजन हो, मेल-जोल, खाने-खिलाने के आधुनिक तौर-तरीकों का ज्ञान आज हर लड़की, हर नारी के लिए आवश्यक है। भले ही आपका सामाजिक जीवन इतना विकसित न हो, 'न जाने कब जरूरत पड़ जाये और अवसर पर शर्मिन्दा न होना पड़े', इस आकांक्षा से प्राय: सभी युवतियाँ यह सब सीखने के लिए उत्सुक रहती हैं।

इस प्रशिक्षण को सुविधा के लिए चार भागों में बाँट सकते हैं :

- ◆ भोजन स्वच्छता से, सही ढंग से और स्वादिष्ट रूप में पकाना
- ◆ परिवार की दैनिक आवश्यकताओं और रुचियों का ध्यान रखना
- ◆ मेहमान के रूप में शिष्टाचार का ज्ञान और
- ◆ मेजबान के रूप में अपना अच्छा प्रभाव
  कायम करना।

कुछ टिप्स
मेहमानों का स्वागत मुस्कुराते हुए करें, पार्टी का आनन्द दोगुना हो जायेगा।

भोजन के शिष्टाचार

यदि आप गाँवों में नहीं, नगरों में रहती हैं, तो आपका सामाजिक जीवन का दायरा भी विस्तृत होगा। हो सकता है, क्लबों, रेस्तराओं और पार्टियों में आना-जाना काफी हो। सामूहिक उत्सवों, प्रतिभोजों में सम्मिलित होने पर वहाँ के भी कुछ अपने तौर-तरीके होते हैं, जिनकी जानकारी न होने पर कई बार संकोच और हीनता का भाव मन में पैदा हो जाता है। इसलिए ऐसी जगहों पर जाने और खाने-पीने के शिष्टाचार से अवगत होना ही चाहिए।

भारतीय होने के नाते खानपान, व्यवहार के परम्परागत भारतीय तौर-तरीकों पर हमें गर्व होना चाहिए और अपने व्यक्तिगत जीवन में उन्हें ही अपनाना चाहिए। पर आधुनिक जीवन की मिश्रित संस्कृति में घुलते-मिलते हुए समय, स्थान और परिस्थिति के अनुकूल व्यवहार भी सीखना ही चाहिए। उदाहरण के लिए, काँटे-छुरी से खाना आपको पसन्द नहीं, तो उन्हें एक तरफ रखकर आप हाथ से खाइए। पर जहाँ आस-पास सभी लोग काँटे-छुरी से खा रहे हों, वहाँ आप भी उनका साथ देना चाहती हों, तो फिर उन्हें ठीक से पकड़ना और प्रयोग करना भी सीखिए, अन्यथा गलत ढंग की नकल अपकी स्थिति हास्यास्पद बना सकती है। यों आप जरा चतुराई से काम लें, तो दूसरों को ध्यान से देखकर सही ढंग भी अपना सकती हैं, पर अच्छा यही होगा कि आप पहले से ऐसी जानकारी रखें और आधुनिक पार्टियों में जाने से पूर्व उनके शिष्टाचार के नियम जानें। आपकी सुविधा के लिए यहाँ कुछ मुख्य बातें बतायी जा रही हैं:

- खाने पर निमन्त्रित हों, तो वहाँ समय से 10-15 मिनट पहले पहुँच जायें। बहुत पहले चले जाने से भी आपकी मेजबान को परेशानी हो सकती है और देर से जाने पर सभी मेहमानों को प्रतीक्षा में रुकना पड़ सकता है।

- किसी कारण न जा सकें, तो पूर्व ही पत्र लिखकर या फोन द्वारा क्षमा माँग लें और निमन्त्रण के लिए उन्हें धन्यवाद देना न भूलें।
- मेजबान के कहने पर ही भोजन की मेज पर जायें, पहले नहीं। आपकी कुर्सी मेज से न बहुत दूर हो, न एकदम साथ सटी हुई।
- बैठकर, तह किया हुआ या फूल की तरह सजाया गया नेपकिन खोल कर अपने घुटनों पर फैला लें ताकि आपके कपड़ों पर कोई दाग न लगे। इस नेपकिन से हाथ-मुँह पोंछने का काम भी ले सकती हैं।
- कुर्सी पर न तन कर बैठें, न मेज पर बहुत झुकते हुए। कुहनियाँ भी मेज पर टिकाना ठीक नहीं।

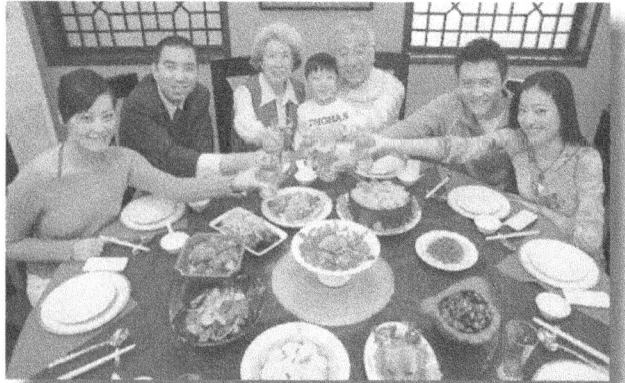

- आसपास की बातों, चर्चाओं की समझ हो, तभी उनमें भाग लें, अन्यथा चुपचाप सुनें, पर यह जाहिर न होने दें कि वे बातें आपके लिए अजूबा हैं। ऐसे समय एकदम उदासीनता या नर्वसनेस जाहिर करना ठीक नहीं। अच्छा तो यही होगा कि अक्सर ऐसी पार्टियों से साबका पड़े, तो कोशिश करके अपना सामान्य ज्ञान बढ़ायें और पार्टियों में लोकप्रिय बनें। नहीं तो अच्छे स्वभाव, मूड व व्यवहार तो प्रदर्शित कर ही सकती हैं।

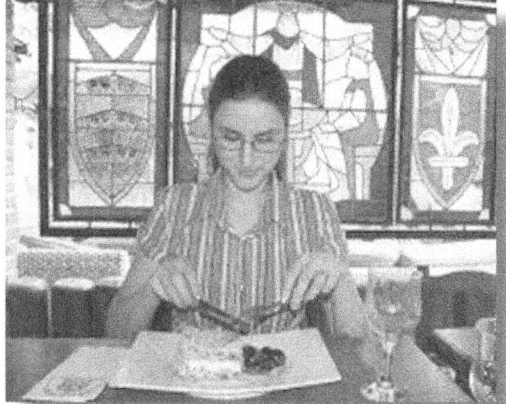

- छूरी-काँटा पकड़ने का तरीका पहले ही सीख लें या दूसरों को देखकर वैसा ही ढंग अपनायें। छुरी-काँटे के हैण्डिल आपकी हथेलियों पर टिकने चाहिए। काँटे से भोजन को दबाकर छुरी से उसके छोटे टुकड़े करें। ऐसा करते समय छुरी सीधे हाथ में और काँटा बायें हाथ में होना चाहिये। फिर उन टुकड़ों को काँटे से खायें। भोजन को दबाते समय काँटे का पिछला भाग ऊपर रहना चाहिए, उससे उठाकर कौर मुँह से रखते समय निचला भाग ऊपर होगा। काटते समय कुहनियाँ शरीर से टिकाने से आसानी रहेगी।
- पश्चिमी ढंग के भोजन में पहले सूप परोसा जाता है। इसे पीने के लिए बड़ा चम्मच अलग रखा जाता है। सूप को इस चम्मच की नोक से नहीं, साइड से पीना चाहिए। पीते समय आवाज निकालना भी ठीक नहीं। हाँ, सूप दोबारा नहीं परसा जाता, इसे दोबारा न माँगिए।
- अन्य वस्तुओं में से जो दोबारा लेना चाहें, अपनी प्लेट आगे सरका कर बैरे को संकेत कर दें। हाँ, इस बात का विशेष ध्यान रखें कि बैरा आपको बायीं ओर से परसेगा। अत: जब वह आपकी दायीं ओर हो, उस समय वह आपकी दायीं ओर बैठे व्यक्ति को परोसने के लिए आगे आया होता है।
- कोई पकवान पसन्द न आये, तो उसे न लें। पर अपनी नापसन्दगी दूसरों पर जाहिर न करें। हो सकता है, वे उसे पसन्द कर रहे हों और आप उनका ज़ायका खराब कर दें।
- कोई रेशा आदि थूकना हो, तो चुपके से चम्मच को होठों से लगाकर निकाल दें और प्लेट में एक तरफ रख लें। भोजन में से कोई अखाद्य वस्तु निकल आये, तो भी बिना कुछ कहे उसे छोड़ दें। बोलने से दूसरों का मन खराब हो सकता है।
- चम्मच या छुरी, काँटा नीचे गिर जाये तो उठायें नहीं, बैरे से दूसरी माँग लें या मेज के कोने पर सजी चम्मचों में से ले लें।
- चाय प्लेट में डालकर नहीं, कप से ही पीनी चाहिए। चम्मच प्लेट में ही टिकी रहने दें। चाय या पानी पीते समय भी आवाज न करें।
- मुँह में कौर भरे किसी से बात न करें, न खाते समय जोर-जोर से हँसे। पड़ोसी व्यक्ति से बात करते समय गर्दन ही उधर घुमायें, पूरा शरीर या कुर्सी नहीं।

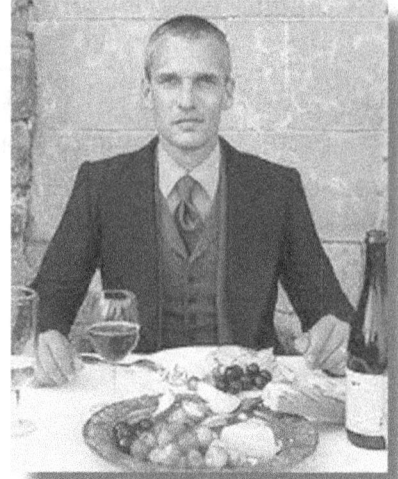

- आपकी प्लेट में से भी चम्मच, छुरी, काँटे की खटपट की आवाज नहीं निकलनी चाहिए।

- खाने के बाद हाथ धोने के लिए कटोरे में गरम पानी व नींबू मिले, तो उसे ही प्रयोग में लायें, अन्यथा साथ बने स्थान पर जाकर सलीके से हाथ धो लें और कुल्ला कर लें। दाँतों में कुछ अटक जाने पर 'टूथ पिक' काम में लायें, पर अपना बायाँ हाथ मुँह के आगे रखकर। हाथ धोने या धुलाने का प्रबन्ध न रखा गया हो, तो अपने होंठ नेपकिन से पोंछकर चुपचाप उठ जायें। स्त्रियाँ पुरुषों से पहले उठती हैं इसलिए अपने पति के उठने की प्रतीक्षा में बैठी न रहें।

- पर 'बूफे' पार्टी में इन औपचारिकताओं से काफी छूट मिल जाया करती है। बूफे में भोजन मेज पर बड़े-बड़े डोंगों में रखा रहता है और खाली प्लेट, चम्मचें आदि साथ सजी रहती हैं। आप स्वयं प्लेट-चम्मच उठायें और जो-जो चीज जितनी चाहिए, अपनी प्लेट में भरकर, मेज से दूर हटकर खायें। बगल में कुर्सियाँ लगी हों, तो बैठकर, नहीं तो खड़े-खड़े ही। पर केवल खाने में ही मशगूल न रहें। ऐसे समय लोगों से मिलने-जुलने को विशेष महत्त्व देना चाहिए। 'बूफे' में अपनी प्लेट लिये इधर-उधर होते हुए अपनी पहचान के कई लोगों का खाने में साथ दिया जा सकता है।

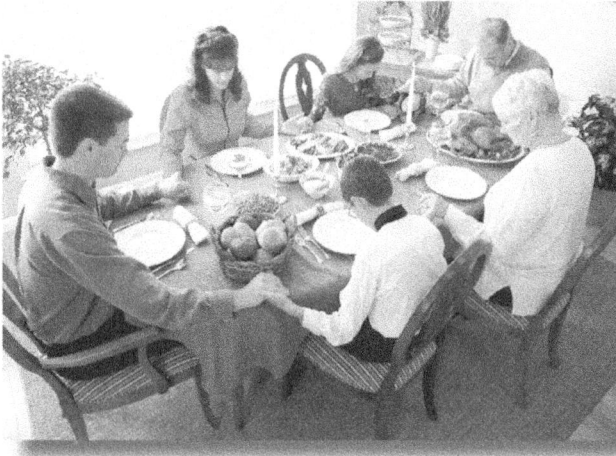

कुछ टिप्स

मेजबान से विदा लेते समय कृतज्ञता प्रगट करने या धन्यवाद देने की बजाय भोजन की, मनोरंजन अवसर की व सज्जा आदि की प्रशंसा ही करनी चाहिए। इस समय गिले-शिकवे करना तो फूहड़ता की निशानी होगी। मन में कुछ हो, तो पार्टी में जायें ही नहीं या किसी बहाने पूर्व ही क्षमा माँग कर आ जायें।

पार्टी का आयोजन

पार्टी-शिष्टाचार मेजबान के रूप में तो और भी अहमियत रखते हैं। मेहमान बनकर कइयों की भीड़ में छुपकर आप अपनी कमियाँ छुपा सकेंगी, मेजबान के रूप में ऐसा अवसर नहीं। इसके लिए तो आपकी सुघड़ता, सूझ, व्यवहार की शिष्टता को परखा जायेगा और अच्छी तरह परखा जायेगा। इसीलिए यह व्यवस्था और ये तौर-तरीके आज हर युवती को सीखने ही होते हैं।

जब आपके घर कोई उत्सव हो या अन्य कोई औपचारिक पार्टी हो, तब आपको काफी तैयारी करनी होती है जैसे-पकवान बनाना, घर की सार-सम्भाल, सफाई-सज्जा, बच्चों की और अपनी साज-सज्जा का ध्यान-सभी कुछ। उस पर महँगाई के जमाने में बजट की जोड़तोड़। अत: पैर अपनी चादर तक ही तो फैलाये जा सकते हैं?

पर घबराने, हायतौबा मचाने या चिल्ला-चिल्लाकर घर के सब सदस्यों की नाक में दम किये रहने से कुछ न होगा। इस तरह की हड़बड़ाहट में आप से काम में गलतियाँ होंगी, चीजों का व पैसे का नुकसान होगा और आप अपनी मानसिक अपरिपक्वता का परिचय देंगी। जबकि शान्त दिमाग से, पूर्व योजना और बजट बनाकर चलने से सभी काम समय पर सही हो सकेंगे।

मेहमानों के आगमन पर आपको स्वयं भी ठीक-ठाक दिखना है, घर को भी सजा-सँवरा दिखाना है। निश्चय ही पार्टी वाले दिन ये सारे काम एक साथ नहीं हो सकते। कुछ काम एक दिन पूर्व भी किये जा सकते हैं। कुछ उसी दिन करने होते हैं। इसी तरह उस दिन भी कुछ काम समय से पूर्व किये जा सकते हैं, कुछ समय पर ही करने होते हैं। तो कामों की योजना बनाइए और उनका क्रम बाँधिए। आपकी सुविधा के लिए यहाँ कुछ सुझाव दिये जा रहे हैं-

- पार्टी या उत्सव से दो दिन पहले बाल धो लें, ताकि पार्टी वाले दिन वे अच्छी तरह सेट हो सकें। कपड़े धोने, राशन मँगाने व अन्य ऐसे काम भी एक-दो दिन पूर्व निबटा लेने चाहिए, ताकि उस दिन अन्य काम न करने पड़ें।
- पार्टी की पूर्व सन्ध्या को 'फेशियल', 'पैडिक्योर', 'मेनीक्योर' (चेहरे, हाथों, पैरों की विशेष सौन्दर्य-चिकित्सा) कर लें और अच्छी तरह समय देकर स्नान करें। नाखूनों को 'फाइल' करने व भौहों को सँवारने का कार्य भी तभी निबटा लेना चाहिए, ताकि पार्टी वाले दिन आपको तैयार होने में अधिक समय न लगे और आप तरोताजा लगें।
- उस दिन पहले सुबह उठकर पानी में एक नींबू निचोड़कर पियें और भोजन हल्का लें ताकि कामकाज के लिए चुस्त बनी रहें। दाँत भी सुबह अच्छी तरह साफ कर लेने चाहिए।
- अब अपनी पोशाक का चुनाव कर उसे यथास्थान टाँग दें। बच्चों को पहनाये जाने वाले कपड़े व मोजे आदि भी एक जगह जुटाकर रख दें ताकि समय पर जल्दी तैयार हो सकें।
- चूँकि आपको रसोई में कुछ अधिक देर काम करना है, सुबह प्रसाधन न लगायें। रसोई का, घर की सफाई-सज्जा का काम निबटाकर मेहमानों के आने से एक घण्टा पूर्व ही ताजा मेकअप करना चाहिए।

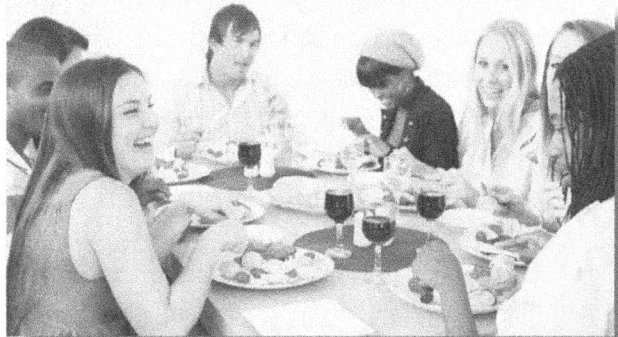

- अपनी तैयारी के साथ घर की विशिष्ट साज-सज्जा की तैयारी भी समय से पूर्व कर लें। ड्राइंग रूम सजाने के साथ बाहरी बरामदे में प्रवेश द्वार के साथ कुछ विशेष सज्जा भी करें-रंगोली, मंगलघट, बन्दनवार, कोने में इकेबाना, ड्रिफ्ट वुड अरेंजमेण्ट आदि और कुछ न कर सकें तो गमले ही एक विशेष शैली में, ग्रुप में या कतारों में सजा दें। खाने की मेज की फल-सज्जा दोपहर बाद ताजी करनी चाहिए।

- यदि आपके पास फ्रिज है, तो कुछ चीजें एक दिन पूर्व बनाकर फ्रिज में रख लें। सब्जियाँ, सूप, गरम स्नैक, कटलेट्स, बड़े आदि उसी दिन ताजे बनाने चाहिए। फ्रिज न होने पर भी मौसम अधिक गरम न हो, तो कुछ चीजें पूर्व सन्ध्या को बनाकर रखी जा सकती हैं और एकाध चीज बाजार से बनी-बनायी भी मँगवाई जा सकती है- जैसे रसमलाई जैसी 'स्वीटडिश' या जिस दिन शाम को पार्टी हो, उस दिन सभी चीजें सुबह से ही बना लें। गरम पकौड़ी आदि समय पर दी जा सकती हैं।

- कचौड़ी, पकौड़ी जैसी चीजें भी कुछ समय पूर्व तलकर रख लें। समय पर उन्हें एक बार फिर कड़ाही में डालकर गरम करके दे सकती हैं। भटूरे-छोले भी पहले बनाकर समय पर गरम किये जा सकते हैं। हाँ, फुलके थोड़ी देर पहले ही बनाइए और पूरी, डोसा जैसी चीजें समय पर ही गरम बनाकर दीजिए। ऐसे काम के लिए यदि नौकर या आया न हो, तो एक दिन के लिए महरी को अतिरिक्त पैसे देकर बुला लें या किसी सहेली अथवा पड़ोसिन की मदद ले लें, ताकि मेहमानों के समय आप रसोई में न घुसी रहें।

- नौकर या आया की मदद न हो, कोई सहायक भी न हो, तो एक साथ अधिक व्यक्ति खाने पर न बुलायें। बुलायें तो भोजन की बजाय चाय-नाश्ता की व्यवस्था रखें। तब भी एक साथ पन्द्रह-बीस से अधिक व्यक्ति बुलाने पर आपको असुविधा हो सकती है, विशेष रूप से तब, जबकि जगह भी छोटी हो। कम जगह में भीड़ भर लेने से मेहमान, मेजबान दोनों को ही परेशानी होगी।

- पर, आपके पास पर्याप्त जगह हो या मेहमान कम हों और काम के लिए एक-दो सहायक भी हों, तो मेहमानों के लिए चाय-नाश्ते या डिनर की व्यवस्था के लिए छोटी-छोटी मेजों के इर्द-गिर्द कुर्सियाँ लगाइए (यह व्यवस्था बाहर लान या बगीचे में और भी अच्छी लगती है)। या एक ही लम्बी मेज (दो मेजें जोड़ कर भी बड़ी मेज बना सकती हैं) के चारों ओर कुर्सियाँ लगाइये और मेज की अच्छी तरह सजावट कीजिए। मध्य में एक बड़ा गुलदस्ता हो या 'इकेबाना' की सज्जा हो और चारों ओर हर मेहमान की कुर्सी के आगे टेबल-मैट्स बिछाकर उन पर करीने से प्लेटें, चम्मच, छूरी, काँटे, गिलास आदि लगाये गये हों। मेज पर मध्य में बड़े मैट्स बिछाकर उन पर पकवानों के टोंगे आदि रखने के लिए पर्याप्त जगह हो। अतिरिक्त सामान, बरतन और प्लेटें आदि कोने में एक मेज अलग लगाकर उस पर सजा देना चाहिए ताकि बार-बार उठकर रसोई में न जाना पड़ें। इस मेज पर 'हॉट-प्लेट' लगाकर खाना गरम रखने की व्यवस्था भी की जा सकती है। बाद में परोसी जाने वाली मीठी चीज की प्लेटें और पान-सुपारी इलायची आदि भी सही रख सकती हैं। (टेबल-सज्जा पर आगे अलग से भी लिखा जा रहा है)।

- पश्चिमी ढंग की भोजन-व्यवस्था में मेहमानों को 'थोड़ा तो और लीजिए' जैसे वाक्यों से खिलाने का आग्रह नहीं करते। इस बात का भी ध्यान दीजिए।

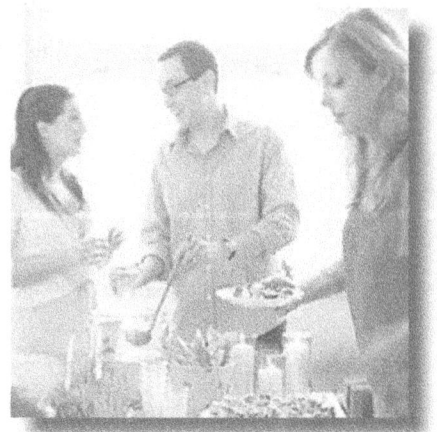

- आप मेहमानों के साथ खाने बैठें, पर जब तक वे शुरू न करें, आप भी न शुरू करें। इसी तरह खाते समय भी मेहमानों का धीरे-धीरे साथ देते रहना चाहिए। आप अपना भोजन पहले समाप्त करके बैठ जायेंगी, तो वे भी और खाने में संकोच करेंगे।

- भोजन के समय वातावरण हल्का-फुल्का और प्रफुल्लित रखिए। किसी पर व्यक्तिगत आक्षेप की बात हँसी-मजाक में भी आ जाये, तो दूसरी बात छेड़कर बात का रुख पलट दें, ताकि कोई भी मेहमान नाराज न हो। मनोरंजन के हल्के-फुल्के संगीत, चुटकुले आदि के कार्यक्रम भी रखे जा सकते हैं।

- पार्टी वाले दिन निश्चय ही आप कामकाज से थकी होंगी। पर थकान या तनाव के चिह्न या झुँझलाहट चेहरे पर न आने दें। इससे मेहमानों को परेशानी होगी और पार्टी का सारा मजा किरकिरा हो जायेगा। घर की साज-सज्जा और रसोई का काम-काज निबटाने के बाद अच्छी तरह सज कर और तरोताजा होकर मेहमानों का स्वागत करने को प्रस्तुत रहिए। हाँ, मेजबान के रूप में आपको साथ में काम भी देखना है, इसलिए आपकी वेशभूषा और मेकअप सुरुचिपूर्ण पर हल्का व सादा होना चाहिए, तड़क-भड़क वाला नहीं। बच्चों को चाहे जैसा सजाइए। पति भी चुस्त-दुरुस्त रहें, यह कहने की आवश्यकता नहीं। मेहमानों का स्वागत दोनों को मिलकर करना है, भोजन की व्यवस्था आपको देखनी है।

- अन्त में एक बात और ध्यान देने की है। बहुधा देखा गया है कि गृहिणियाँ स्वयं तो सजी-धजी होती हैं, उनका ड्राइंग रूम, डाइनिंग रूम, बाहरी बरामदा आदि जगहें भी साफ-सज्जित रहती हैं, पर काम की हड़बड़ाहट में भीतरी कमरे, गुसलखाना, रसोईघर वैसे ही अस्त-व्यस्त और गन्दी छोड़ देती हैं। यह ठीक नहीं। कोई भी मेहमान बाथरूम की ओर जाने या आपका घर देखने के लिए (विशेषतया मेहमान स्त्रियाँ) भीतर का चक्कर लगा सकती हैं। तब आपकी सारी बाहरी साज-सज्जा फीकी लग सकती है। इसलिए फूहड़ता का ऐसा प्रदर्शन कदापि न करें। काम के बाद रसोई की सार-सम्भाल सहित पूरा घर ही साफ सजाकर रखिए। नौकर, आया को भी कहें कि वे काम के बाद हाथ-मुँह धोकर, नहाकर साफ कपड़े पहनें और मेहमानों के आने से पहले अवश्य तैयार हो जायें।

- हाँ, भोजन-समाप्ति के बाद मेहमान प्रशंसा करेंगे और आप अपने काम में त्रुटियाँ रह जाने की ही हल्की-फुल्की चर्चा करेंगी। अपनी मेहनत, परेशानी, थकान का उल्लेख भूल कर भी न करें।

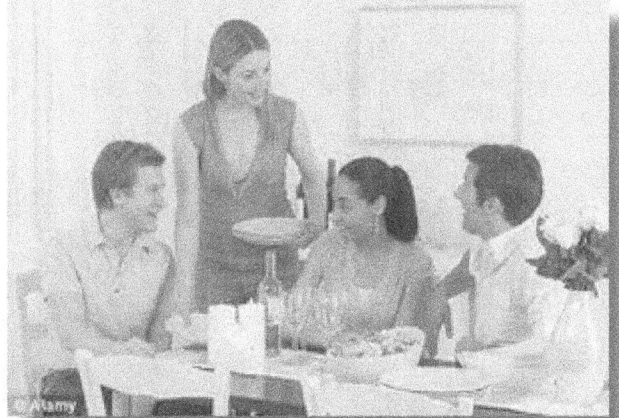

कुछ टिप्स

पार्टी के समय बच्चों को बाहर भेज देने की आदत गलत है। इसके बजाय उन्हें सामाजिकता की और अच्छी आदतों की शिक्षा देनी चाहिए।

बूफे पार्टी

जगह कम हो, काम के लिए सहायक न हो और लंच, डिनर देना अनिवार्य हो, तो 'बुफे सिस्टम' (खड़े होकर खाने का आधुनिक ढंग) ही आपके लिए सुविधाजनक रहेगा। इसमें सभी मेहमानों के लिए एक ही बड़ी मेज पर डोंगो, कटोरों में खाना भर कर लगा दिया जाता है और बड़ी प्लेटें, चम्मचें आदि साथ अलग सजा दी जाती हैं। मेहमान मेज के इर्दगिर्द खड़े होकर स्वयं ही प्लेट, चम्मच उठाकर अपनी पसन्द व जरूरत की चीजें अपनी प्लेटों में रख लेते हैं। इस तरह भोजन की बरबादी भी नहीं होती और हर-एक को अलग परोसने का काम भी नहीं करना पड़ता।

बूफे में इन चीजों का ध्यान रखें-

- 'बुफे' में आपको इतना ही करना है कि मेज पर चादर साफ धुली हो।
- डोंगे स्वच्छ चमकते हुए हों।
- उनमें बड़ी चम्मचों या छोटी करछलों के साथ खाना मेज पर गरम आये।
- दही या मीठी चीज के लिए छोटी कटोरियाँ या गहरी प्लेटें अलग से दी जा सकती हैं।
- फलों के छिलके आदि डालने के लिए साथ में खाली प्लेटें भी रखें।
- भोजन की हर प्लेट के साथ एक-एक नेपकिन भी दें।
- 'बुफे' में ये नेपकिन कागज के दिये जाने चाहिए, जो इस्तेमाल के बाद फेंके जा सकें।
- पानी के जग और गिलासों के लिए एक तरफ एक अलग मेज लगा देनी चाहिए।
- हाथ धोने के लिए भी अलग जगह प्रबन्ध हो।
- कॉफी या चाय देनी हो, तो वह खाने के बाद गरम दी जाये, उसी मेज पर या एक अलग मेज पर, जैसी भी सुविधा हो।

इस तरह के 'डिनर' में आपको अधिक झंझट नहीं करना पड़ेगा और मेहमान भी आजादी अनुभव करेंगे। पर आपको सभी टोलियों के बीच घूम-घूम कर देखना और पूछना चाहिए कि उन्होंने ठीक तरह से खाया कि नहीं। साथ ही सब लोगों से मिलना भी चाहिए, विशेष रूप से उनसे तो अवश्य, जो 'बुफे' के लिए मेहमानों के मेज पर जाने के बाद आकर उनमें शामिल हुए हैं।

जगह कुछ बड़ी हो, तो भोजन की मेज से हट कर किनारे पर कुर्सियों की पंक्तियाँ लगायी जा सकती हैं ताकि जो बैठकर खाना चाहें, वे बैठ सकें। जगह न हो, तो 'बुफे' में खड़े-खड़े ही खाना चलता रहता है। ऐसे समय संगीत ही हल्की धुन बजती रहे, तो पार्टी में एक समाँ बँध जाता है।

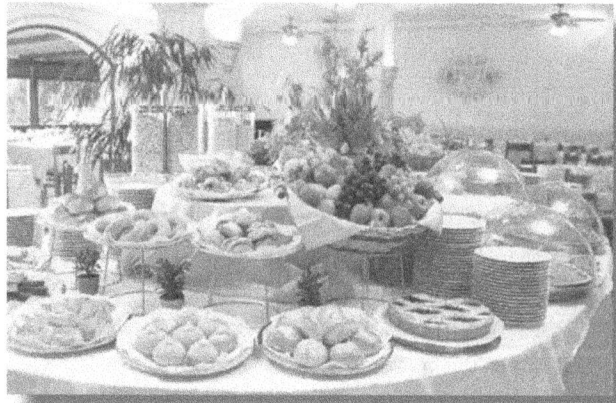

कुछ टिप्स

बूफे पार्टी का आयोजन करना आसान होता है और मेहमानों को पसन्द भी आता है।

बच्चों की पार्टी

बच्चे की सालगिरह पर आप उसके हमउम्र बच्चों को निमन्त्रित करती ही होंगी। ऐसे समय केक पर मोमबत्तियाँ जलाकर, केक काटकर 'हैप्पी बर्थ डे टू यू' के बाद औपचारिक पार्टी देने की सामान्य देशी-विदेशी मिश्रित परम्परा से हटकर भी कुछ सोचिए-कुछ कीजिए। यहाँ इसके लिए कुछ सुझाव दिये जा रहे हैं :

बहुत छोटे बच्चे के जन्मदिन पर ही बड़ों को बुलाइये। समझने लायक उम्र होते ही उनकी जन्मदिन पार्टी में केवल उसके हमउम्र दोस्त, सहेलियाँ ही आमन्त्रित करने चाहिए। ताकि बच्चे मस्ती से खेल सकें। हाँ, घर के व पड़ोस के उन बच्चों को भी शामिल करना होगा, जो कि उस उम्र से कम या कुछ अधिक के हैं। इसके दो लाभ होंगे-एक तो परिवार व पड़ोस के ये बच्चे स्वयं को उपेक्षित न समझेंगे, दूसरे हमउम्र बच्चों की टोली केवल अपने में ही मस्त न रहकर अपने से छोटे व कुछ बड़े बच्चों के साथ भी मेल-जोल, व्यवहार की सामाजिकता सीखेगी। खेल आदि में प्रमुख भाग चाहे हम उम्र पार्टी का ही रहे।

[kk1 ehu

आप व्यंजन बनाकर, उन्हें मेज पर रखकर या अलग-अलग प्लेटों में डालकर ही अपना काम पूरा न समझ लें। व्यंजन बनाते समय यह भी ध्यान रखें कि वे बच्चों की रुचि के हों और उनके लिए लाभदायक भी हों। छोले-कुलचे, चाट, मैदे की मठरी, बालूशाही आदि मीनू में शामिल न करें। मीठे टोस्ट, रसभरी खोये की मिठाई, नमकीन पोहे, फ्रूट-क्रीम या आइसक्रीम, मूँग की नमकीन पकौड़ियाँ, केक, पेस्ट्री, बिस्कुट, टाफी जैसी चीजें चुनिए और उन्हें खूब सजा कर मेज पर लगाइए। कुछ खाने की चीजें केवल सज्जा या मनोरंजन के लिए भी बनायें, तो पार्टी की शोभा बढ़ेगी। जैसे कि साथ में चित्र में खोये की चिड़िया और मुर्गा तथा उबले आलुओं का जोकर बनाकर सजाया गया है। विभिन्न आकृतियों में उबले अण्डे भी सजा सकती हैं। मीठी प्लेटों पर कतरे मेवों से, चेरी से और नमकीन प्लेटों पर कतरे हुए हरे धनिये और किसे हुए पनीर, टमाटर, सॉस आदि से विभिन्न प्रकार की सज्जा की जा सकती है।

1tkoV

पार्टी-स्थल को भी बच्चों की रुचि के अनुसार ही सजाना चाहिए। रंगीन गुब्बारे टाँगिए। तसवीरें, कार्टून और खिलौने सजाइए। उनके पहनने के लिए रंगीन कागज, पन्नी, गोटे, घर में पड़ी राखियों आदि से टोपियाँ भी बना सकती हैं। चित्र में देखिए, वे इस प्रकार के मनोरंजक टोप पहने किस मस्ती से खाने की मेज पर आ जुटे हैं।

[ky

उनके लिए खाने से पूर्व कुछ मनोरंजक खेलों का भी प्रबन्ध कीजिए। कुछ हँसाने वाले कार्यक्रम रखवाइए। कुछ हल्की बौद्धिक प्रतियोगिताओं का भी आयोजन कर सकती हैं, जिसमें जीतने वाले बच्चों

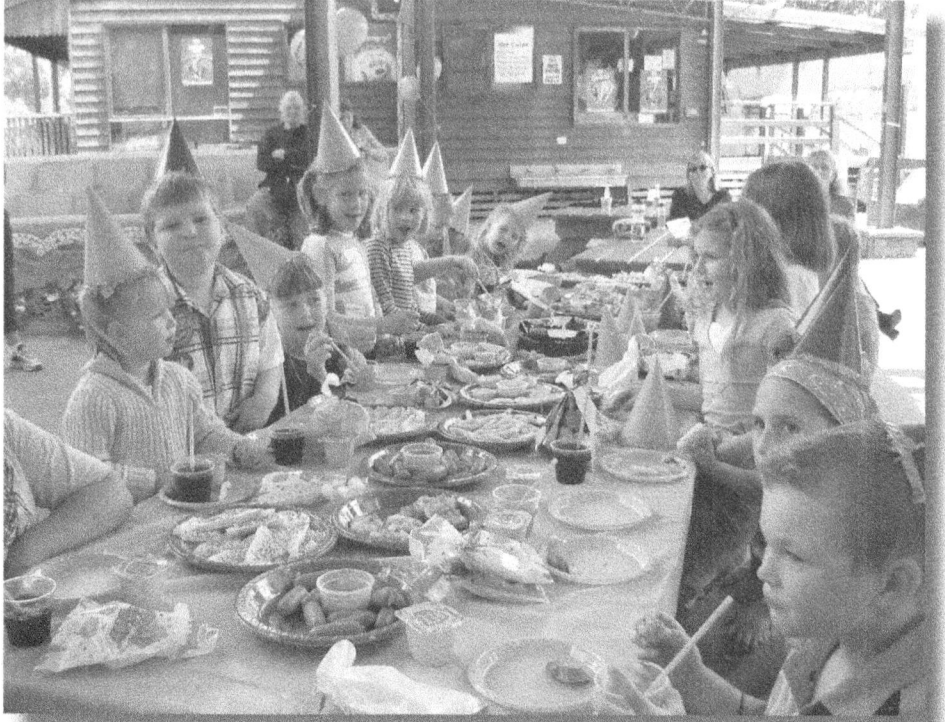

को कुछ छोटी चीजें उपहार में देनी चाहिए। पर खुशी के अवसर पर यह प्रतियोगिता किसी बच्चे में हीन भावना का संचार न करे, किसी को अपमानित या शर्मिन्दा न होना पड़े, इसका ध्यान रखना जरूरी है। इसलिए बेहतर यह होगा कि आप जीतने वाले बच्चों को कुछ अधिक उपहार देते हुए भी सभी बच्चों के लिए टाफी, गुब्बारे, छोटे खिलौने, तस्वीरों वाली पुस्तक आदि के रूप में छोटे-छोटे उपहार जुटाने की व्यवस्था करें।

सर्वाधिक आवश्यक बात तो यह है कि बच्चों की पार्टी का प्रबन्ध करने तक ही आप स्वयं को सीमित न रखें, उनके खेल, मनोरंजन-कार्यक्रम में अपना हस्तक्षेप न करें या उतना ही करें जितना बहुत आवश्यक हो। बच्चे यदि अच्छा खाना प्राप्त करने के साथ अपने मनोरंजन का अच्छा अवसर भी पा सकेंगे, तो इस पार्टी के आनन्द को देर तक याद रखेंगे। आपके बच्चे की खुशी भी इसी से बढ़ेगी कि उसके सभी आमन्त्रित साथी खूब आनन्द उठायें और खुशी-खुशी एक सुखद याद लेकर घर लौटें। 'बच्चो, चुपचाप बैठो' ... 'शोर न मचाओ' जैसे शब्दों से आपका हस्तक्षेप तो सरासर अनुचित होगा, जो उनकी पार्टी का सारा मजा किरकिरा कर देगा।

हाँ अन्त में यह भी कि केक काटने जैसी केवल विदेशी परम्पराओं की नकल ही न कर, ऐसे अवसरों पर बच्चों को कुछ भारतीय तौर-तरीके भी सिखाये जायें।

कुछ टिप्स

बच्चों की पार्टी में अच्छा खाना और मजेदार खेल हो, तो पार्टी की रौनक देखने लायक होती है।

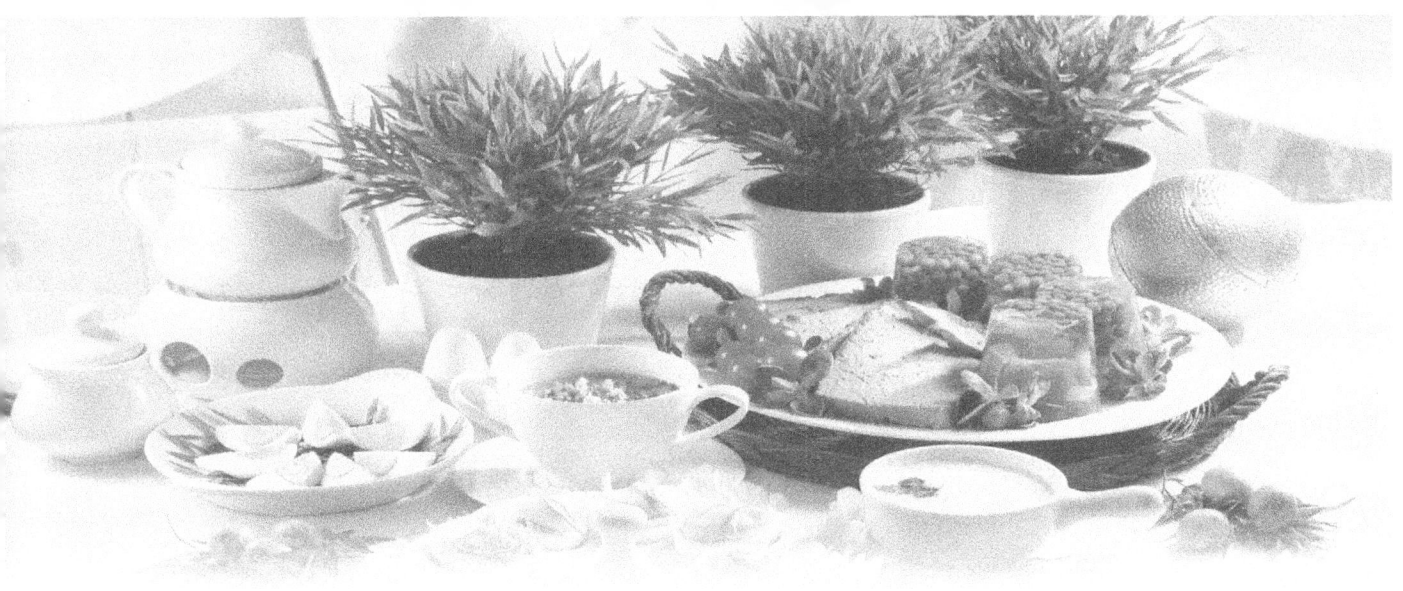

भाग-2

लज़ीज़ व्यंजन

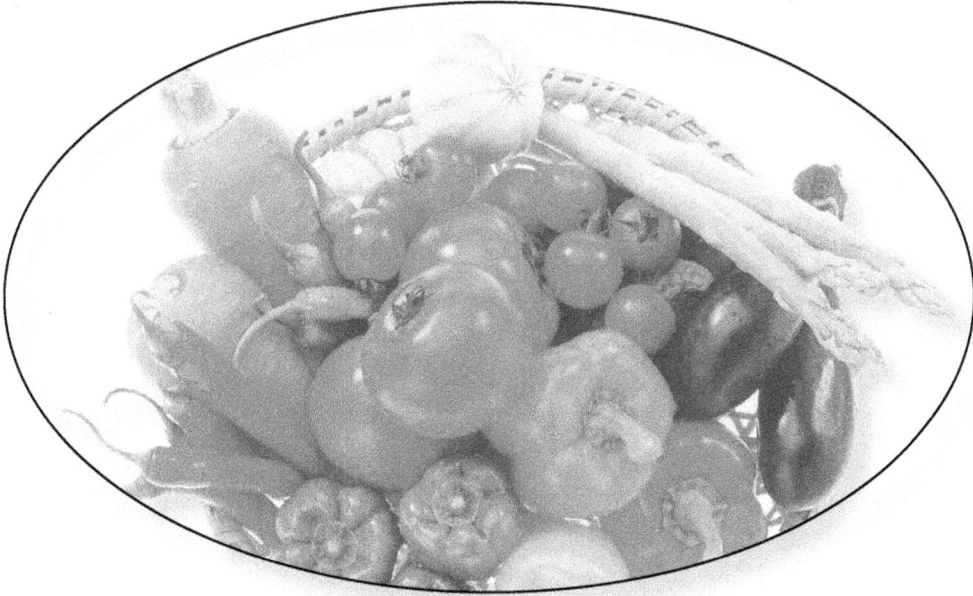

विशेष पकवान रोज नहीं बनाये जा सकते। दैनिक नाश्ते का प्रबन्ध करते समय हमें कई बातों को देखना होता है। जैसे कुछ चीजें स्वास्थ्य की दृष्टि से उत्तम हों तो कुछ स्वाद की शर्त या परिवार के सदस्यों की फरमाइश भी पूरी करती हों। दैनिक नाश्ते के व्यंजन तैयार करने में अधिक झंझट न हो, अधिक खर्च न हो, वे सुविधा से जल्दी तैयार हो सकें। वे परिवार के बजट के भीतर भी समा सकें आदि।

निश्चय ही ये सभी शर्तें एक साथ पूरी करना कठिन काम है। फिर भी राह तो निकालनी ही होती है। इसलिए आप दैनिक नहीं, नाश्ते का साप्ताहिक मीनू बनाइए और बदल-बदल कर कई चीजों को उसमें शामिल कीजिए। छुट्टी वाले दिन फुरसत से एक-दो विशेष व्यंजन बनाने की योजना भी उसी में जुड़ जायेगी और दैनिक नाश्ते के समय 'क्या बनाऊँ' कहते हुए आपको परेशान भी नहीं होना पड़ेगा। अक्सर गृहिणियों की शिकायत होती है कि क्या करें पतिदेव (या बच्चे या दोनों) रोज पूरी, पराठे, मंगौड़ी की फरमाइश करते हैं। स्वास्थ्यवर्द्धक नाश्ते-दूध-दलिया, फल, अंकुरित अनाज, पनीर जैसी चीजें उन्हें पसन्द नहीं या उनकी काट यह होती है कि फल, अण्डा, पनीर जैसी चीजों पर खर्च बहुत होता है व उनसे पूरी-पराठे की तरह पेट भी नहीं भरता। कुछ हद तक से दोनों बातें भारतीय परिवारों के सन्दर्भ में सही है। इसलिए मैंने ऊपर स्वास्थ्यवर्द्धक नाश्ते व स्वादिष्ट नाश्ते दोनों को बारी-बारी से या साथ-साथ सम्मिलित करने की बात की है ताकि परिवार को सन्तोष देने के साथ परिवार की भोजन-सम्बन्धी आदतों को भी धीरे-धीरे उस ओर मोड़ा जा सके ताकि रोज बीमारी न घेरे और दवाओं की आवश्यकता न पड़े।

रही, बजट की बात, तो यह भी गृहिणी की सूझ पर निर्भर करता है कि वह कम खर्च में भी पौष्टिक नाश्ता कैसे जुटाये। यह कोई कठिन काम नहीं है। सभी फल महँगे नहीं होते। मौसमी फल काफी सस्ते हैं। फिर गुण की दृष्टि से गाजर और सेब में कोई अन्तर नहीं। बादाम और मूँगफली की पौष्टिकता समान है। इसी तरह पनीर, अण्डा न लिया जा सके, तो बदले में अंकुरित अनाज लिया जा सकता है। दूध-दलिया या केवल दलिया भी स्वास्थ्य के लिए बहुत अच्छा है। इसलिए ऐसे भ्रामक विचार छोड़ नाश्ते की एक ऐसी मिली-जुली साप्ताहिक योजना बनाइए कि उसमें कई चीजों का साथ या क्रमशः उपयोग किया जा सके। इनमें पराठा, भुजिया, पकौड़ी, दाल की मंगौड़ी या लड्डुए, सब्जियों के कटलेट्स, आलू-डबल रोटी के व्यंजन, हलुआ, मीठे टोस्ट, दलिया, कच्चा या तला पनीर, अंकुरित अनाज, फल सभी कुछ हो सकता है। अण्डा और अण्डे के व्यंजन-इन पर माँसाहारी व्यंजन वाले अगले अध्याय में चर्चा करना ही बेहतर रहेगा।

यहाँ सुझाव के रूप में ऐसी भी कुछ चीजें दी जा रही हैं, जिन्हें दैनिक नाश्ते में बारी-बारी से शामिल किया जा सकता है। एक बात विशेष ध्यान देने की है कि विशेष अवसरों पर विशेष पकवानों को ही नहीं, दैनिक नाश्ते की प्लेटों को भी इस तरह सजाकर मेज पर लाइए कि जो चीजें स्वास्थ्य की दृष्टि से अच्छी होते हुए भी परिवार के लोगों को पसन्द नहीं हैं, उन्हें भी आकर्षक प्रस्तुति देखकर वे पसन्द करने लगें और उनकी आदत डालें।

चाय बनाने की विधि

गरमा-गरम चाय की प्याली हाथ में आते ही सारी थकान उड़न-छू हो जाती है।

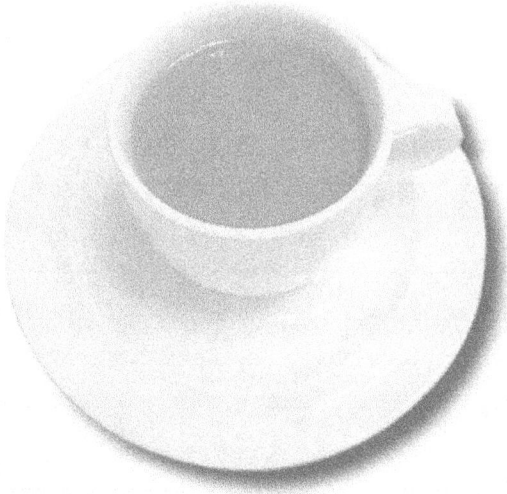

1 kexh

5 कप पानी
5 छोटा चम्मच चाय की पत्ती
1½ कप उबला हुआ दूध
चीनी (स्वादानुसार)

चाय

fof/k

◆ केतली में पानी गरम कीजिए। जब पानी गरम हो जाये लेकिन उबलने न पाये-तो थोड़ा-सा पानी टी-पॉट को साफ करने और गरमाहट देने के लिए डालिए।

◆ केतली का पानी जब उबलने लगे तो टी-पॉट का पानी फेंककर उसमें पाँच चम्मच भर (टी स्पून फुल) चाय की पत्ती डाल दीजिए (चार व्यक्तियों के लिए) सामान्यता कहा जाता है कि एक चम्मच चाय बरतन के लिए और एक चम्मच चाय प्रति व्यक्ति के लिए।

◆ हल्की चाय बनानी हो, तो चाय की मात्रा कुछ कम कर दें।

◆ केतली का उबलता पानी टी-पॉट में पड़ी चाय की पत्ती पर डालिए और ढक्कन बन्द करके कुछ देर रख छोड़िए। कुछ लोग चाय की पत्ती को चम्मच से मिलाना पसन्द करते हैं यदि ऐसा करें, तो बाद में चाय की पत्ती को केतली की तह में बैठ जाने दें।

◆ चाय की पत्ती तह में बैठ जाये, तो समझें चाय तैयार है। छलनी से कपों में छानें और आवश्यकतानुसार दूध और चीनी मिला लें। (मेहमानों से पूछकर ही दूध-चीनी की मात्रा मिलाएँ)।

कुछ टिप्स

चाय में कैफीन, निकोटीन और टैनिल होते है, जो अधिक सेवन से नुकसान दायक होते है।

कॉफी बनाने की विधि

कॉफी विश्व भर के लोगों का मनपसन्द पेय है।

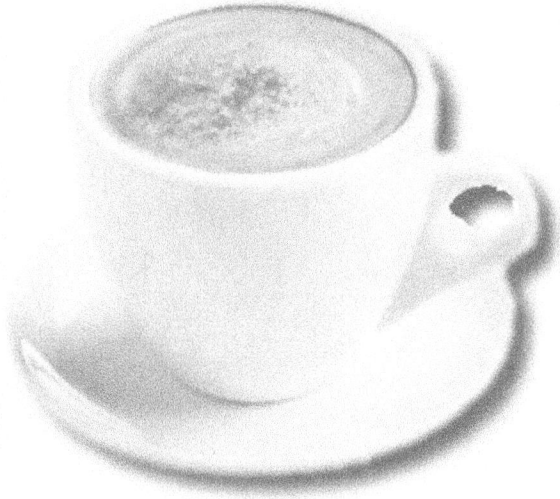

1kexh

3 कप पानी
2 छोटा चम्मच कॉफी
1 कप दूध
चीनी (स्वादानुसार)

कॉफी

fof/k

- थोड़ा-सा पानी गरम कर पहले कॉफी-पॉट को साफ करने व गरमाहट देने के लिए डालिए।
- कॉफी-पॉट में दो चम्मच भर (टी-स्पून फुल) इंस्टेण्ट कॉफी और चार चम्मच भर दूध मिला कर फेंटिए।
- तीन कप पानी और एक कप दूध मिलाकर उबालिए (चार व्यक्तियों के लिए)।
- यह उबला दूध-पानी कॉफी-पॉट में उँडेलिए और चम्मच से अच्छी तरह हिलाकर दो मिनट ढक दीजिए।
- कपों में डालिए और आवश्यकतानुसार चीनी दूध मिला लीजिए।

कुछ टिप्स

कॉफी में कैफीन, निकोटीन और ऑक्सीडेण्ट होती है। कम मात्रा में पीने पर कॉफी सेहत के लिये अच्छी होती है।

सेब का पौष्टिक नाश्ता

नाश्ते में केवल सादा कटा सेब न रखकर उसे इस तरह परोस कर देखिए।

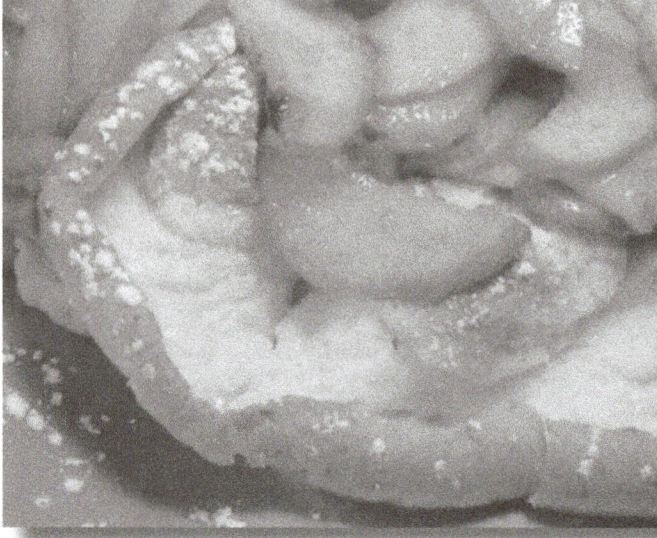

सेब का नाश्ता

1 kexh

दो सेब
इलायची का चूरा
चीनी
थोड़ा-सा दूध

fof/k

दो सेब लीजिए। एक सेब मोटे छेद की छलनी में से कद्दूकस की तरह कसकर प्लेट में बिछाइए। अब उस पर थोड़ा-सा भुना हुआ खोआ, पिसी हुई चीनी मिलाकर बुरक दीजिए। ऊपर से इलायची का चूरा छिड़किए और चेरी के दाने सजा दीजिए। दूसरा सेब फूल की तरह फाँकों में काटकर साथ में अलग सजा दीजिए। जिसे जो पसन्द होगा, सेब की फाँकें या इस तरह 'फ्रूट स्वीट' के रूप में ले लेगा। साथ में चम्मचें हाथ में लिये यह गुड्डे महाशय सज-धज कर नाश्ते की मेज का आकर्षण और बढ़ा रहे हैं जैसे आपको खाने के लिए आमन्त्रित कर रहे हों। आप ऐसा कुछ और भी नया ढंग अपना सकती हैं। फिर गुलाबजामुन या हलुवे की प्लेट छोड़कर इस फल-मिठाई की माँग अवश्य बढ़ेगी।

कुछ टिप्स

प्रतिदिन एक सेब खाने से शरीर चुस्त व तन्दुरुस्त रहता है।

केले का सजावटी नाश्ता

केला न केवल पौष्टिक फल है, बल्कि अत्यन्त स्वादिष्ट भी है।

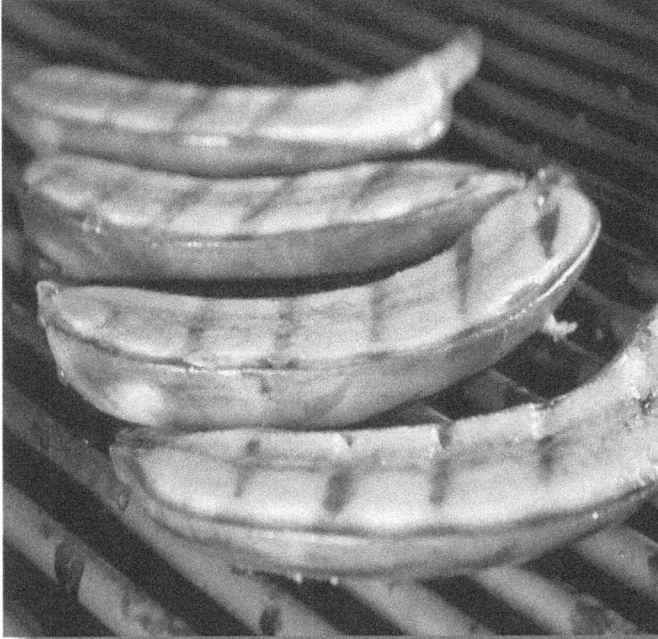

केले का सजावटी नाश्ता

1kexh

दो केले
नमक
काली मिर्च
काला नमक (स्वादानुसार)

fof/k

एक खूबसूरत-सी जालीदार रंगीन प्लास्टिक या बेंत की टोकरी में केले मेज पर सजाइए। खाने के लिए केले छीलिए। उनके मध्य लम्बाई में एक चीरा लगाइए और छुरी से थोड़ा मसाला (नमक-काला नमक और काली मिर्च) भर दीजिए। उन्हें इस तरह गोलाई में सजाकर उनके मध्य नमक, काली मिर्च की छोटी शीशियाँ रख दीजिए। या अधिक केले चाहिए तो छीलकर लम्बी छोटी ट्रे में सीधी या तिरछी रेखा में भरकर सजाइये और नमक तथा काली मिर्च की शीशियाँ अलग रख दीजिए। प्लेट, छुरी, काँटा, टोकरी में सजे फूल इस सस्ते फल केले का आकर्षण भी बढ़ा देंगे। नाश्ते में दो केले लेना कम खर्च में स्वास्थ्यवर्द्धक नाश्ता प्राप्त करना है। हाँ, दूध के साथ केले लेने हों, तो केले में नमक मिर्च का मसाला न लगायें।

कुछ टिप्स

केले में पौष्टिक तत्त्व प्रचुर मात्रा में पाया जाता है।

पनीर का सलाद

पनीर सफेद, नरम और स्वादिष्ट होता है। इसे तरी में डाल कर सब्जी भी बना सकते हैं और ऐसे ही सलाद में भी खा सकते हैं।

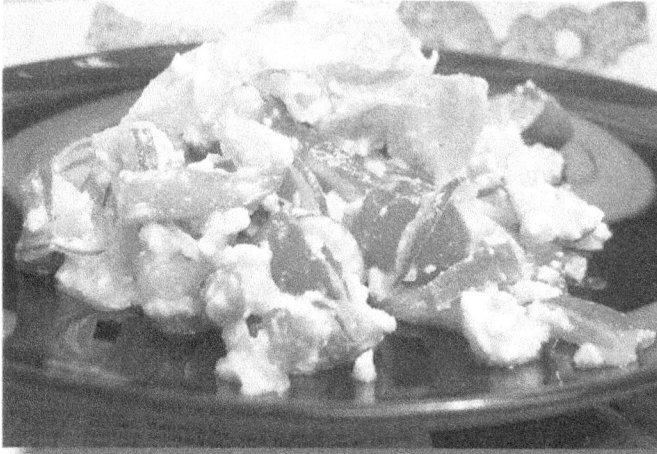

पनीर का सलाद

1kexh

पनीर बनाने के लिए:
½ लीटर दूध
नींबू
सलाद के लिए:
मूली
गाजर
कुछ सलाद के पत्ते

fof/k

बाजार का पनीर लेने की बजाय घर पर दूध फाड़कर पनीर बनाइए। उबलते आधा लीटर दूध में एक नींबू निचोड़ कर या चने के दाने के बराबर टाटरी डालकर दूध फाड़िए। पतले कपड़े में छानकर थोड़ी देर लटका कर रखिए। पानी निचुड़ जाने पर हाथ से मसलिए, नमक मिलाइए और जमा कर भारी पत्थर से दबा दीजिए। एक घण्टे बाद सख्त चक्की-सा पनीर मिलेगा। इसे चित्रानुसार किसी फूल-पत्ती के आकार में काट कर प्लेट में सजाइए। फिर साथ में मूली, गाजर व सलाद पत्ती सजाइए। मूली, गाजर भी फूल-पत्ती की शक्ल में काटिए। पनीर नमकीन है। चाहें तो नींबू ऊपर से निचोड़ कर खा सकते हैं-सादा-सा सलाद के साथ। इसे डबलरोटी के स्लाइसों के मध्य रख कर सैण्डविच की तरह भी परोस सकती हैं। जो लोग अण्डा नहीं लेते, उनके लिए प्रोटीन के स्रोत के रूप में नाश्ते में पनीर लेना आवश्यक है।

कुछ टिप्स

घर के बनाये पनीर में बाजार के पनीर से कम कैलोरी होती है।

अंकुरित दाल

यदि अण्डे के बदले पनीर भी न ले सकें, तो अंकुरित दालों को नाश्ते के रूप में प्रयोग में लाइए। यह नाश्ता भी प्रोटीन से भरपूर है।

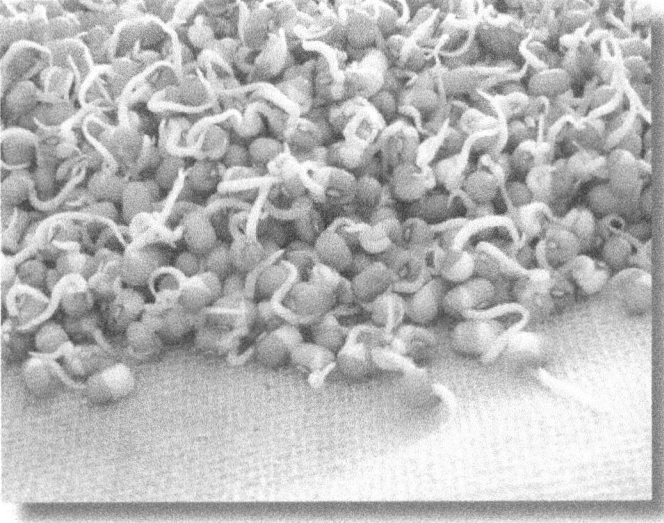

अंकुरित दाल

1kexh

साबुत मूँग

मटर

नींबू

नमक (स्वादानुसार)

काली मिर्च (स्वादानुसार)

सजावट के लिए (वैकल्पिक):

प्याज के छल्ले

हरी मिर्च

कुछ सलाद के पत्ते

fof/k

साबुत मूँग, मटर, चने को पानी में 24 घण्टे तक भिगोकर रखिए। फिर अगले 24 घण्टे तक कपड़े में बाँधकर टाँग दीजिए। गरमी के दिन हों, तो बँधी पोटली पर पानी छिड़कते रहना चाहिए। तीसरे दिन इनमें नन्हें अंकुर फूट निकलेंगे। प्रोटीन और विटामिन 'सी' की प्राप्ति के लिए यह एक उत्तम व सस्ता आहार है।

नाश्ते में इन अंकुरित दालों को नमक तथा काली मिर्च छिड़ककर नींबू निचोड़कर कच्चा खाइए, अधिक लाभप्रद रहेंगे। कच्चा न खा सकें, तो थोड़ा घी या तेल में छौंककर भाप में हल्का पका लीजिए। प्लेट में सलाद-पत्ती, नींबू, प्याज के छल्ले, हरी मिर्च के साथ सजाइए और खाइए।

कुछ टिप्स

अंकुरित दालें प्रोटीन और विटामिन 'सी' का स्रोत हैं।

दलिया

दलिया एक पौष्टिक आहार है। इसमें तेल और घी का प्रयोग बहुत कम मात्र में होता है और ये बच्चों एवं बूढ़ों दोनों के स्वास्थ्य के लिए उपयोगी है।

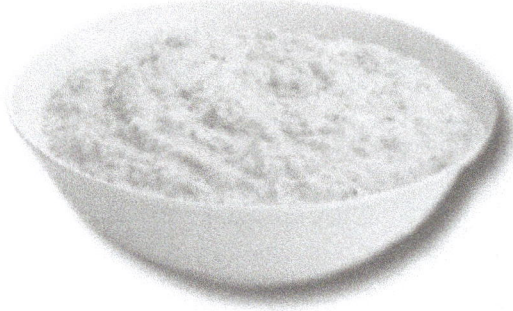

1 kexh

दूध
दलिया
चीनी
इलायची का पाउडर

दलिया

fof/k

अच्छे मोटे गेहूँ का दलिया घर पर बनाइए। नीचे का आटा व ऊपर का मोटा टुकड़ा छानकर अलग कर दीजिए व मध्य का दलिया काम में लाइए। दूध के साथ मिलाकर लेना हो, तो बिना घी के ही मन्दी आँच पर भूनिए। फिर पानी डालकर पकाइए। गल जाने पर अन्दाज से चीनी व दूध मिलाकर परसिए। ऊपर से कतरे बादाम, काजू या मूँगफली से अथवा केवल कुटी हुई इलायची से सजा सकती हैं। चित्र की प्लेट में आस-पास दलिया जमाकर मध्य में दूध डाला गया है, फिर इलायची दाने के चूरे से सज्जा की गयी है। इस तरह सजी प्लेट सुन्दर लगेगी। खाते समय दूध व दलिया मिला सकते हैं।

बिना दूध के स्वादिष्ट नाश्ते के रूप में दलिया बनाना हो, तो कड़ाही में थोड़ा घी डालकर मन्दी आँच में गुलाबी होने तक दलिया भूनें। फिर गरम पानी डालकर पकायें। गल जाने पर चीनी मिलायें व पाँच मिनट मन्दी आँच पर रखकर उतार लें। हलवे की तरह प्लेट में डालकर कतरे मेवों, इलायची दाने और चैरी से सजायें। यह एक स्वादिष्ट व पौष्टिक नाश्ता है।

कुछ टिप्स

दलिया स्वादिष्ट और पौष्टिक होता है। यह एक सम्पूर्ण आहार है।

वेजीटेबल कटलेट्स

बेशक इन कटलेट्स का मुख्य अवयव आलू है, परन्तु आप इसमें जितनी सब्जियाँ मिलाना चाहें, मिला सकती हैं।

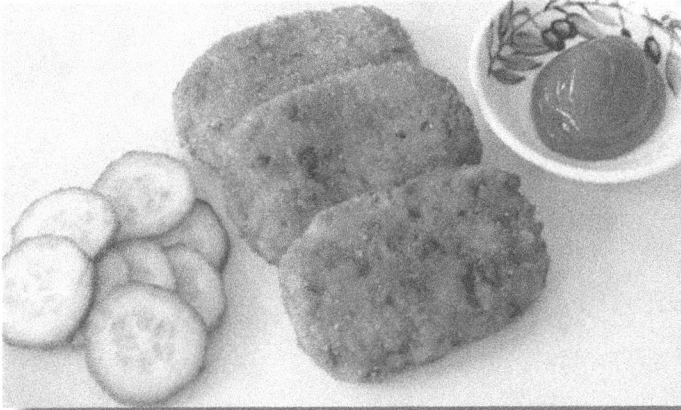

वेजीटेबल कटलेट्स

1 kexh

250 ग्राम आलू
100 ग्राम मटर के दाने
2 गाजर
1 टमाटर
2 प्याज
नमक (स्वादानुसार)
गरम मसाला
हरी मिर्च
घी
टमाटर सॉस
1 बड़ा चम्मच मैदा

fof/k

आलू उबाल कर छीलिए व कुचल लीजिए। मटर के दाने और गाजर के छोटे-छोटे टुकड़े भी उबाल लीजिए। टमाटर छीलकर गूदा निकालिए। हरी मिर्च कतरिये। एक प्याज भी महीन कतर लीजिए।

ये सभी चीजें मिलाइए। नमक और गरम मसाला मिलाकर मसलिए। फिर हाथ से लम्बी चपटी टिकिया बनाइए। एक बड़ी चम्मच मैदा पानी में घोलिए। (यदि अण्डे से परहेज न हो, तो इस घोल की जगह एक फेंटे अण्डे का घोल ले सकती हैं) इन टिकियों को पहले मैदे के घोल या फेंटे अण्डे में डुबोइए। फिर निकालकर डबल रोटी के चूरे में लपेटिए। हाथ से हल्के से दबाकर आकृति ठीक कीजिए व तवे पर गरम घी में छोड़कर तलिए। तवा जरा भारी व गहरा हो, तो अच्छा रहेगा। नहीं तो एक बार दोनों ओर से लाल हो जाने के बाद फिर मन्दी आँच पर कुछ देर रखिये ताकि भीतर से अच्छी तरह सिंक जायें।

तैयार हो जाने पर प्लेट में प्याज, गाजर, खीरे की कतलियों के साथ सजाइए और टमाटर सॉस के साथ फिर मनी-प्लाण्ट की बेल भी जरा सजाकर देखिए तो!

कुछ टिप्स

कटलेट्स बनाने के लिए डबलरोटी का चूरा, सूखे ब्रेड के स्लाइस से बनाया जा सकता है।

आलू बोण्डा और तले पनीर की टुकड़ियाँ

आलू बोण्डा छोटे-बड़े सभी को बेहद पसन्द आता है।

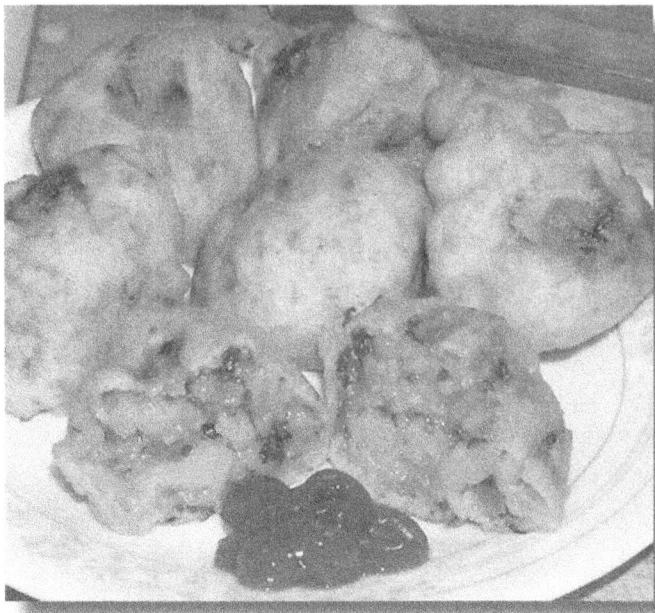

आलू बोण्डा

1kexh

200 ग्राम आलू
4 चम्मच बेसन
1 प्याज
2 हरी मिर्च
नमक (स्वादानुसार)
1 चम्मच अमचूर
½ चम्मच गरम मसाला
1 चम्मच घी

fof/k

आलू उबालकर छीलिए, कुचलिए। उनमें कतरी हुई हरी मिर्च, कतरी हुई प्याज, नमक, गरम मसाला, अमचूर मिलाइए। मिश्रण को मथ कर छोटी-छोटी गोलियाँ बनाइए।

बेसन को जरा पतला घोलिए। नमक, कतरा धनिया और जरा-सी लाल मिर्च मिलाइए। उपयुक्त मिश्रण की गोलियाँ इस घोल में लपेटकर घी में तल लीजिए। चाय के साथ नमकीन आलू बोण्डा तैयार है। चाहें तो इस घोल में पनीर की टुकड़ियाँ भी डुबोकर तल सकती हैं या बिना बेसन के पनीर की टुकड़ियों को तवे पर थोड़ा घी में इस तरह सेंकिए कि एक ओर से सिकें, ऊपर से सफेद ही रहें। इन्हें चटनी के साथ परोसिए।

कुछ टिप्स
आलू बोण्डा को बटाटा बड़ा भी कहते हैं।

मूग की दाल के लडुए

यह एक पौष्टिक नाश्ता है, जिसमें प्रोटीन प्रचुर मात्रा में होता है।

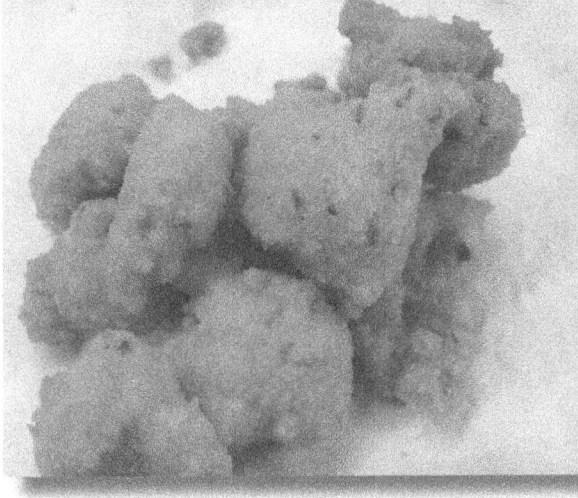

मूँग की दाल के लडुए

1kexh

100 ग्राम मूँग की दाल
बारीक कटा हुआ हरा धनिया
ऋ चम्मच धनिया पाउडर
द्ध चम्मच गरम मसाला
चुटकी भर अमचूर
लाल मिर्च (स्वादानुसार)
नमक (स्वादानुसार)
घी तलने के लिए

fof/k

मूँग की छिलके वाली दाल साफ करके पूर्व सन्ध्या को पानी में भिगो दीजिए। सुबह छिलका उतार कर सिल पर पीस लीजिए। महीन पीसने से मंगौड़ी या लडुए अच्छे नरम व फूले हुए बनेंगे।

इस पीठी को नमक, लाल मिर्च, कतरी हरी मिर्च, हरा धनिया, सूखा पिसा हुआ धनिया, जरा-सा अमचूर व गरम मसाला डालकर इतना फेंटिए कि झागदार हो जाये। मसाला हल्का ही रखना चाहिए व पीठी खूब फेंटनी चाहिए।

कड़ाही में तेल या घी गरम करके हाथ से छोटी-छोटी बड़ियाँ तोड़कर तल लीजिए। बहुत छोटी बड़ी तोड़ेंगी, तो मंगौड़ी बनेंगी, जरा बड़ी (अखरोट के बराबर) तोड़ेंगी, तो खूब फूले नरम लडुए बन जायेंगे। चाय के साथ यह नमकीन नाश्ता भी पौष्टिक रहेगा। इन्हें पोदीने की चटनी या टमाटर सॉस के साथ परोसिए।

कुछ टिप्स

मूँग दाल की छोटी बड़ी को मंगोड़ी कहते हैं। इन्हें तलते नहीं हैं, बल्कि धूप में सुखाते हैं।

बेसन के भजिये

पहली बारिश की टपकती बूँदों का मजा चाय और भजिया के साथ दोगुना हो जाता है।

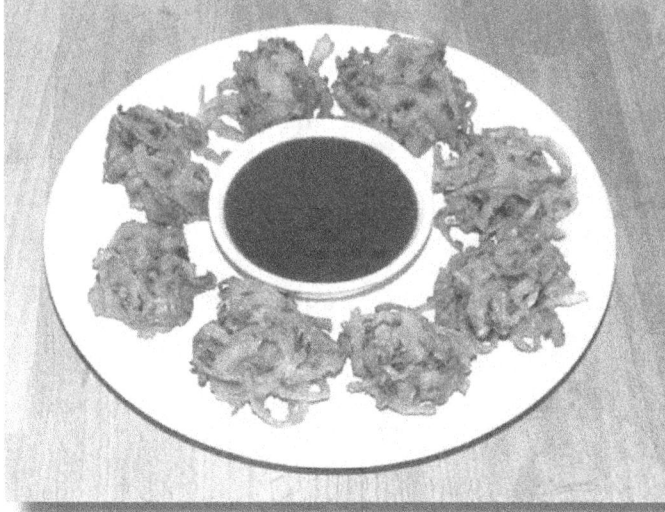

बेसन के भजिये

1kexh

2 कटोरी बेसन
आलू
बैंगन
गोभी
प्याज
पालक
नमक
मिर्च
अजवाइन
हरा धनिया
अनारदाना या अमचूर
तलने के लिए घी

fof/k

आलू, बैंगन, प्याज की कतलियाँ (चकलियाँ) काट लीजिए। पालक को बारीक कतर लीजिए। हरा धनिया और हरी मिर्च भी कतर लीजिए। गोभी की पतली लम्बी फाँकें कर लीजिए।

बेसन का घोल तैयार कीजिए, जो न अधिक पतला हो न गाढ़ा। इसमें नमक, हरी कतरी हुई मिर्च, जरूरत के अनुसार लाल मिर्च, अमचूर व आधी छोटी चम्मच अजवाइन मिलाकर फेंटिए। अब सब्जियों के टुकड़े व चकलियाँ इस घोल में डुबोकर गरम तेल या घी में तल लीजिए। एक बार में सब्जी न गले तो पहली बार कुरकरा न कीजिए। भजियों को हाथ से दबाकर दोबारा तल लीजिए। फिर पोदीने की चटनी या टमाटर सॉस के साथ गरम-गरम परोसिए।

कुछ टिप्स

उत्तर भारतीय नाश्ते में बेसन के भजिये एक प्रमुख स्थान रखते हैं व आजकल सभी जगह पसन्द किये जाते हैं। चटपटे स्वादिष्ट नाश्ते के अलावा यह व्यंजन पराठे, पूरी की तरह देर तक शक्ति बनाये रखता है। पर कम मात्रा में ही लाभदायक होगा। इसलिए इन्हें चाय के साथ थोड़ी मात्रा में लीजिये या डबल रोटी के मध्य रख सैण्डविच की तरह बना कर चटनी लगाकर खाइए।

नमकीन सिवैयाँ

घरों में मीठी सिवैयाँ अक्सर बनायी जाती हैं। इस बार नाश्ते के लिए नमकीन सिवैयाँ भी इसी रूप में बनाकर देखिए।

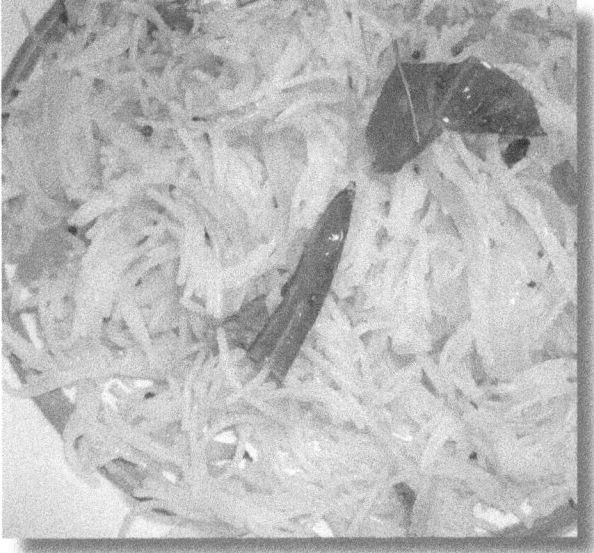
नमकीन सिवैयाँ

1 kexh

सिवैयाँ

प्याज

जीरा

लौंग

बड़ी इलायची

हरा धनिया

पनीर

घी

fof/k

प्याज के पतले लम्बे लच्छे काटिए। कड़ाही में घी डालकर प्याज छोड़िए। लाल हो जाने पर जीरा, मोटी इलायची, लौंग डालकर सिवैयाँ डालिये। मन्दी आँच पर थोड़ा भूनिये, फिर गरम पानी व नमक डालकर ढक दीजिए। पानी इतना ही डालना होगा कि सिवैयाँ डूबकर फूल भर जायें। अधिक पानी डालने व देर तक पकाने से ये टूट जायेंगी या गलकर लेई-सी बन जायेंगी। इसलिए पानी पहले थोड़ा ही डालिए। फिर जरूरत पड़े, तो एक छींटा और दिया जा सकता है। पानी डालने के बाद आँच तेज कीजिए। फिर उबाल आने पर एकदम मन्दी आँच करके ढककर पकाइए। दो-तीन मिनट में सिवैयाँ फूल कर तैयार हो जायेगी। चाहें तो मटर मिलाकर भी बना सकती हैं।

इन्हें चपटी प्लेट में चावल की तरह फैलाइए, फिर कतरे हुए हरे धनिये और कद्दूकस किये हुए पनीर से सजाइए। साथ में सलाद और चटनी भी परोस सकती हैं। चित्र में देखिए-जिगजैग किनारों में कटी खीरे की कटोरी में रखी पोदीने की चटनी और सलाद एक साथ।

कुछ टिप्स
सिवैयाँ सूजी से बनी होने के कारण अधिक पौष्टिक होती हैं।

भरवाँ टोस्ट

टोस्ट मिश्रित सब्जियाँ, आलू, अण्डे का आमलेट या कीमा भरकर बनाये जाते हैं। चाय के साथ पेट भर खाने वाले स्वादिष्ट नाश्ते और लंच दोनों के काम आयेंगे ये कुरकरे टोस्ट।

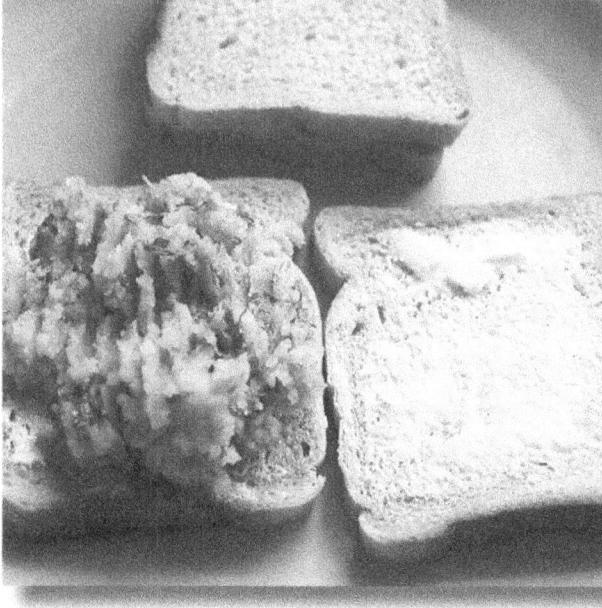

भरवाँ टोस्ट

1kexh

10 या 12 डबल रोटी के स्लाइस

250 ग्राम आलू

कुछ अन्य सब्जियाँ

50 ग्राम मटर

1 टमाटर

1 प्याज

मसाले

घी

fof/k

आलू उबाल कर छीलिए तथा उन्हें कुचलिए। अन्य सब्जियाँ-गोभी,, गाजर, सूम आदि भी डालनी हो, तो उन्हें छोटे टुकड़ों में काटिए व मटर के दानों के साथ एक उबाल दे लीजिए। एक कड़ाही या फ्राईपैन में एक बड़ा चम्मच घी डालकर कतरी हुई प्याज तलिए। कुचले हुए आलू और उबली सब्जियाँ मिलाकर नमक, कतरी हुई हरी मिर्च, थोड़ा गरम मसाला मिलाइए। चलाकर उतार लीजिए।

टोस्टर में एक छोटा चम्मच घी छोड़िए। एक स्लाइस रखिए, उस पर यह मिश्रण फैलाकर दूसरी स्लाइस रखिए। ऊपरी भाग पर फिर एक छोटा चम्मच घी छोड़िए। अब टोस्टर को बन्द करके स्टोव या गैस पर रखिए। पलट कर दोनों ओर से सेंकिये। लाल हो जाने पर निकाल लीजिये। पहली बार जरा देर से सिकेगा। टोस्टर गरम हो जाने पर अगले टोस्ट जल्दी सिकेंगे।

इन्हें प्लेट में रखकर ऊपर टमाटर सॉस और कतरे हुए हरे धनिये से सजाइए या बिना ऊपरी सज्जा किये कागज में लपेटकर दफ्तर अथवा सफर में ले जाइए।

कुछ टिप्स

यदि आप सादी ब्रेड के स्थान पर ब्राउन ब्रेड का प्रयोग करें, तो भरवाँ टोस्ट और पौष्टिक बनेंगे।

आलू–डबलरोटी के रोल्स

ये करारे स्वादिष्ट ब्रेड रोल बच्चों के स्कूल के टिफिन में रखें, उन्हें बेहद पसन्द आयेंगे।

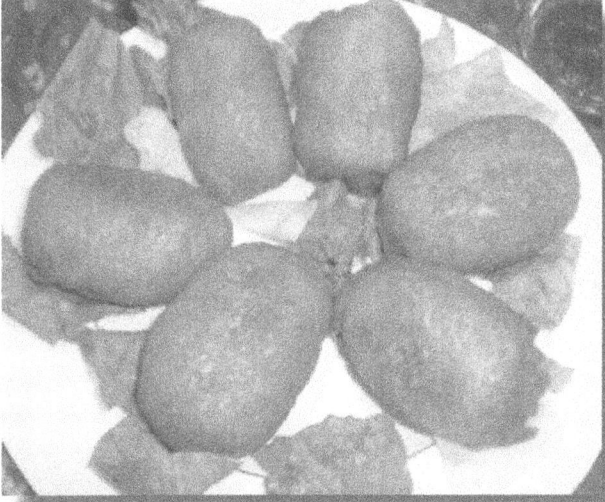

आलू–डबलरोटी के रोल्स

1kexh

10 डबल रोटी के स्लाइस
250 ग्राम आलू
हरा धनिया
हरी मिर्च
1 टमाटर
1 प्याज
नमक (स्वादानुसार)
गरम मसाला
तलने के लिए घी

fof/k

एक गहरी प्लेट में पानी लीजिए। आलू उबालकर छीलिए, कुचलिए। दो स्लाइस पानी में भिगोकर निचोड़िए और आलुओं में मिलाकर मसलिए। नमक, कतरी हुई हरी मिर्च, कतरा हुआ हरा धनिया, आधी छोटी चम्मच गरम मसाला, बारीक कतरी हुई प्याज और कुचला हुआ टमाटर का गूदा मिलाइए। टमाटर न डालकर इस मिश्रण में आधा नींबू भी निचोड़ सकती हैं।

अब शेष आठ स्लाइसों को एक-एक करके प्लेट के पानी में भिगोकर निकालिए। हथेली में दबा कर पानी निचोड़िए। फिर चम्मच से आलू-मिश्रण स्लाइस में भरकर गोल लपेटिए और हाथ से दबा कर रोल बनाइए। अब इसे कड़ाही में डालकर गरम घी में तल लीजिए। इसी तरह सारे स्लाइस के रोल बनाकर तलिए व लाल होने पर (अधिक नहीं) निकाल लीजिए। ट्रे-नुमा लम्बी प्लेट में सलाद और चटनी के साथ परोसिए। फूल की तरह कटे टमाटर व प्याज साथ में सजाइए। हरी मिर्चें भी सजा सकती हैं और मूली के फूल भी।

कुछ टिप्स

भीगी डबल रोटी में आलू का मिश्रण भरकर इसी तरह गोल टिकियाँ और तिकोने समोसे भी बना सकती हैं।

शाकाहारी आमलेट

शाकाहारी आमलेट सब्ज़ियाँ और पनीर डालकर बनायी जा सकती हैं। ये उन लोगों के लिए है, जो अण्डे नहीं खाते।

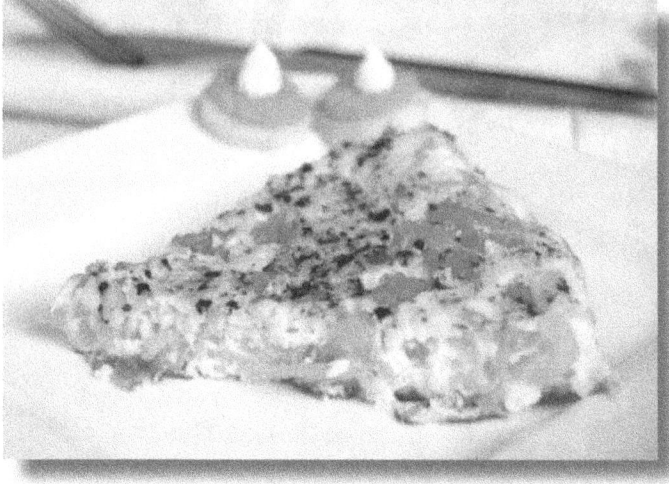

शाकाहारी आमलेट

1 kexh

¼ कप बेसन

1 कप चावल का आटा

1 प्याज

हरा धनिया

हरी मिर्च

हल्दी

लाल मिर्च

घी

fof/k

प्याज, हरी मिर्च, हरा धनिया बारीक कतर लीजिए। बेसन और चावल का आटा मिलाकर घोलिए। कतरी हुई प्याज, धनिया, मिर्च और नमक, हल्दी, लाल मिर्च मिलाकर फेंटिए।

तवे पर घी गरम करके करछुल भरकर यह गाढ़ा घोल फैलाइए और चारों ओर से करछुल द्वारा ही जमा दीजिए। पलटे से पलट कर दूसरी ओर भी एक चम्मच घी डालिए और सेंकिए। सलाद और सॉस के साथ सजाकर गरम परोसिए। यहाँ चित्र में जिगजाग कटे किनारे वाले आधे खीरे से बनी कटोरी में चटनी भरकर साथ में टमाटर की चकलियाँ और खीरे, मूली के फूल सजाये गये हैं। अण्डा न खाने वालों को यह शाकाहारी आमलेट साथ ही परोसा जा सकता है।

कुछ टिप्स

इस आमलेट को अधिक पौष्टिक बनाने के लिए इसके घोल में कोई हरी सब्जी जैसे लौकी, तोरी टिण्डा कद्दूकस करके डाल सकते हैं।

अण्डे के पेंगुइन

अण्डे कई प्रकार से बनाये जाते हैं। यह उनमें से एक तरीका है।

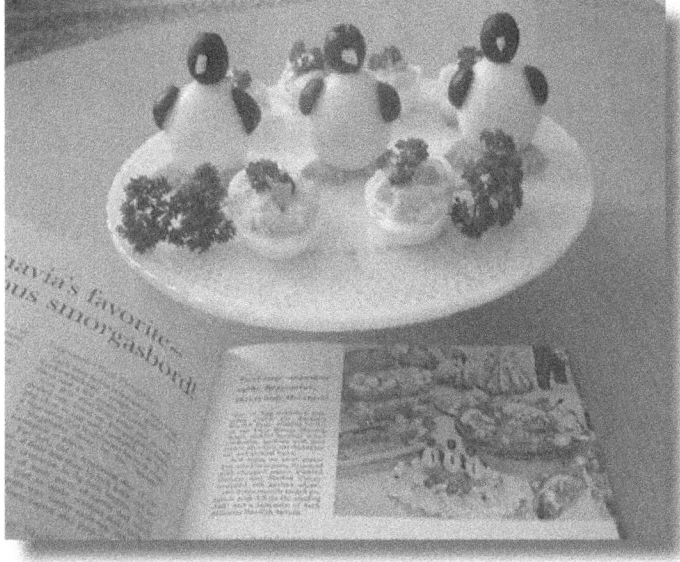

अण्डे के पेंगुइन

1 kexh

6 अण्डे

250 ग्राम आलू

2 चम्मच चाकलेट पाउडर या कोको

8 लौंग

मक्खन

सलाद के पत्ते

नमक (स्वादानुसार)

काली मिर्च (स्वादानुसार)

fof/k

अण्डे जरा सख्त उबालकर छीलिए। चार अण्डों को साबुत रख लें और दो अण्डों की 'एग-कटर' से या चाकू से चकलियाँ काट लीजिए। आलू उबालकर छीलिए। नमक, काली मिर्च और कोको या चाकलेट पाउडर मिलाकर खूब मसलिए। इस मिश्रण को उबले व छिले हुए साबुत अण्डों पर लगाकर चित्रानुसार पेंगुइन पक्षी की आकृति बनाइए। सामने पेट का खुला भाग सफेद ही खाली छोड़ना है। चारों पक्षी इसी तरह बनाकर उनकी आँखों की जगह दो-दो लौंग खोंसिए। फिर मक्खन मलकर मन्दी आँच पर ओवन में रखकर बेक कर लीजिए। प्लेट में से पेंगुइन सजाते समय सलाद पत्ती के कटे हुए इनके चपटे पैर पहले रखिए व उनपर अण्डे रख दीजिए। उबले अण्डे की चकलियाँ साथ में परोस सकती हैं।

कुछ टिप्स

अण्डा हमारे दैनिक भोजन का अंग है। उबला हुआ अण्डा, पोच्ड अण्डा, अण्डा फ्राई, अण्डों का आमलेट, अण्डों के टोस्ट, सैण्डविच, एग करी आदि न जाने कितने रूपों में अण्डा हम दैनिक प्रयोग में लाते हैं।

अण्डों के कार्टून

ये लीजिए, अण्डे से बना एक और मजेदार व्यंजन।

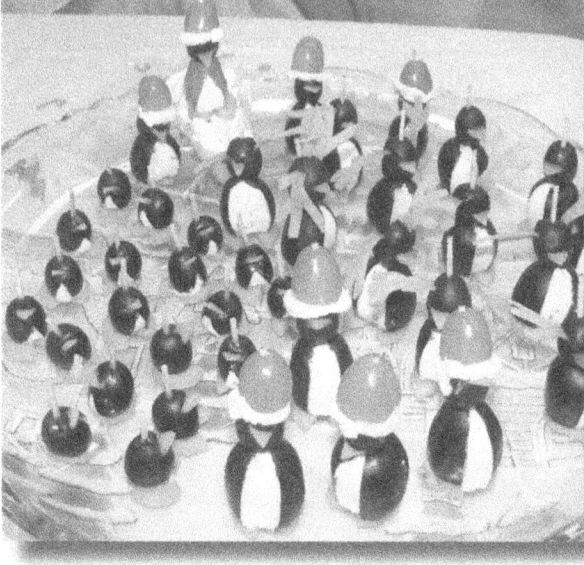

अण्डों के कार्टून

1 kexh

6 उबले हुए अण्डे
गोल कटे हुए खीरे के टुकड़े
गोल कटे हुए मूली के टुकड़े
गोल कटे हुए प्याज के टुकड़े
गोल कटे हुए टमाटर के टुकड़े

fof/k

सख्त उबले, छिले हुए अण्डों के नीचे खीरे, मूली या टमाटर की जरा मोटी चकलियाँ आधार के लिए रखिए। सलाद-ड्रेसिंग में चाकलेट या कोको मिलाकर इस पेस्ट से अण्डों पर आँख, नाक, भौहें, मूँछें आदि बनाइए। जरा-सी सलाद-ड्रेसिंग अलग चम्मच में लेकर उसमें लाल रंग मिलाकर मुँह, होंठ, जोकरों के चेहरों पर विचित्र प्रकार से सजी बिन्दियाँ आदि बनाइए। फिर लाल छोटे टमाटरों की जरा मोटी चकलियाँ दोनों ओर से काटिए, उन्हें भीतर से खोखला कीजिए और ये लाल टोपियाँ या प्याज के छिलके की नोंकदार टोपियाँ अण्डों के कार्टूनों के सिरों पर पहना दीजिए। बच्चों की पार्टी में ये कार्टून भी बहुत पसन्द किये जायेंगे।

कुछ टिप्स

विशेष रूप से बच्चों की पार्टी के लिए ये अण्डों की पेंगुइन एक उपयुक्त 'डिश' रहेगी। आमन्त्रित बच्चों के अनुसार गिनकर उतने पेंगुइन पक्षी आप बना सकती हैं।

अण्डे का आमलेट

अण्डे का आमलेट नाश्ते में उतना ही प्रचलित है, जितनी चाय या कॉफी।

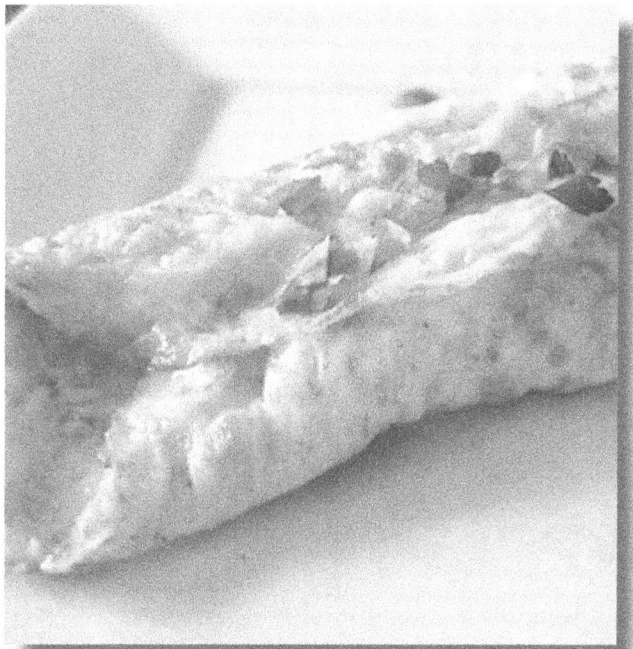

अण्डे का आमलेट

1kexh

2 अण्डे
लाल मिर्च (स्वादानुसार)
नमक (स्वादानुसार)
गरम मसाला (स्वादानुसार)
1 कटी हुई हरी मिर्च
1 बारीक कटा हुआ प्याज
घी/तेल

fof/k

दो बड़े और ताजे अण्डे तोड़कर एक कटोरे में डालें। उसमें नमक, लाल मिर्च एक हरी मिर्च और एक प्याज काटकर, गोल मिर्च, इत्यादि स्वाद के अनुसार डालें। फिर इसे अच्छी तरह फेंट लें। एक तवे पर एक बड़ी चम्मच तेल या घी गरम कर लें। फिर इस अण्डे के घोल को तवे पर फैलाकर डालें। इसे एक तरफ़ भून लें, फिर पलटकर दूसरी तरफ़ सेंकें। अब गैस धीमा करके आमलेट को मोड़ लें ताकि परोसने में आसानी हो तथा प्लेट में सुन्दर दिखे। आपका गरमा-गरम आमलेट तैयार है।

कुछ टिप्स

आमलेट बनाने से पहले अण्डे फेंटते समय घोल में कुछ बूँदे ताजे दूध की मिला लें। इससे आमलेट नरम और फूला हुआ बनेगा।

भरवाँ अण्डे

अण्डों की यह डिश बेहद हल्की और सुपाच्य होती है।

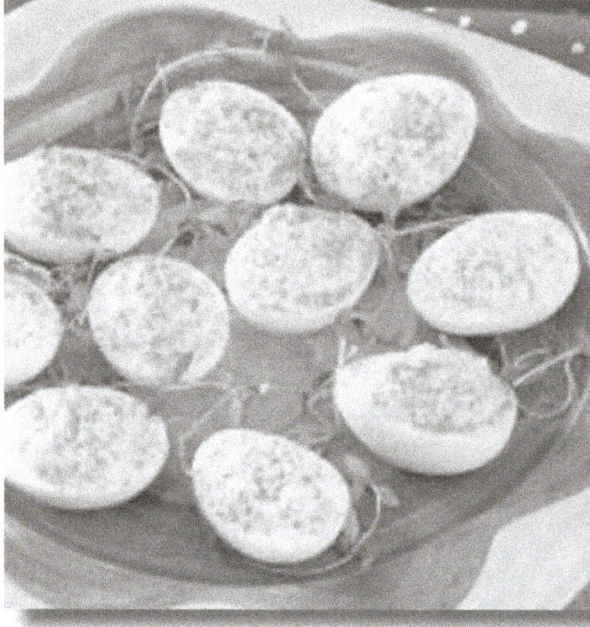

भरवाँ अण्डे

1kexh

6 अण्डे
2 बड़ी चम्मच टमाटर सॉस
1 बड़ी चम्मच चिली सॉस
1 बड़ा प्याज
½ कप कीमा
½ कप किसा हुआ पनीर
नमक (स्वादानुसार)
हरी मिर्च (स्वादानुसार)
हरा धनिया
थोड़ा मक्खन या घी अन्दाज से

fof/k

एक अण्डा बचाकर 6 अण्डे जरा सख्त उबालिए। इन्हें छीलकर चाकू से लम्बाई में आधा-आधा काटिए। अब चाकू की नोक से पीला भाग अलग निकाल लीजिए। फ्राईपेन में घी डालकर बारीक कतरा हुआ प्याज लाल कीजिए। उबला हुआ कीमा डालकर भूनिए। कतरा हुआ हरा धनिया, हरी मिर्च, नमक और किसा हुआ पनीर मिलाइए। चिली सॉस और टमाटर सॉस मिलाकर चलाइए व उतार लीजिए। अब अण्डे का पीला भाग भी मसलकर उसमें मिला लीजिए।

उबले अण्डों की कटोरियों में यह मिश्रण सावधानी से ऊपर तक भरिए। कच्चा अण्डा फेंटकर चुटकी भर नमक मिलाइए। बेकिंग डिश में मक्खन लगाकर रखिए। एक-एक कटोरी उठाइए, कच्चे फेंटे हुए अण्डे में डुबोकर बेकिंग डिश में सीधी रख दीजिए। अब इन्हें मध्यम आँच पर बेक कर लीजिए। ये भरवाँ अण्डे प्लेट में सलाद के साथ सजाइए। चाहे तो खीरे, मूली की कतलियों पर एक-एक टुकड़ा भुनी हुई कलेजी की भी साथ सजा सकती हैं। चित्र देखिए।

कुछ टिप्स

इन अण्डों को 'डेविल एगज' या 'शैतानी अण्डे' भी कहते हैं।

फ्रेंच टोस्ट

फ्रेंच टोस्ट नमकीन और मीठे दोनों प्रकार के बनाये जाते हैं। यह आपके स्वाद पर निर्भर करता है।

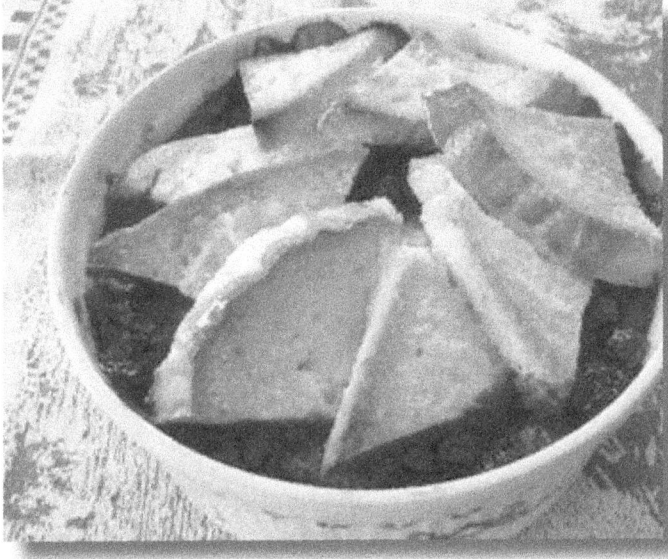

फ्रेंच टोस्ट

1kexh

6 डबल रोटी स्लाइस
2 अण्डे
200 मि. लि. दूध
चीनी
तलने के लिए घी

fof/k

अण्डा तोड़कर जर्दी अलग कीजिए। दूध में जर्दी और स्वाद के अनुसार चीनी फेंटिए। तवे पर घी गरम कीजिए। स्लाइसों को मध्य से तिरछा काटकर तिकोने 12 टुकड़े बनाइए। प्रत्येक टुकड़ा अण्डे-दूध मिश्रण में डुबोकर तवे पर छोड़िए व उलट-पुलट कर तल लीजिए। लाल होने पर प्लेट में फूल की तरह सजाइये और मध्य भाग में काजू के दाने फूल के पराग की तरह सजा दीजिए।

नमकीन फ्रेंच टोस्ट बनाने के लिए मिश्रण में चीनी के स्थान पर नमक मिलायें।

कुछ टिप्स

अण्डे की जर्दी अलग करने के लिए सेपरेटर का प्रयोग कर सकते हैं।

टमाटर सूप

टमाटर का सूप जायकेदार व पौष्टिक होता है।

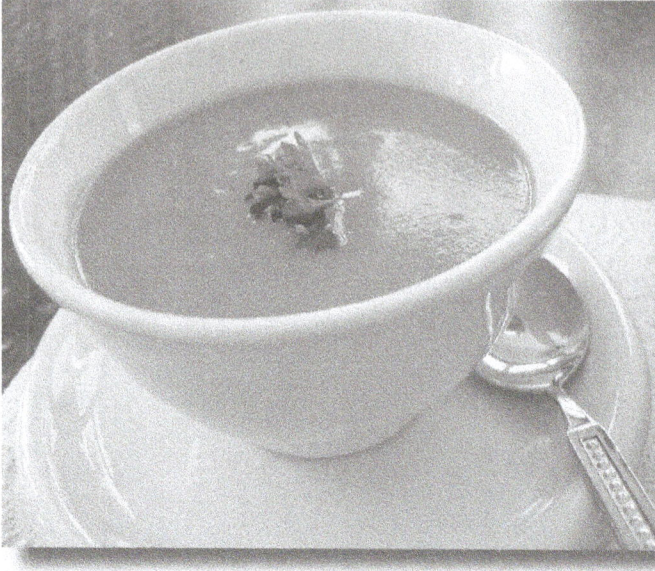

टमाटर सूप

1 kexh

250 ग्राम टमाटर
2 कप पानी
2 चम्मच चीनी
2 बड़ी इलायची
¼ चम्मच काली मिर्च
2 चम्मच मक्खन
नमक (स्वादानुसार)

fof/k

ढाई सौ ग्राम अच्छे लाल टमाटर लेकर उन्हें टुकड़ों में काटिए। दो कप पानी, थोड़ा नमक, दो चम्मच चीनी, एक बड़ा कतरा हुआ प्याज, दो मोटी इलायची, ¼ छोटी चम्मच पिसी हुई काली मिर्च डालकर पकाइये। टमाटर, प्याज गलकर घुलने लगें, तो उतारकर, मसलकर स्टेनलेस स्टील की छलनी से या जाली के साफ कपड़े से छानिए। अब पतीली में दो चम्मच मक्खन गरम कीजिए। मन्दी आँच पर इसमें एक चम्मच मैदा भूनिए। फिर छना हुआ रस डालकर पाँच मिनट पकाइए। सूप तैयार है। इसे गरम-गरम ही प्यालों में डालकर परोसना चाहिए। परोसते समय ऊपर से डबलरोटी के छोटे टुकड़े तलकर डाल सकती हैं। इन्हें पहले से डालकर नहीं रखना चाहिए।

कुछ टिप्स

पकने के बाद सूप में कुछ तुलसी के पत्ते डाल कर ढक दें। इससे सूप में एक खास खूशबू आ जाती है।

मिश्रित सब्जियों का सूप

इस सूप में विभिन्न प्रकार की सब्जियाँ डाल कर इसे और स्वादिष्ट बना सकते हैं।

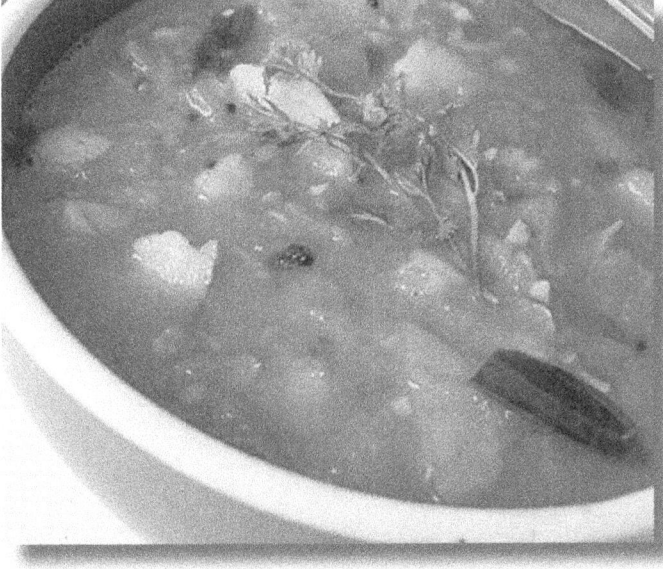

मिश्रित सब्जियों का सूप

1 kexh

2 टमाटर

2 गाजर

2 पत्ते सहित हरे प्याज

पालक की एक छोटी गड्डी

2 या 3 पत्ते बन्दगोभी के

1 छोटी मूली पत्तों सहित

½ कप उबले हुए मटर

½ चुकन्दर

1-2 हरी मिर्च

हरा धनिया

3-4 पत्ते पुदीने के

काली मिर्च

मक्खन

नमक (स्वादानुसार)

fof/k

सभी सब्जियों को पहले साफ पानी में धोलें। फिर छोटे-छोटे टुकड़ों में काट लें। नमक, काली मिर्च, इलायची, पानी में डालकर कुकर में पकाइए कि सभी सब्जियाँ अच्छी तरह गल जायें और भाप में पकने पर उनके विटामिन भी सुरक्षित रहें। प्रेशर के दस मिनट बाद कुकर उतार कर ठण्डा करें। फिर सब्जियों को मसलकर सूप छान लें। अब पतीली में तीन-चार चम्मच मक्खन गरम कर उसमें डेढ़ दो चम्मच मैदा मन्दी आँच पर भूनिए। फिर छना हुआ सूप डालकर दो बड़ी चम्मच चीनी मिलाइए और पतीली को ढककर दस मिनट तक पकाइए। प्यालों में डालकर उसी तरह गरम परोसिए।

कुछ टिप्स

पकने के बाद सूप में कुछ तुलसी के पत्ते डालकर ढक दें। इससे सूप में एक खास खूशबू आ जाती है।

जापानी मिजूटाकी सूप

जापानी भोजन सादा और पौष्टिक होता है।

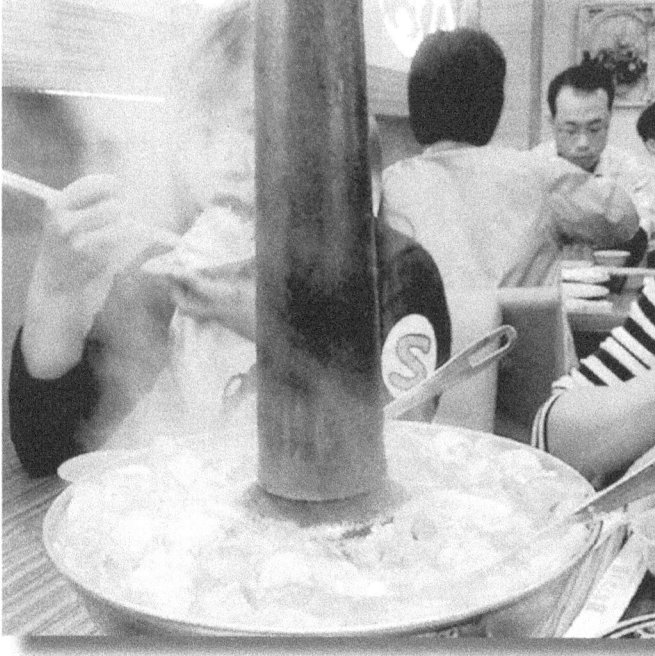

मिजूटाकी सूप

1kexh

8-10 टुकड़े मुर्गी का गोश्त
1 कप कटा हुआ पत्तागोभी
1 कप कटी हुई बींस
1 कप कटी हुई गाजर
बीस मशरूम
1 चम्मच सोया सॉस
1 कप राइस नूडल्स
नमक (स्वादानुसार)

fof/k

साथ का चित्र देखिए। जापानी मिजूटाकी सूप बनाने के लिए यह स्पेशल चिमनी वाला बरतन प्रयोग में लाया जाता है। इसके नीचे कोयले जलाकर ऊपर पानी भर लिया जाता है। इस खौलते पानी में मुर्गी के छोटे-छोटे टुकड़े व नमक डालकर पहले लगभग दस मिनट पकने दीजिए। टुकड़े तीन चौथाई गलें, पूरी तरह बन्द गोभी, गाजर, फ्रेंचबीन, मशरूम डालिए। कुछ अन्य सब्जियाँ सूप में डालनी हों, तो वे भी टुकड़े करके डाल दीजिए। अब तक टेबल पर रखने के लिए कोयलों की आँच मन्दी हो जानी चाहिए। अन्त में जरा-सी सोयाबीन सॉस और थोड़ी राइस नूडल्स भी इस सूप में डाल दीजिए और मन्दी आँच पर पकता हुआ यह सूप चिमनी वाले बरतन में ही भोजन की मेज पर ले जाइए।

कुछ टिप्स

मिजूटाकी सूप को एक खास बर्तन में पकाया जाता है और उसी से परोसा जाता है।

मटन सूप

यह सूप ताकत और जायके में लाजवाब है।

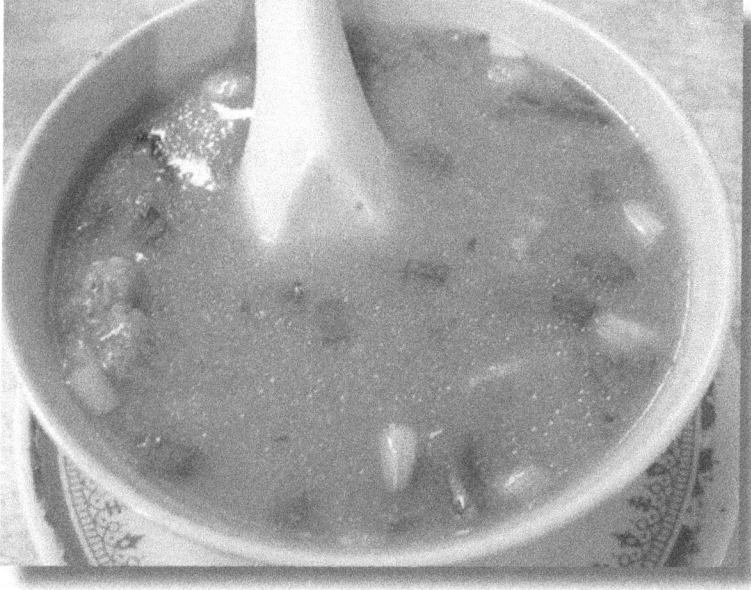

मटन सूप

1kexh

250 ग्राम मीट

2 प्याज

1 गाजर

½ चम्मच चीनी

1 अण्डा

½ चम्मच सौंफ

4 लौंग

2 बड़ी इलायची

नमक (स्वादानुसार)

मक्खन

fof/k

गोश्त के टुकड़े साफकर व धोकर पतीली में डालिए। गाजर, प्याज के टुकड़े, इलायची, लौंग, अजवाइन नमक डालकर पकाइए। ढककर मन्दी आँच पर दो घण्टे पकाना चाहिए। फिर उतारकर मसलिए व छान लीजिए। सूप बिल्कुल साफ दिखे, इसके लिए एक अण्डे की सफेदी को झागदार होने तक फेंटिए। इसे थोड़ा गरम कीजिए (उबालना नहीं है), फिर कपड़े से छानकर सूप में मिला दीजिए। पतीली में दो छोटी चम्मच मक्खन गरम कीजिए। उसमें आधी चम्मच चीनी भूनकर सुर्ख (लाल) कीजिए। चाहें तो कुछ मटर के दाने भी इसमें तल सकती हैं। सूप डालकर मन्दी आँच पर पाँच मिनट फिर पकाइए। भुनी चीनी से रंग सुर्ख हो जायेगा। प्याले में डालकर परोसते समय टोस्ट के टुकड़े डाल सकती हैं।

कुछ टिप्स

यह सूप अत्यन्त पौष्टिक एवं स्वादिष्ट होता है।

ग्रीक चीज़ रोल्स

यदि इस व्यंजन को शाकाहारी रूप में बनाना चाहें, तो इसकी भरावन में गोश्त न मिलायें।

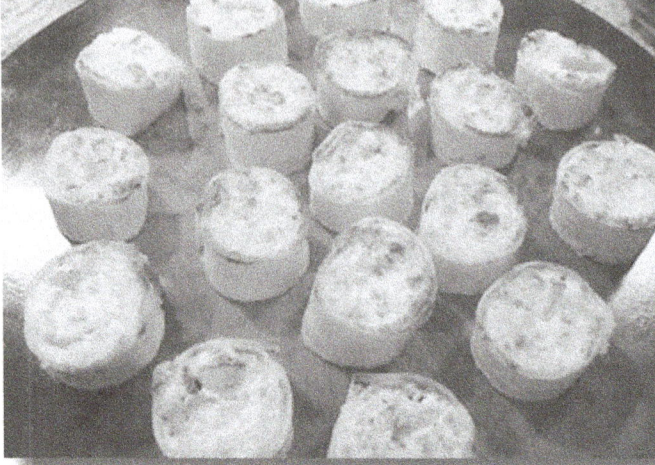

चीज़ रोल्स

1kexh

1 कप मैदा
3 बड़े चम्मच किसा हुआ पनीर
¼ छोटा चम्मच नमक
1 चम्मच घी
150 ग्राम उबले हुए आलू
½ कप कीमा
2 मध्यम प्याज
½ कप किसा हुआ पनीर
1 बड़ा चम्मच बूस्टर सॉस
हरा धनिया
नमक
कतरी हुई हरी मिर्च

fof/k

मैदे में नमक मिलाकर छानिए। किसा हुआ पनीर और 1 चम्मच घी मिलाइए। बर्फ वाले ठण्डे पानी का छींटा देकर गूँथिये। फिर फ्रिज में घण्टे भर तक रख दीजिए। उसके बाद निकालकर दोबारा मसलिए व 15-16 गोलियाँ बना लीजिए।

भराव के लिए उबले आलू छीलकर कुचलिए। इसमें किसा हुआ पनीर मिलाइए। कतरा हुआ हरा धनिया और नमक भी मिला लीजिए।

प्याज कतर कर फ्राईपैन में घी गरम कर उसमें भूनिए। जब लाल हो जायें, तो कतरी हुई हरी मिर्च और एक बड़ी चम्मच बूस्टर सॉस मिलाइए। फिर उबला हुआ कीमा मिलाकर भूनिए। नमक डालकर उतार लीजिए। एक कड़ाही में घी गरम कीजिए। तैयार आटे की एक गोली पूरी की तरह बेलिए। आलू मिश्रण चम्मच में लेकर पूरी पर फैलाइए इसके ऊपर भुना हुआ कीमा फैलाइए और पूरी को गोल-लपेट लीजिए। मैदे के घोल से खुले किनारे बन्द कीजिए। इन्हें 'टूथपिक्स' से भी बन्द कर सकती हैं, फिर एक-एक रोल कड़ाही में छोड़कर तल लीजिए।

कुछ टिप्स

मिजूटाकी सूप को एक खास बर्तन में पकाया जाता है और उसी से परोसा जाता है।

स्ट्रिंग हॉपर

स्ट्रिंग हॉपर की बनावट मोमो जैसे होती है, परन्तु स्वाद अलग होता है।

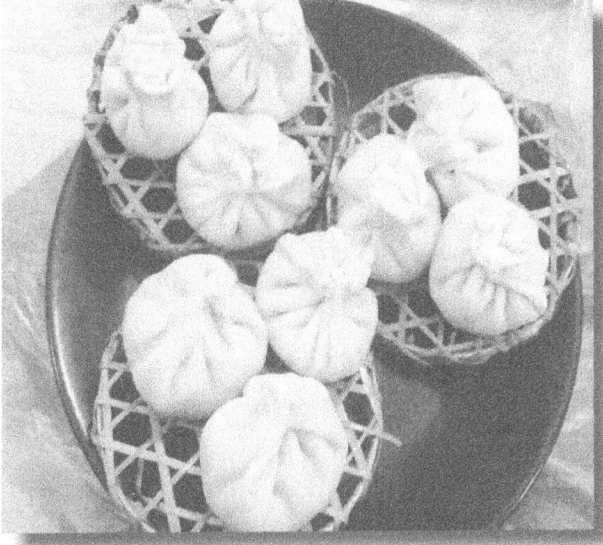

स्ट्रिंग हॉपर

1kexh

1 कप चावल का आटा
250 ग्राम कीमा
100 ग्राम आलू
100 ग्राम प्याज
3 हरी मिर्च
1 नींबू
1 छोटी चम्मच गरम मसाला
¼ छोटी चम्मच राई
¼ छोटी चम्मच खसखस
¼ छोटी चम्मच जीरा
4 कलियाँ लहसुन
¼ छोटी चम्मच कुटी हुई सौंफ
2 बड़ी चम्मच टमाटर सॉस
नमक और घी अन्दाज से

fof/k

एक कप चावल के आटे को पौन कप उबलते पानी में थोड़ा-थोड़ा करके डालिए। एक चुटकी नमक छोड़कर जल्दी-जल्दी चलाइए व उतार लीजिए। ठण्डा होने पर मसलकर भीगे कपड़े से लपेटकर रख लीजिए। थोड़ी देर बाद फिर मसलकर इस आटे की छोटी छोटी गोलियाँ बनाइए। एक छोटा केक मोल्ड लेकर उसमें (या बड़ी कड़ाही में ही) रखकर एक-एक गोली को भीगे हाथ से दबाइए और छोटी छोटी कटोरियाँ-सी (केक-मोल्ड की तरह) बना लीजिए। एक बड़ी पतीली में उबलते पानी पर छलनी रखकर इन्हें भाप में पका लीजिए।

अब कड़ाही में घी डालकर आधे प्याज कतर कर भूनिए। कतरी हुई हरी मिर्च, पिसी हुई खसखस, सौंफ, राई, जीरा छोड़िए। पिसा हुआ लहुसन डालकर थोड़ा भूनिए, फिर कीमा छोड़िए। नमक व आधा कप पानी डालकर पकाइए। कीमा गल जाये, पानी सूख जाये तो फिर मन्दी आँच पर भूनिए। आधा नींबू निचोड़िए और गरम मसाला मिलाकर उतार लीजिए।

शेष आधे प्याज को चकलियों में काटिए और घी में तलकर निकाल लीजिए। आलू छीलकर कद्दूकस कीजिए। इन्हें भी घी में तलकर निकाल लीजिए व थोड़ा नमक मल लीजिए।

चावल के आटे के पके मोल्ड (कटोरियाँ) रखिए। हर मोल्ड में पहले भूना हुआ कीमा रखिए। इस पर तले प्याज की चकलियों में से एक-एक मोटा छल्ला जमाइए व उसमें जले आलुओं का किस भरिए। टमाटर सॉस से ऊपर धारियाँ बनाइए।

कुछ टिप्स

चावल का आटा हर बड़े डिपार्टमेण्टल स्टोर में मिलता है। आप चाहें तो घर में ही सूखे चावल के दाने पीस कर भी यह आटा बना सकती हैं।

चीज़ स्टार्ज़

चीज़ स्टार बेहद स्वादिष्ट एवं सेहतमन्द डिश हैं।

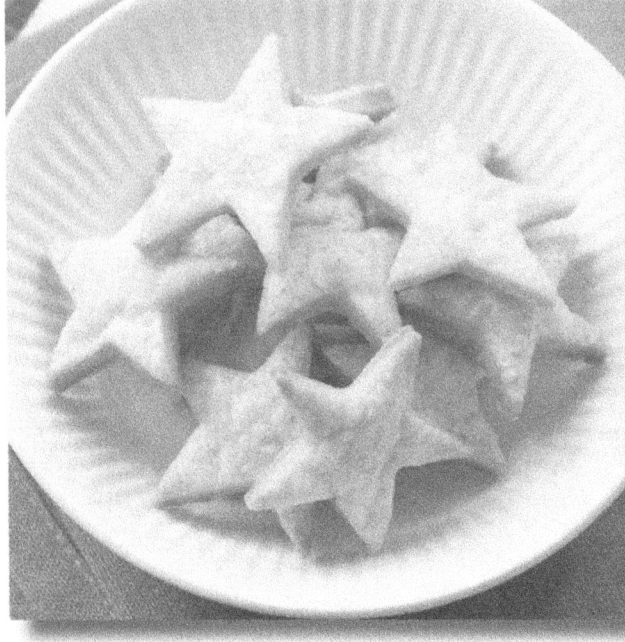

चीज़ स्टार्ज़

1kexh

4 चम्मच कार्नफ्लोर
4 बड़े चम्मच मक्खन/सलाद का तेल
4 चम्मच आटा
6 चम्मच किसा हुआ पनीर
1 अण्डा
नमक (स्वादानुसार)
लाल मिर्च (स्वादानुसार)
काली मिर्च (स्वादानुसार)

fof/k

आटा और कार्नफ्लोर मिलाकर छानिए। सलाद का तेल या मक्खन मिलाकर कस लीजिए। पनीर और मसाले मिलाइए। अण्डा तोड़कर उसकी केवल जर्दी मिलाइए और मसलिए। यदि आटा सख्त लगे, तो एक डेढ़ चम्मच दूध मिलाकर मुलायम कर लीजिए। चकले पर रोटी की तरह बेलिए और चाकू से बरफी की तरह चौकोर टुकड़ियाँ काटिए या किसी गोल ढक्कन से गोल बिस्कुटों की तरह काट लीजिए।

बेकिंग ट्रे को मक्खन लगाकर चिकना कीजिए। ये कटी टुकड़ियाँ उस पर रखकर ओवन में मन्दी आँच पर बेक कीजिए। चाय के साथ गरमा-गरम परोसिए।

कुछ टिप्स

हर चीज़ स्टार को पार्सल, धनिया और गोल प्याज के टुकड़ों से सजाइए।

पनीर टिक्का

पनीर टिक्का गरमागरम परोसा जाये, तो उसका स्वाद बेहतरीन होता है।

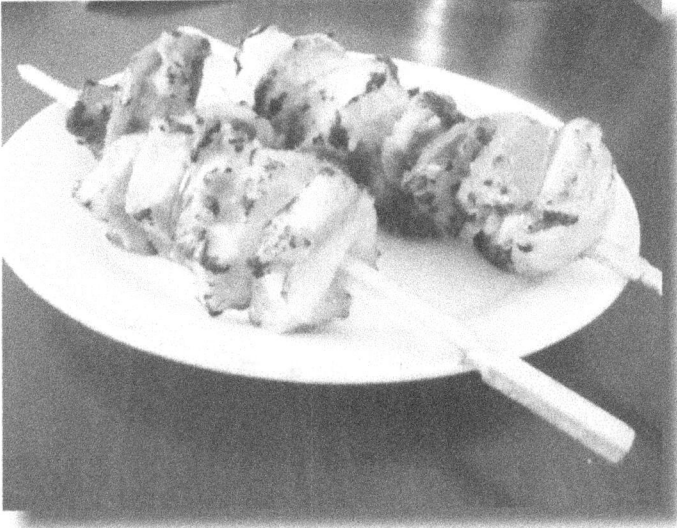

पनीर टिक्का

1kexh

500 ग्राम पनीर

1 प्याज

1 शिमला मिर्च

1 टमाटर

कुछ मशरूम

धनिया पत्ती बारीक कटी हुई

मेरीनेट करने के लिए:

½ कप सादा दही

1 चम्मच लहुसन का पेस्ट

1 चम्मच अदरक का पेस्ट

2 चम्मच तन्दूरी मसाला

1 चम्मच भुना हुआ जीरा

2 चम्मच चाट मसाला

लाल मिर्च (स्वादानुसार)

नमक (स्वादानुसार)

fof/k

पनीर के ½" लम्बे टुकड़े काट लें। सभी सब्जियाँ भी चकोर टुकड़ों में काट लें। इन सब सब्जियों को एक साथ मेरीनेट करके पेस्ट में मिलाकर रख दें। पनीर के टुकड़ों पर भी मेरीनेट पेस्ट लगाकर तीन घण्टों के लिए फ्रिज में रखें। बारबेक्यू की डण्डियों पर पनीर और सब्जियाँ लगाकर अच्छी तरह तन्दूर मे सेंक लें। फिर प्लेट में निकाल कर सलीके से सजायें। परोसने से पहले हरा धनिया नींबू के टुकड़े भी उसपर डालें।

कुछ टिप्स

तन्दूरी पनीर टिक्के हरी चटनी के साथ परोसें।
खाने का मजा दोगुना हो जायेगा।

माछेर चाप

मछली की खास गन्ध न आने के कारण मछली के चॉप सब पसन्द करते हैं।

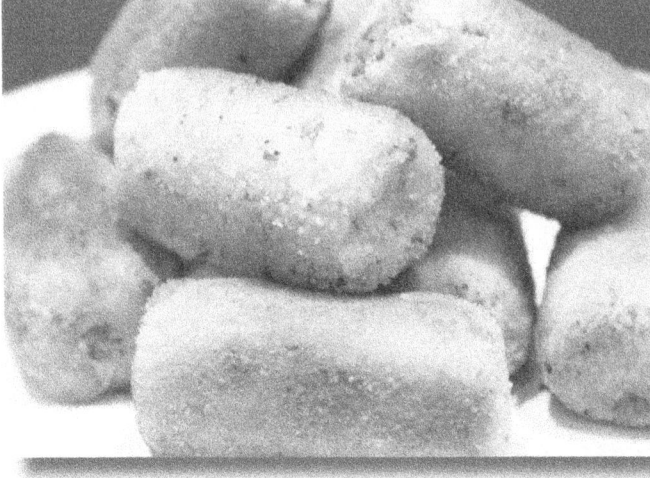

माछेर चाप

1kexh

250 ग्राम मछली
175 ग्राम आलू
2 मध्यम प्याज
1 अण्डा
½ कटोरी डबलरोटी का चूरा
1 चम्मच चीनी
अदरक, लहसुन, नमक, मिर्च, गरम मसाला, घी (अन्दाज से)

fof/k

आलू उबालिए व छीलकर मसलिए। मछली काटकर उबालिए। उबलते समय पानी में एक चम्मच नमक छोड़िए। गल जाने पर काँटे निकालकर मछली कुचलिए। एक प्याज बारीक लम्बी कतरनों में काटिए। दूसरा प्याज, अदरक, लहसुन पीस लीजिए। कटा हुआ प्याज घी में, लाल मिर्च व पिसा मसाला मिलाकर मन्दी आँच पर घी अलग छोड़ने तक भूनिए। मछली डालिए। पाँच मिनट तक भूनकर उतारिए। आलुओं में नमक, मिर्च, कतरा हुआ हरा धनिया मिला कर इनकी लोइयाँ बनाइए। आलू के इस पेड़े के बीच मछली भरकर लम्बी टिकिया बनाइए। एक चपटी व गहरी प्लेट में अण्डा फेंट लीजिए। इसमें मछली-आलू की यह टिकिया डुबोकर निकालिए, डबलरोटी के चूरे में लपेटिए और घी में तल लीजिए। माछेर चाप या मछली के चाप तैयार हैं।

कुछ टिप्स

मछली को घी की जगह सरसों के तेल में भी तल सकते हैं।

फ्राइड पेम्फ्रेट मछली

इस मछली में अधिक काँटे नहीं होते हैं, इसलिए यह अत्यन्त स्वादिष्ट लगती है।

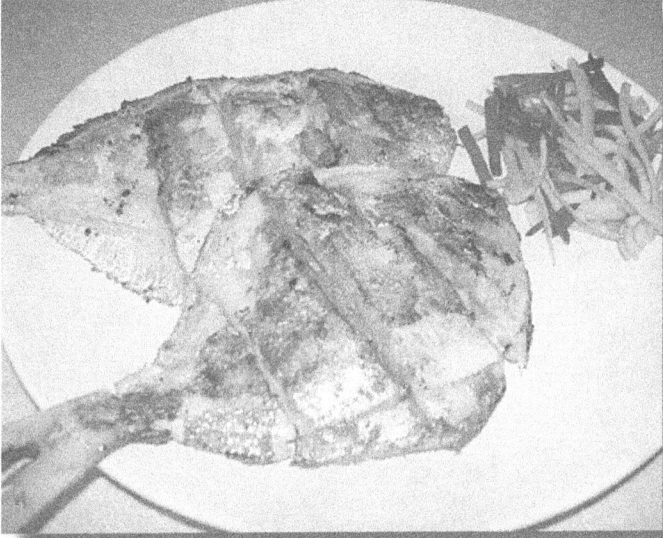

फ्राइड पेम्फ्रेट मछली

1 kexh

एक मध्यम आकार की पेम्फ्रेट मछली
1 कप दही
1 नींबू
2 प्याज
अदरक, नमक, मिर्च, हल्दी, गरम मसाला, घी (अन्दाज से)

fof/k

मछली साफ करके साबुत रखिए व उसे बीच-बीच से चाकू से गहरे चीरे लगा दीजिए। प्याज, अदरक पीसिए। दही में सब मसाले डालकर मछली में भरिए व एक घण्टा रख दीजिए। फिर खुले घी में उलट-पुलटकर तल लीजिए, पहले तेज व फिर मन्दी आँच पर इतना पकाइए कि गल जाये और कुरकुरी हो जाये। ऊपर से नींबू निचोड़ सकती हैं। नींबू निचोड़कर गरम मसाला व कटा हुआ धनिया छिड़क लीजिए।

कुछ टिप्स

एक बड़ी प्लेट में पूरी फ्राइड पेम्फ्रेट मछली रखिए। मछली के आकार की एक दूसरी चपटी प्लेट में माछेर चाप रखिए और मछली के आकार का फूलदान साथ में सजा दीजिए। मेहमानों के लिए आकर्षण सज्जा के साथ मछली के ये दो स्वादिष्ट व्यंजन आपके मेज की शोभा बढ़ायेंगे।

तन्दूरी मुर्ग

तन्दूरी चिकन को अच्छी तरह भूनने से उसका स्वाद बढ़ जाता है।

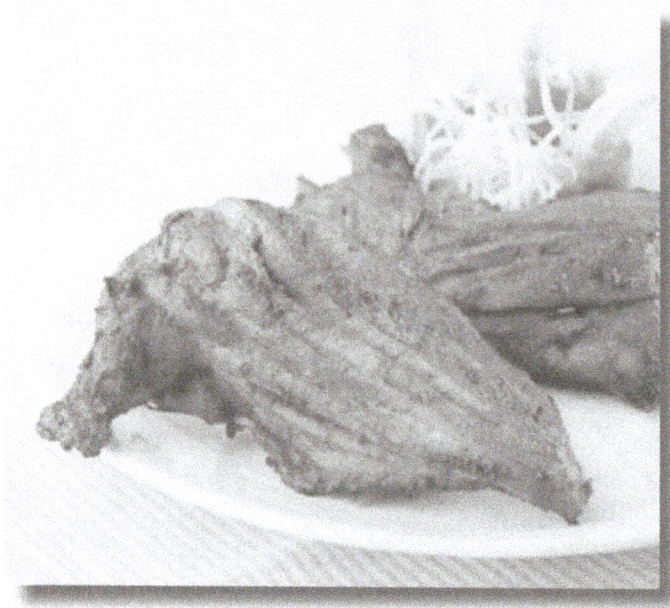

तन्दूरी मुर्ग

1kexh

1 मध्यम आकार की मुर्गी
2 चम्मच नींबू का रस
4 चम्मच दही
½ चम्मच काला जीरा
2 इलायची
घी, प्याज, लहसुन, अदरक, नमक,
मिर्च, गरम मसाला (अन्दाज से)

fof/k

अदरक, लहसुन, प्याज एक साथ पीस लें। दही में मिलाकर घोल बना लें। यह घोल मुर्ग के ऊपर व भीतर अच्छी तरह लेप कर दें। पाँच मिनट तक रखकर सूखने दें। अब नींबू के रस में पिसा हुआ जीरा, मिर्च, नमक मिलाकर मुर्ग के सब ओर खाँचे लगाकर उनमें भर दें। फिर इसे एक घण्टे तक रख दें। कबाब वाले सींखचे में पिरोकर ऊपर से घी मल दें, फिर तन्दूर में भून लें। पक जाने पर कतरा हुआ धनिया व गरम मसाला छिड़ककर परोसें।

कुछ टिप्स

नींबू, प्याज और सलाद के साथ तन्दूरी मुर्ग और भी स्वादिष्ट लगेगा।

शामी कबाब

शामी कबाब को भारी तली के बर्तन में तल सकते हैं या ओवन में भून भी सकते हैं।

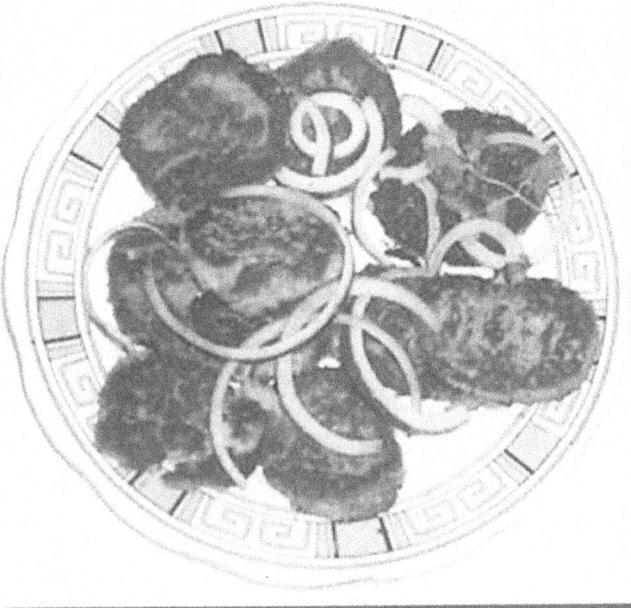

शामी कबाब

1 kexh

2 कप चने की दाल
250 ग्राम कीमा
1 बड़ा प्याज
2 हरी मिर्च
3 लहसुन की कलियाँ
½ इंच टुकड़ा अदरक
¼ चम्मच नींबू का
पिसा हुआ छिलका
¼ चम्मच जीरा
4 लौंग
¼ चम्मच पिसी हुई दालचीनी
¼ चम्मच पिसी हुई काली मिर्च
हरा धनिया नमक, घी (अन्दाज से)

fof/k

चने की दाल को रातभर भिगोकर रखिए। सुबह जरा दरदरी पीस लीजिए। प्याज, लहसुन, अदरक, हरा धनिया, हरी मिर्च बारीक कतरिए। नींबू के छिलके के अलावा सारे मसाले कीमा में मिलाकर फेंटिए। दालपीठी भी मिला लीजिए। बड़े नींबू के बराबर गोलियाँ बनाइए। नींबू का पिसा हुआ छिलका बीच में रखकर गोलियों को लम्बाई में रोल कर लीजिए। इन्हें गरम घी में सुर्ख होने तक तल लीजिए। प्याज, खीरे, टमाटर या चटनी के साथ परोसिए।

कुछ टिप्स

आप शामी कबाब को अपने मनपसन्द आकार में बना सकती हैं।

सींक कबाब

सींक कबाब केवल बकरे के गोश्त के भी बनाये जा सकते हैं।

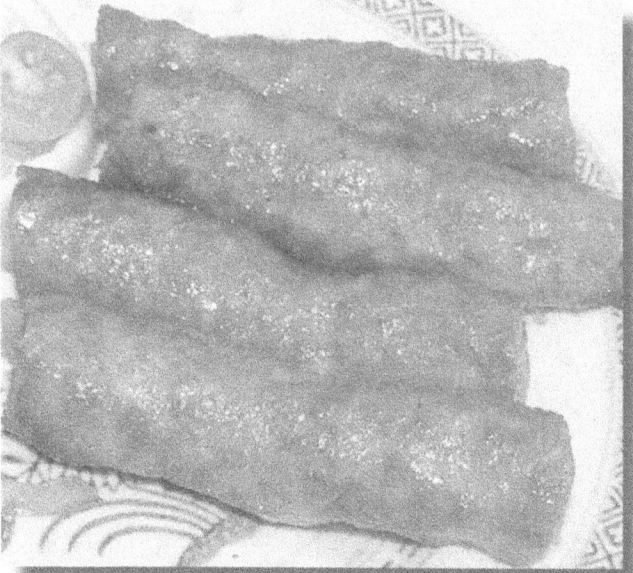

सींक कबाब

1kexh

250 ग्राम मुर्गे व बकरे के गोश्तों का कीमा समान भागों में मिलाकर
1 नींबू
1 चम्मच खसखस
2 मोटी इलायची
4 लौंग
¼ चम्मच दालचीनी चूर्ण
1 चम्मच पिसा हुआ धनिया
½ चम्मच पिसी हुई लाल मिर्च
¼ चम्मच पिसी हुई काली मिर्च
2 मध्यम आकार के प्याज
लहसुन, हरी मिर्च, हरा धनिया, नमक व घी (अन्दाज से)

fof/k

प्याज व लहसुन पीसिए। घी में भूनकर लाल मिर्च, धनिया, इलायची, लौंग, खसखस व दालचीनी का चूर्ण मिलाइए। कीमा, कतरा हुआ हरा धनिया, हरी मिर्च, लाल व काली मिर्च, नमक व नींबू का रस मिलाइए। थोड़ा उलट-पुलट कर उतार लीजिए। लोहे की सींक पर घी चुपड़ कर इस मिश्रण को सींक कर चढ़ाकर कबाब बनाइए। फिर सींक को कोयलों की मन्दी आँच पर भूनिए। बीच-बीच में साफ कपड़े के टुकड़े लेकर घी चुपड़ती जाइए। भुन कर सुर्ख हो जायें, तो निकालकर गरम-गरम परोसिए। सलाद और चटनी के साथ बहुत स्वादिष्ट लगेंगे।

कुछ टिप्स

सींक कबाब को पतली रूमाली रोटी में लपेट कर भी खा सकती हैं।

कीमा-बड़ा

कीमा बड़ा नमकीन होते हैं, मीठे नहीं।

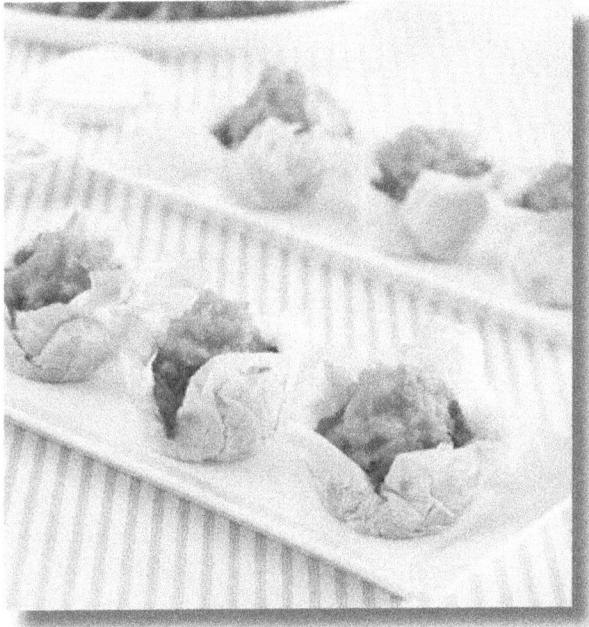

कीमा–बड़ा

सामग्री

250 ग्राम कीमा
125 ग्राम बेसन
1 बड़ा प्याज
2 हरी मिर्च
¼ चम्मच लाल मिर्च
¼ चम्मच गरम मसाला
1 इंच का टुकड़ा अदरक
अमचूर, हरा धनिया, नमक, घी
(अन्दाज से)

fof/k

कीमा धोकर कुकर में डालिए। चुटकी भर नमक डालकर पकाइए। प्रेशर आने के एक मिनट बाद उतार लीजिए। निकालकर ठण्डा कीजिए। इसमें बेसन, कतरी हुई हरी मिर्च, हरा धनिया, महीन कतरा हुआ प्याज व अदरक, मिलाइए। लाल मिर्च, गरम मसाला, अमचूर व नमक मिलाकर छोटी-छोटी गोलियाँ बनाइए। इन्हें चपटाकर आलू की टिकियों की तरह तवे पर घी डालकर तलिए। मन्दी आँच पर देर तक तलकर सुर्ख करना चाहिए। कड़ाही में घी डालकर भी तल सकती हैं। फिर निकालकर सलाद व चटनी के साथ परोसिए।

कुछ टिप्स

कीमा बड़ा बनाने के लिए मुर्गे या बकरे का गोश्त प्रयोग कर सकते हैं।

आलू कीमा पैट्टीज

प्याज के बने फूलों से इन पैटीज की प्लेट को सजायेंगे, तो वह बहुत सुन्दर लगेगी।

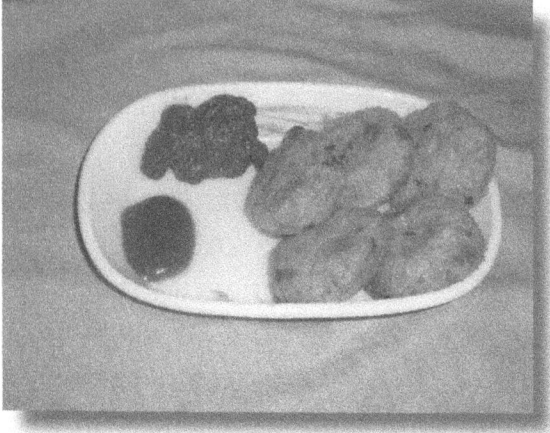

आलू कीमा पैट्टीज

1kexh

250 ग्राम कीमा

250 ग्राम आलू

1 अण्डा

½ कप सूखी डबलरोटी का चूरा

2 मध्यम प्याज

नमक, मिर्च, कतरी हुई हरी मिर्च, हरा धनिया, गरम मसाला, एक नींबू, घी अन्दाज से

fof/k

आलू उबालकर छीलिए। कुचलिए। कड़ाही में घी डालकर महीन कतरे हुए प्याज भूनिए। कीमा डाल कर भूनिए, फिर थोड़ा पानी व नमक डालकर इसे गला लीजिए। पानी इतना ही हो कि बचे नहीं। अब कीमा को फिर मन्दी आँच पर भूनिए व गरम मसाला कतरी हुई हरी मिर्च, हरा धनिया डालिए। आधे नींबू का रस मिलाकर उतार लीजिए।

कुचले हुए आलुओं में शेष आधा नींबू निचोड़िए। नमक, लाल मिर्च व हरा धनिया मिलाइए। आलू की अखरोट के बराबर गोलियाँ बनाइए। हाथ से खोखली कर भीतर मसाले वाला भुना कीमा भरिए और फिर गोलकर पैट्टी को बारी-बारी अण्डे के घोल में डुबोकर डबलरोटी के चूरे में लपेटिए और घी में तल लीजिए।

सज्जाः इन्हें सूप और सलाद के साथ परोसिए या पहले सूप देकर बाद में सलाद व चटनी के साथ पैट्टीज मेज पर लाइए। चित्र में देखिए - सलाद में प्याज के बने फूल। ये फूल किसी भी सलाद के साथ सजा सकती हैं। हरे प्याजों को कलियों के रूप में चीरा लगाकर पानी में उलटा करके भिगो दीजिए। दो-तीन घण्टे बाद प्याज के फूलों की कलियाँ खिलने लगेंगी। इन्हें थोड़ी डण्डी छोड़कर काटिए और छोटी शीशियों के कण्टेनर्स में सजा दीजिए। शेष सलाद-सज्जा आप अपनी पसन्द अनुसार करें।

कुछ टिप्स

अधिक तले भोजन से परहेज करने वाले इस पैटी को भून कर भी खा सकते हैं।

चमत्कारी मटन चाप

चाप की प्लेट को तीन उबले आलुओं से बने वेटर गुड्डे से सजायें। तीनों आलू एक के ऊपर एक रखकर गुड्डा बनायें और उसके मुँह पर लौंग, टमाटर और खीरे से आँख, नाक आदि बनायें।

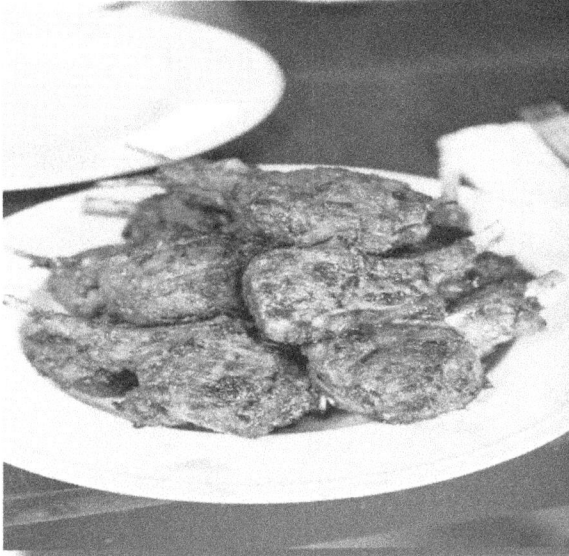

मटन चाप

1kexh

6 लम्बी बड़ी चापें

2 प्याज

250 ग्राम आलू

1 अण्डा

2 बड़े टमाटर

2 लौंग

बड़ी इलायची

1 इंच का टुकड़ा अदरक का

6 कलियाँ लहसुन की

½ कप सिरका

½ कप सूखी डबलरोटी का चूरा

काली मिर्च, घी, नमक,

लाल मिर्च (अन्दाज से)

fof/k

चापों को धोकर साफ कीजिए। प्याज को बारीक कतर लीजिए। लहसुन अदरक पीस लीजिए। चापों को पिसा हुआ मसाला मिलाकर दो घण्टे के लिए सिरके में भिगो दीजिए। सिरके से निकालकर इतने पानी के साथ कुकर में पकाइए कि चापें गल जायें और पानी न बचे या कम से कम बचे। कुकर ठण्डा होने पर चापें निकालिए। आलू उबालकर छीलिए व कुचलिए। कुचले हुए आलू में टमाटर का गूदा, नमक, लाल, काली और हरी मिर्च, कतरा हरा धनिया, बारीक कतरे प्याज, पिसा हुआ गरम मसाला मिलाइए। अब इस मिश्रण को चापों के खाली हिस्सों में दबाकर भरिए। चापों की पतली हड्डियों की डण्डियाँ एक ओर बाहर निकली रहें। शेष चाप को आलुओं से आकार दीजिए। अब अण्डा फोड़कर फेंटिए। इसमें चुटकी भर नमक मिलाइए और दोबारा इतना फेंटिए कि झागदार हो जाये। सभी चापों को पहले अण्डे के इस घोल में डुबोइए, डबलरोटी के चूरे में लपेटिए और कड़ाही में गरम किये खुले घी में उलट-पुलट कर तल लीजिए।

कुछ टिप्स

उस वेटर-गुडिया के होठों के बीच एक छोटी-सी अगरबत्ती सिगार की तरह लगा दें।

तिरंगी सब्जी

इस तिरंगी डिश को गाजर के छोटे-छोटे फूलों से भी सजा सकते हैं।

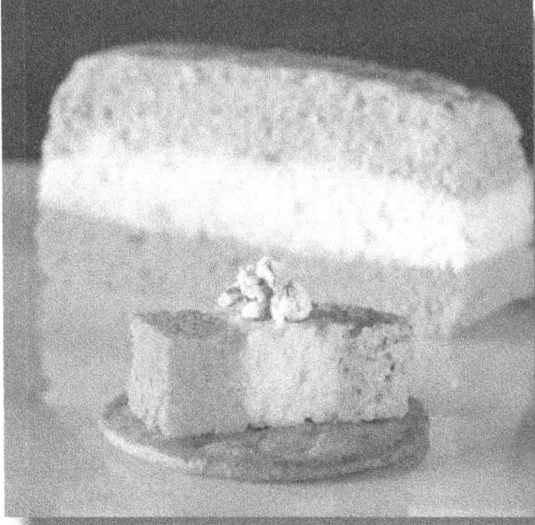

तिरंगी सब्जी

1kexh

1 कटोरी मूँग की धुली हुई दाल
1 कटोरी हरी मटर के दाने
पनीर इसी अन्दाज से
1 गाजर
हरी मिर्च, नमक, मिर्च,
हल्दी व घी आवश्यकतानुसार।

fof/k

दाल को इतने पानी में पकाइए कि गलने पर पानी पूरा सूख जाये। पकते समय इसमें नमक, हल्दी तथा लाल मिर्च छोड़िये। पक जाने पर इसे निकालकर कड़ाही में छौंकिए और थोड़ा भूनकर निकाल लीजिए। छौंकते समय थोड़ी हल्दी घी में डाल लेनी चाहिए ताकि रंग अच्छा पीला हो जाये।

मटर के दाने कूटिए। हरी मिर्च भी साथ ही कूट लीजिए। कड़ाही में थोड़ा घी गरम करके कुटे हुए मटर छौंकिए। थोड़ा पानी का छींटा और नमक डालकर पकाइए। नरम हो जाने पर मन्दी आँच पर भूनकर जरा सूखा कर लीजिए। पनीर में नमक और थोड़ा नींबू का रस मिलाकर खूब मसलिए। फिर इसे अलग छौंक लगाकर जरा भून लीजिए। अब आपके पास तीन रंग की चीजें तैयार हैं-पीली दाल, हरी मटर और सफ़ेद पनीर।

एक चपटी डिब्बी या कटोरदान में पहले जरा-सा घी चुपड़िए। अब इसपर पनीर की तह जमाइए। पहले मटर की व फिर दाल की। हाथ से दबाकर समतल करके रख दीजिए। थोड़ी देर बाद सेट हो जाने पर डिब्बी को प्लेट में औंधा कीजिए। तिरंगी सब्जी तैयार है। आप इन तीनों रंगों को ऊपर नीचे भी कर सकते है।

कुछ टिप्स

तीन रंग की एक ऐसी सब्जी, जो प्रोटीन से भरपूर होने के कारण पौष्टिक भी है।

गोभी मुसल्लम

गोभी आप सीजन-भर बनाती हैं। इस बार इसे जरा इस रूप में भी बनाकर देखिए, विशेष रूप से मेहमानों के लिए। स्वादिष्ट होने के साथ मेज पर यह प्लेट-सज्जा बहुत अच्छी लगेगी।

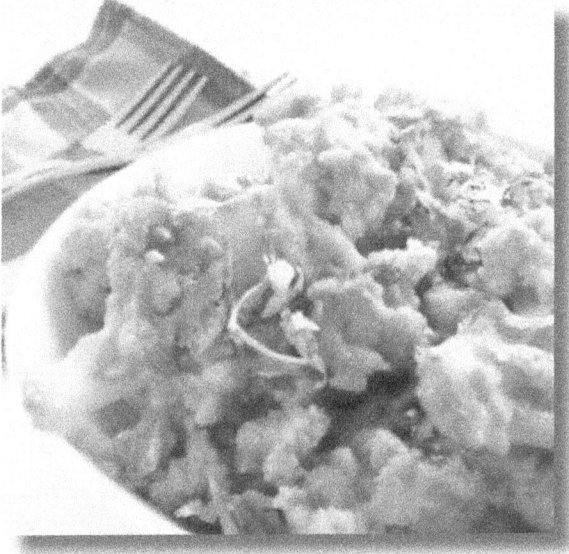
गोभी मुसल्लम

1 kexh

मध्यम आकार का अच्छा खिला

हुआ गोभी का फूल

4 प्याज

2 टमाटर

4 हरी मिर्च

हरा धनिया

मसाले

अदरक

लहसुन

सजाने के लिए सलाद पत्ती

तलने के लिए घी/तेल

fof/k

गोभी का डण्ठल व पत्ते काटकर अलग कर दीजिए। फूल को साबुत ही धोकर जरा सुखा लीजिए। ऊपरी भाग नरम होता है, उस पर पौनी से उछालकर घी छोड़ती जाइए। जब हल्की लाल होने लगे, तो निचोड़ कर निकाल लीजिए।

अतिरिक्त घी कटोरी में निकाल कर थोड़े घी में प्याज, लहसुन, अदरक का पिसा हुआ मसाला भूनिए। सुर्ख हो जाने पर छिले हुए टमाटर के टुकड़े डालिए और मन्दी आँच पर कुछ देर पकाइए। हल्दी व लाल मिर्च पहले छोड़िए तथा नमक और गरम मसाला बाद में मसाला भुन जाने पर अब यह मसाला उतारकर प्लेट में रखी गोभी के मध्य अच्छी तरह भर दीजिए, फिर पाँच मिनट मन्दी आँच पर ढक कर दोबारा गोभी को पका लीजिए।

अब प्लेट में सलाद पत्ती बिछाइए (गोभी के नरम पत्ते भी बिछा सकती हैं)। मध्य में गोभी का यह मसाले वाला फूल सीधा रखिए और कतरे हुए हरे धनिए से सजाइए।

कुछ टिप्स

डण्ठल वाला भाग नीचे रहने से गोभी ठीक गलेगी। ऊपरी भाग नरम होता है।

भरवाँ टमाटर

टमाटर आप सब्जी में डालती हैं। इन्हें अलग से इस तरह भरवाँ बनाकर भी देखिए। मेहमानों के लिए एक विशेष सब्जी के रूप में और प्लेट-सज्जा की दृष्टि से भी अच्छी रहेंगे।

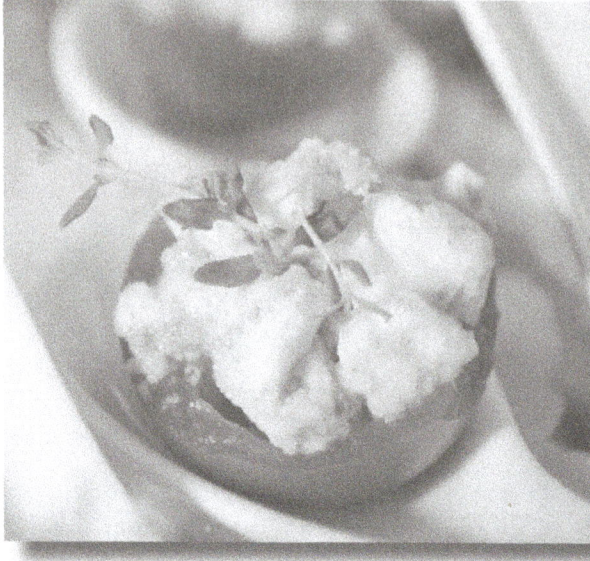

भरवाँ टमाटर

1kexh

8 मध्यम आकार के टमाटर
250 ग्राम आलू
मसाले
हरी मिर्च
हरा धनिया
घी
1 चम्मच मैदा

fof/k

टमाटरों को पहले धोकर पोछ लें। अब इनके ऊपरी भाग से एक-एक छोटी चकली काटिए। भीतर का गूदा सावधानी से खुरच कर निकाल लीजिए व चकलियों के ढक्कन भी सम्भालकर रख लीजिए।

आलू उबालकर छीलिए। कुचल कर उसमें टमाटर का गूदा मिलाइए। कटी हुई हरी मिर्च, लाल मिर्च, गरम मसाला, हल्दी, हरा धनिया भी मिला लीजिए। इस मिश्रण को टमाटरों के भीतर भरकर ऊपर चकलियों के ढक्कन लगाइए। मैदा पानी में गाढ़ा घोलिए, इसमें चुटकी भर नमक मिलाकर इससे ढक्कनों के छेद बन्द कीजिए।

कड़ाही में इतना घी डालिए कि टमाटर डूब सकें। तेज आँच पर जल्दी से तलकर निकाल लीजिए। टमाटर टूटें नहीं। पक जाने पर सावधानी से निकालने चाहिए।

अब चार-चार टमाटर दो प्लेटों में सजा दें। इनके ढक्कन उतारिए और खुले भाग पर कटा हुआ हरा धनिया बुरक दीजिए। सुन्दरता और स्वाद दोनों दृष्टियों से यह प्लेट पसन्द की जायेगी।

कुछ टिप्स

गलने लायक कोई चीज है ही नहीं, इसलिए आँच मन्दी करने की जरूरत नहीं, इससे टमाटर टूटकर आलू बिखर सकते हैं।

परवल की नावें

परवल यों भी एक स्वास्थ्यवर्द्धक सब्जी है। यदि इसे सुन्दर रीति से बनाकर सजायें, तो जो इसे पसन्द नहीं करते वे भी करने लगेंगे और उन्हें गुणकारी सब्जी का लाभ भी मिल सकेगा।

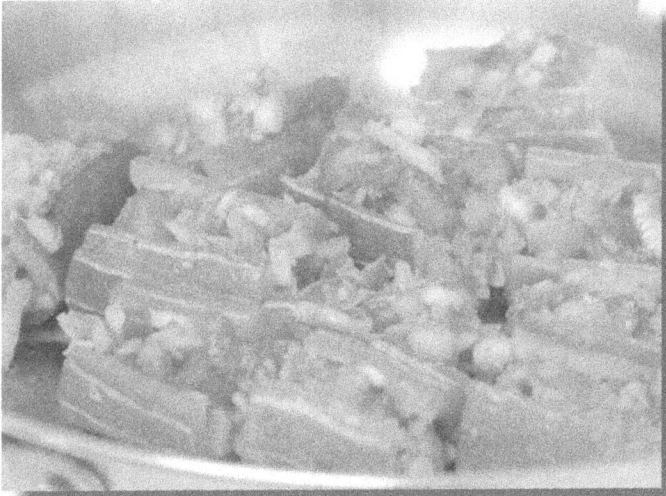

परवल की नावें

1kexh

8 दाने परवल

2 टमाटर

2 प्याज

मसाले

1 टुकड़ा मूली का

घी

fof/k

परवल धोकर पोंछिए। मध्य से चीर कर दो टुकड़े कीजिए। घी गरम करके पहले तेज व फिर मन्दी आँच पर तलकर निकाल लीजिए।

प्याज का मसाला पीसकर घी में भूनिए। हल्दी व लाल मिर्च छोड़िए। टमाटर का गूदा छोड़कर भूनिए। अब अन्दाज से पानी छोड़कर जरा गाढ़ा रसा पका लीजिए। नमक और गरम मसाला डालकर रसे को पाँच मिनट मन्दी आँच पर रखिए।

लम्बी प्लेट में रसा पलटिए और उसमें (चित्र देखिए) नावों की कतार की तरह परवल के तले हुए टुकड़े जमा दीजिए। इन नावों पर मूली के पतले तिकोने टुकड़ों की पाल खड़ी कीजिए। रसे में तैरते परवल नदी में तैरती नावों जैसा समाँ बाँध देंगे।

कुछ टिप्स

परवल की नावें तरी में कुछ ऐसे प्रतीत होती हैं जैसे नदी में नाव तैर रहे हों।

दही में बनी कश्मीरी मिर्चें

छोटे आकार की कश्मीरी मिर्चों को इस प्रकार भी बनाकर देखिए, शायद आपको पसन्द आयेंगी।

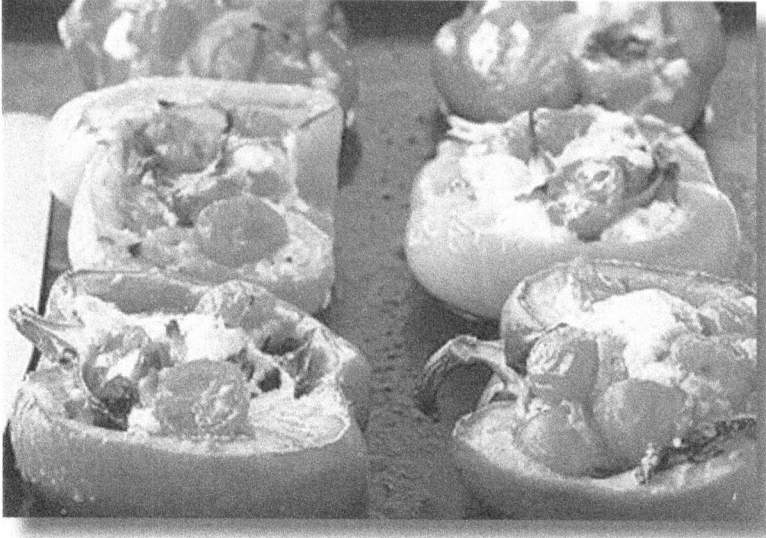

दही में बनी कश्मीरी मिर्च

1 kexh

8 छोटी मिर्चें
1 कटोरी दही
मसाले
घी
थोड़ा-सा पनीर

fof/k

मिर्चों को धोकर आधा-आधा काटिए। गरम घी में तेज आँचपर तलकर निकाल लीजिए। दही को कपड़े में बाँधकर टाँगिए। पानी निचुड़ जाने पर निकालकर उसमें हल्दी, नमक, मिर्च (लाल मिर्च जरा-सी हों) मिलाए। अब यह मिश्रण मिर्चों के भीतर अच्छी तरह दबाकर भर दें। फिर मन्दी आँच पर ढककर पकाएँ। उतार कर प्लेट में सजायें और कद्दूकस किये हुए पनीर और कटे हुए हरे धनिये के मिश्रण से सजायें।

कुछ टिप्स

शिमला मिर्च की पौष्टिकता बढ़ाने के लिए भरावन की दही में कटी हुई गाजर, मशरूम और पत्तागोभी भी मिला सकती हैं।

वेजीटेबल कीमा

शाकाहारी मेज पर भी कुछ चीजें ऐसी परोसी जा सकती हैं, जो माँसाहारी व्यक्तियों को वैसी सन्तुष्टि दे सकें और शाकाहारियों को खाने पर आपत्ति भी न हो। गोभी मुसल्लम के बाद अब ऐसी ही एक प्लेट और लीजिए-वेजीटेबल कीमा।

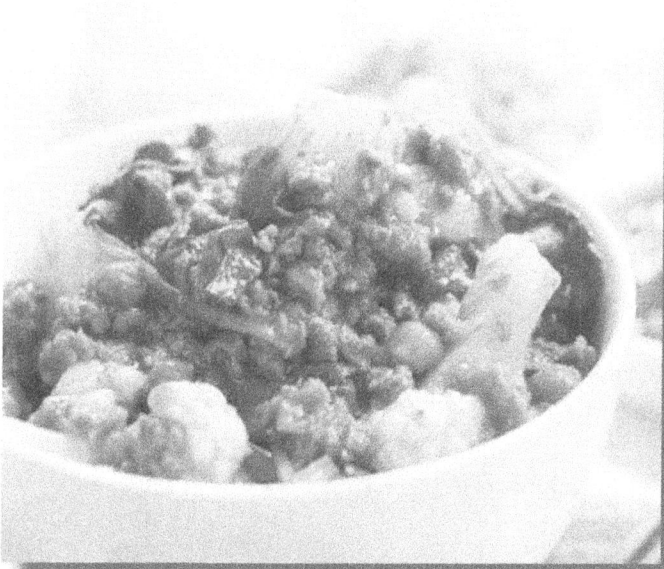

वेजीटेबल कीमा

1kexh

1 मध्यम आकार की गोभी
4 प्याज
1 इंच का टुकड़ा अदरक
8-10 कलियाँ लहसुन की
2 टमाटर
मसाले
मूली, गाजर के टुकड़े
घी

fof/k

गोभी को साबुत ही धोकर सुखा लीजिए। कद्दूकस कीजिए। प्याज, लहसुन, अदरक पीसिए। घी जरा ज्यादा डालकर मसाला भूनिए। प्याज लाल हो जाने पर टमाटर का गूदा व मिर्च डालकर भूनिए। अब कतरी हुई गोभी डालिए तथा ऊपर से नमक छोड़िए। गोभी को मन्दी आँचपर ढककर पकाइए। अधिक गलने न पाये। कीमे की तरह भूनकर उतार लीजिए।

प्लेट में पलटिए। गरम मसाला और कटा हुआ हरा धनिया छिड़किए। फिर चित्र के अनुसार मूली और गाजर के फूलों से सजा लीजिए।

कुछ टिप्स

सोयाबीन से भी आप इसी तरह 'वेजीटेबल कीमा' तैयार कर सकती हैं। कीमे जैसे आकार में सोयाबीन क्रिस्टल्स का डिब्बा बाजार में उपलब्ध है। बनाने से पूर्व उन्हें 15 मिनट पानी में भिगोना चाहिए।

पालक-पनीर

उत्तर भारतीय व्यंजनों में पालक-पनीर एक ऐसी भाजी है, जिसे स्वाद और खाद्य गुणों से भरपूर होने के कारण अब सभी जगह पसन्द किया जाता है।

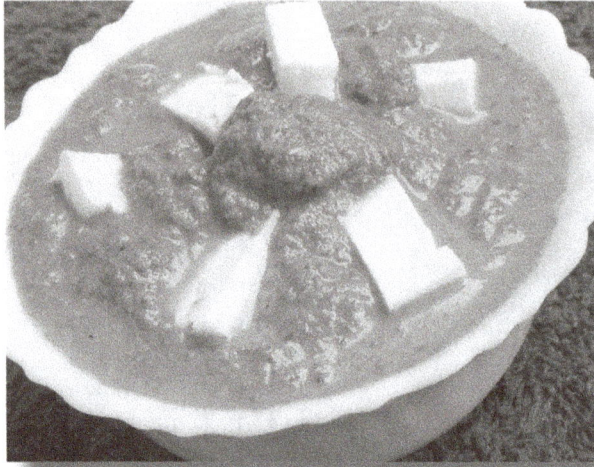

पालक पनीर

1kexh

½ किलो पालक
200 ग्राम पनीर
1 बड़ा टमाटर
1 प्याज
4 कली लहसुन
अदरक 1 छोटा टुकड़ा
नमक (स्वादानुसार)
मिर्च (स्वादानुसार)

fof/k

पालक को साफकर पहले धो लीजिए, फिर काटिए। प्याज, लहसुन व अदरक पीस लीजिए। टमाटर छीलकर उसे भी काट लीजिए। पनीर के तिकोने या चौकोने छोटे टुकड़े काटकर उन्हें घी में तलिए व गुलाबी लाल होने पर निकालकर अलग रख लीजिए।

कुकर में पालक, अन्दाज से थोड़ा पानी व नमक डालकर प्रेशर आने के बाद पाँच मिनट तक पकाइए। पानी आधी कटोरी से ज्यादा नहीं बचना चाहिए। इस पानी को छानकर अलग रख लीजिए और पालक को सिलबट्टे पर महीन पीस लीजिए। अब घी में पहले प्याज लाल कीजिए, फिर अदरक, लहसुन, टमाटर, लाल मिर्च डालकर थोड़ी देर मसाला और भूनिए। अब पिसी हुआ पालक और तला हुआ पनीर मिलाकर चलाइए और पालक से निकाला गया पानी भी मिलाकर इसे थोड़ा पतला कर लीजिए। पाँच मिनट मन्दी आँच पर रखकर उतार लीजिए। पनीर की कुछ टुकड़ियाँ ऊपर भी सजाइए।

खोये-काजू की सब्जी

यह एक महँगी, पौष्टिक और गरिष्ट भाजी है, जिसे विशेष मेहमानों के लिए विशिष्ट सब्जी के तौर पर ही प्राय: बनाया जाता है। सौंफ, इलायची से इसे जायकेदार और पाचक बनाकर पकाइए।

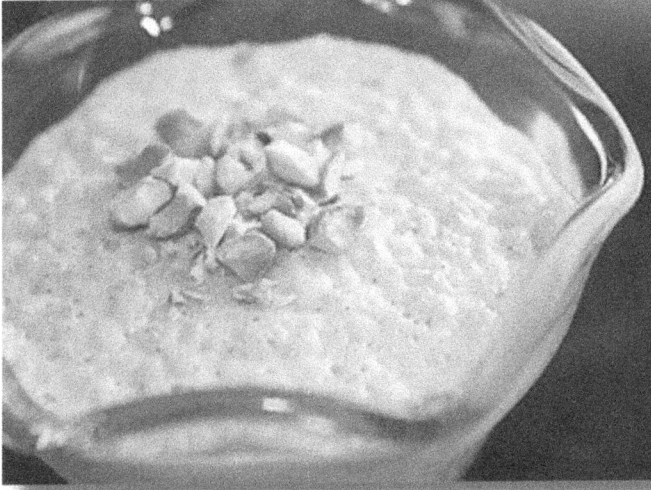

खोये काजू की सब्जी

1kexh

200 ग्राम खोया
100 ग्राम काजू
50 ग्राम किशमिश
2 प्याज
5 कली लहसुन
1 इंच टुकड़ा अदरक का
1 बड़ा टमाटर
1 बड़ी चम्मच सौंफ
3 मोटी इलायची
नमक, हल्दी, लाल मिर्च, हरा धनिया, गरम मसाला (अन्दाज से)

fof/k

काजू को इतने पानी में एक उबाल दीजिए जिसमें कि वे केवल डूब सकें। फिर पानी छानकर काजू अलग कर लीजिए। किशमिश साफ कीजिए। सौंफ व इलायची दाना कूट लीजिए। प्याज के पतले लच्छे कतरिए। अदरक, लहसुन पीसिए, हरा धनिया कतरिए।

कड़ाही में घी डालकर प्याज के लच्छे भूनिए। हल्के लाल हो जाने पर अदरक, लहसुन की पेस्ट मिलाइए। थोड़ा और भूनकर हल्दी, लाल मिर्च, टमाटर का गूदा व काजू उबालकर बचा पानी मिलाइए। पाँच मिनट तेज आँच पर पकाने के बाद मन्दी आँच पर मसाला तब तक भूनिए, जब तक कि घी अलग न छोड़ने लगे। पाँच मिनट तेज आँच पर पकाने के बाद सौंफ इलायची व नमक मिलाइए और मन्दी आँच पर ढककर पकाइए। पाँच मिनट बाद कतरा हुआ हरा धनिया और गरम मसाला छिड़ककर उतार लीजिए। प्लेट को फिर काजू-दानों से सजाइए।

कुछ टिप्स

इस डिश को ज्यादा नहीं खा सकते हैं, इसलिए इसे पकाते समय यह बात ध्यान रखें।

साईं भाजी

खनिज लवणों-विटामिनों से भरपूर कई सब्जियों और प्रोटीन से भरपूर चने की दाल को मिलाकर बनायी जाने वाली यह पौष्टिक स्वादिष्ट भाजी एक लोकप्रिय सिन्धी व्यंजन है। आप भी बनाकर देखिए।

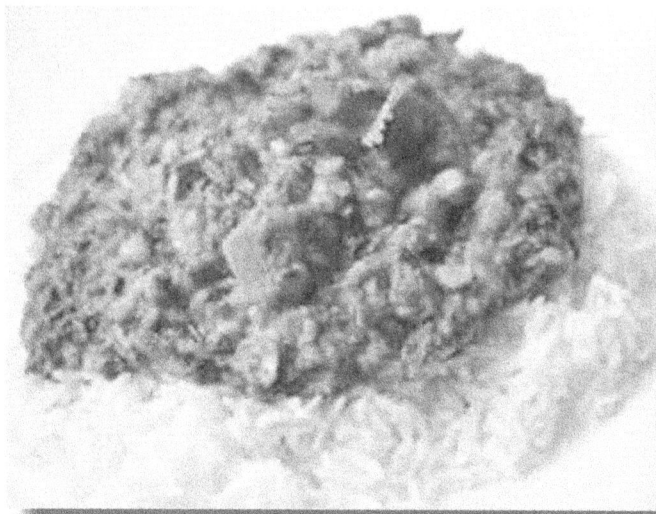

साईं भाजी

1kexh

100 ग्राम चने की दाल
200 ग्राम पालक
1 मुट्ठी मेथी
1 गुच्छी चुका या खट्टी भाजी
1 बैंगन
1 टुकड़ा कद्दू
गोभी
1 मध्यम आकार का आलू
1 गाजर
1 टमाटर
2 प्याज
5-6 कलियाँ लहसुन
1 टुकड़ा अदरक
2-3 हरी मिर्च
हल्दी, पिसा हुआ धनिया,
नमक (अन्दाज से)

fof/k

चने की दाल को एक कप पानी के साथ कुकर में चढ़ायें। प्रेशर आने के दो मिनट बाद कुकर आँच से उतार लें। सभी सब्जियाँ धोकर काट लें। कुकर ठण्डा होने पर खोलकर ये सारी सब्जियाँ और मसाले मिलाकर पहले की अधपकी दाल में डाल दें। कुकर बन्दकर प्रेशर के बाद फिर पाँच मिनट तक पकने दें। इसके बाद सभी सब्जियाँ व दाल को एक साथ घोंट दें। कड़ाही में घी डालकर पिसे हुए प्याज, लहसुन, अदरक का मसाला भूनें। फिर घोंटी हुई दाल-सब्जी मिलाकर चला दें। तीन मिनट मन्दी आँच पर ढककर पकायें, फिर निकालकर मूली-पत्ती और किसे हुए पनीर के साथ सजायें व चावल के साथ परोसें।

कुछ टिप्स

खट्टी भाजी न मिल सकें, तो थोडा इमली घोलकर उसका पानी बाद में मिला लें।

हरियाली मक्खनी पनीर

इस डिश में पनीर का स्वाद और शिमला मिर्च की खुशबू है।

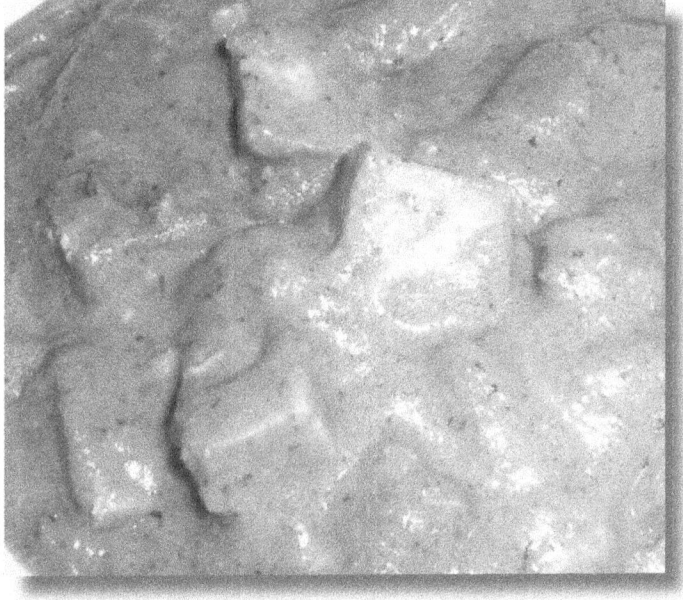

हरियाली मक्खनी पनीर

1 kexh

250 ग्राम पनीर

1 चम्मच नींबू का रस

1 चम्मच हरी मिर्च का पेस्ट

1 चम्मच अदरक

नमक (स्वादानुसार)

6 टमाटर

1 चम्मच तेल

4 लहसुन की कलियाँ (कटी हुई)

1 कटी हुई शिमला मिर्च

4 छोटे प्याज बारीक कटे हुए

4 चम्मच मक्खन

5 लौंग

3 छोटी इलायची

1 टुकड़ा दालचीनी

3 बड़े चम्मच खोया

1 चम्मच गरम मसाला

½ कप ताजी क्रीम

½ चम्मच कसूरी मेथी

fof/k

टमाटर को पीस लें। पनीर के टुकड़ों को नींबू के रस, मिर्च के पेस्ट और नमक में मेरीनेट कर लें। कड़ाही में तेल लें। उसमें लहसुन का पेस्ट, शिमला मिर्च और प्याज डालकर चलायें। ठण्डा होने पर पीसकर पेस्ट बना लें। एक बर्तन में मक्खन गरम करें। इसमें लौंग, इलायची, दालचीनी डालकर चलायें। इसमें अदरक लहसुन का पेस्ट भी डालें। अब खोया और टमाटर का पेस्ट डालकर चलायें। थोड़ा गरम मसाला, शहद और नमक डालकर मिलायें। इसमें पनीर के टुकड़े डालें। ताजी क्रीम और कसूरी मेथी डालकर चलायें और गरमागरम परोसें।

कुछ टिप्स

इस व्यंजन में पालक की दो-तीन पत्तियाँ पीस कर डालने से सब्जी का रंग चटकदार हरा हो जाता है।

कश्मीरी दम आलू

आलू की सब्जी बनाने के अनेक तरीकों में से यह सबसे ज्यादा प्रचलित है।

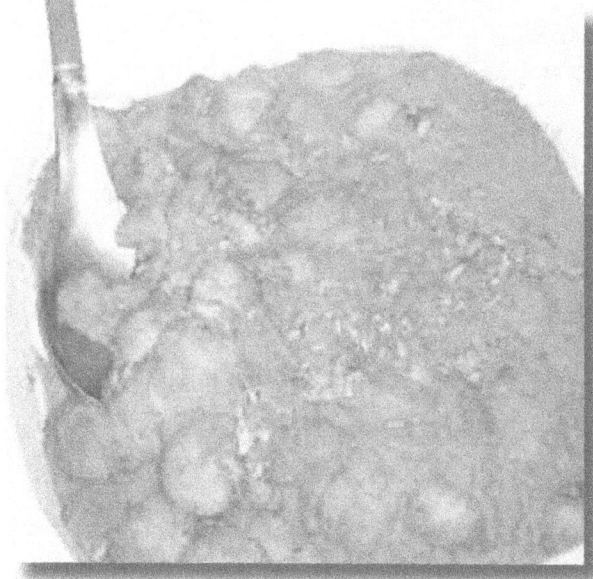

कश्मीरी दम आलू

1kexh

900 ग्राम आलू
नमक (स्वादानुसार)
तलने के लिए घी या तेल
1 बड़ी प्याज (बारीक कटी हुई)
12 लहसुन की कलियाँ
2 चम्मच अदरक
4 चम्मच पिसा हुआ टमाटर, 140 मि.ली. दही
1 हरी मिर्च
1 चम्मच गरम मसाला
(4 लौंग, 4 तेज पत्ता, 6 काली मिर्च, 4 छोटी इलायची, 1 बड़ी इलायची, 1 टुकड़ा दालचीनी)
1 चम्मच खसखस
1 चम्मच धनिया
1 चम्मच जीरा
2 साबुत लाल मिर्च
1 चम्मच हल्दी
चुटकी भर जायफल और जावित्री

fof/k

आलू रगड़कर छील लें और उन्हें काँटे से गोद दें। फिर इन आलुओं को हल्के नमक मिले पानी में 2 घण्टों के लिए भिगो दें। पानी से निकालकर आलू कपड़े से सुखा लें और कड़ाही में तेल डाल कर सुनहरा होने तक तल लें।

एक बर्तन में घी गरम करके उसमें कटी हुई प्याज भून लें। सभी मसाले भी साथ ही भून लें। फिर इसमें टमाटर, दही और नमक डालकर दस मिनट तक पकायें। अब तले हुए आलू डालकर, मिश्रण में गरम पानी मिलाकर, हल्की आँच पर पाँच मिनट तक पकायें। दम आलू में काली मिर्च और गरम मसाला डालकर कुछ देर और पकायें। गरमागरम नान या रोटी के साथ परोसें।

कुछ टिप्स

दम आलू बनाने के लिए छोटे आलुओं का प्रयोग करें।

कड़ाही पनीर

कड़ाही पनीर को उसके नाम के अनुसार कड़ाही से ही परोसना चाहिए।

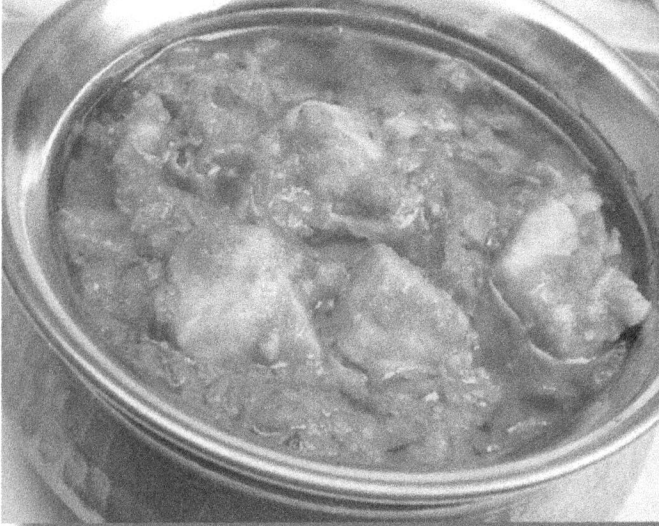

कड़ाही पनीर

1kexh

250 ग्राम ताजा पनीर

3 शिमला मिर्च

4 प्याज

अदरक का एक टुकड़ा

1 चम्मच लाल मिर्च

2 तेज पत्ते

4 लौंग

1 टुकड़ा दालचीनी

4 चम्मच मक्खन

fof/k

पनीर और शिमला मिर्च के लम्बे टुकड़े काट लें। प्याज, टमाटर, अदरक, नमक, मिर्च को मिलाकर पेस्ट बना लें। लौंग और दालचीनी को पीस लें। एक बर्तन में मक्खन डालकर गरम करें। इसमें तेज पत्ता, लौंग और दालचीनी को डालें। अब प्याज, टमाटर और लहसुन का पेस्ट डालें। इस मिश्रण को हल्की आँचपर तब तक भूनें, जब तक मसाला घी न छोड़ दें। अब पनीर और शिमला मिर्च के टुकड़े इस मिश्रण में मिलायें। हल्की आँचपर तब तक पकायें, जब तक शिमला मिर्च गल न जाये। आँच से उतार कर गरमागरम परोसें।

कुछ टिप्स

कड़ाही पनीर को बार-बार गरम न करें वर्ना पनीर का स्वाद बदल जायेगा और वह कड़ा हो जायेगा।

मलाई कोफ्ता

मलाई कोफ्ते केवल मलाई के बने नहीं होते हैं, परन्तु वे मलाई जितने नरम अवश्य होते हैं।

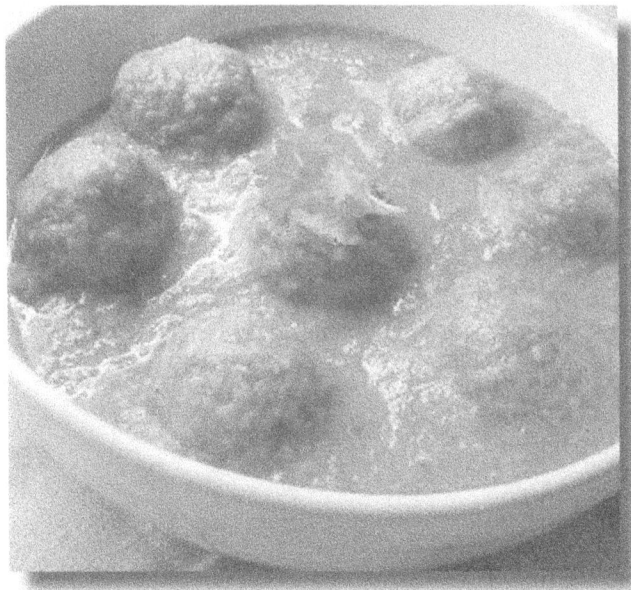

मलाई कोफ्ता

1kexh

½ किलो आलू
2 चम्मच पनीर
2 चम्मच खोया
2 चम्मच मलाई
4-5 कटे हुए काजू
1 चम्मच किशमिश
2-3 बारीक कटी हुई हरी मिर्च
¼ चम्मच चीनी
1 चम्मच चीनी
1 चम्मच जीरा
1 चम्मच धनिया
1 चम्मच लाल मिर्च
½ चम्मच दालचीनी पाउडर
नमक (स्वादानुसार)
3 चम्मच तेल/घी कोफ्ते तलने के लिए

fof/k

आलू उबाल लें। उन्हें छीलकर मथ लें और नमक मिला कर एक ओर रख दें। कोफ्ता बनाने के लिए बाकी सब मसाले, मेवा आदि एक साथ मिला लें।

आलू की पिट्ठी की गोल-गोल लोइयाँ बना लें। हर लोई के बीच में मसाले वाला मिश्रण भर लें और लोई वापस बन्द करके कोफ्ते बना लें। हर कोफ्ते को तेल में सुनहरा होने तक तल लें।

एक बर्तन में तेल गरम करें। उसमें प्याज, अदरक, लहसुन, खसखस डालकर भून लें। जब मसाला तेल छोड़ने लगे, तो उसमें टमाटर और मसाला पाउडर डाल दें। अब थोड़ी-सी चीनी और पिसी हुई मूँगफली मिलायें। धीरे-धीरे तरी गाढ़ी कर सकते हैं। यदि जरूरत हो, तो थोड़ा पानी मिलायें। एक उबाल देकर इस तरी में कोफ्ते डाल लें। गरमागरम नान के साथ मलाई कोफ्ता परोसें।

कुछ टिप्स

मलाई कोफ्ते बेहद नरम होते हैं, उन्हे भोजन से जरा पहले तरी में डालें और तुरन्त परोस दें वर्ना वे घुल कर व्यंजन का मजा खराब कर देंगे।

चिकन करी

चिकन से बनी यह डिश लाजवाब होती है। इसमें चिकन के स्थान पर मटन डाल कर मटन करी बना सकते हैं।

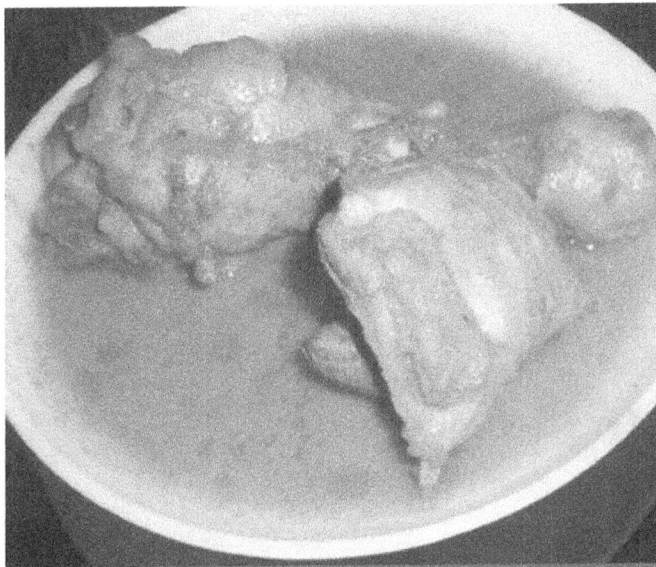

चिकन करी

1 kexh

1 मध्यम साइज की मुर्गी
200 ग्राम प्याज
150 ग्राम टमाटर
100 ग्राम दही
अदरक, लहसुन, नमक,
धनिया, मिर्च, हल्दी,
मसाला, घी (अन्दाज से)

fof/k

मुर्गी के टुकड़े करके धो लीजिए। कुकर में घी गरम कर पिसा हुआ प्याज भूनिए। अदरक, लहसुन का पेस्ट, टमाटर व दही डालिए और घी अलग छोड़ने तक भूनिए। अब हल्दी, मिर्च, धनिया, मुर्गी के टुकड़े डालिए। हल्का लाल होने तक भूनिए। नमक व पानी अन्दाज से छोड़कर कुकर बन्द कीजिए। प्रेशर आने के बाद सात-आठ मिनट पकाइए। कुकर उतारकर ठण्डा होने दीजिए। फिर खोलकर परोसिए। गरम मसाला और कतरा हुआ हरा धनिया ऊपर से छिड़किए।

कुछ टिप्स

चिकन करी में चिकन मसाला डालने से खुशबू
और स्वाद दोनों ही बढ़ जाते हैं।

रोगन जोश

रोगन जोश एक मसालेदार एवं जायकेदार माँसाहारी डिश है।

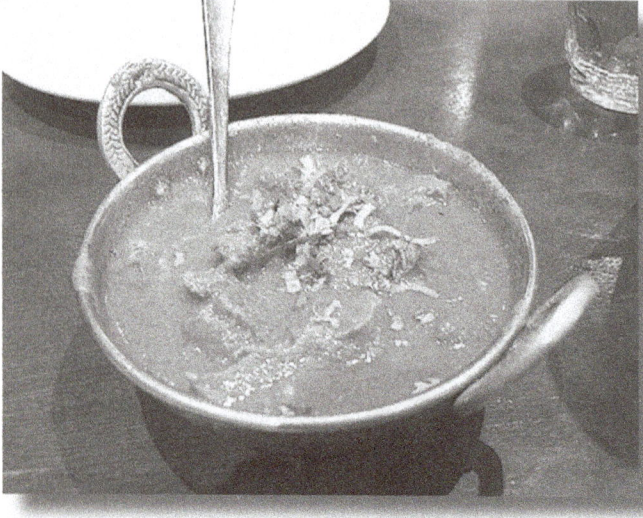

रोगन जोश

1kexh

½ किलो गोश्त
100 ग्राम प्याज
125 ग्राम टमाटर
100 ग्राम दही
15 दाने बादाम
3 कश्मीरी लाल मिर्च
2 बड़ी इलायची
5 छोटी इलायची
10 दाने काली मिर्च
½ चम्मच खसखस
1 छोटी जायफल
1 छोटा टुकड़ा दालचीनी
6 दाने लौंग
20 ग्राम किसा हुआ नारियल
12 कलियाँ लहसुन
15 ग्राम अदरक
1 छोटी चम्मच जीरा
1 छोटी चम्मच साबुत धनिया
हल्दी, नमक, घी (अन्दाज से)
काजू और हरा धनिया सज्जा के लिए

fof/k

खसखस, धनिया, जीरा, इलायची, बादाम, लौंग, दालचीनी, जायफल, नारियल को थोड़ा भून लीजिए। कश्मीरी लाल मिर्च आधे कप पानी में आध घण्टे तक भिगो रखिए। भुने हुए मसाले अदरक, लहसुन, कश्मीरी लाल मिर्च के साथ पीस लीजिए। प्याज को महीन कतर लीजिए।

कुकर में घी डालकर प्याज भूनिए। कुटी हुई इलायची डालकर एक मिनट भूनिए। फिर हल्दी और पिसा मसाला मिलाकर भूनिए। अब टमाटर का गूदा और दही मिलाइए। टमाटर गल जाने पर मसाला फिर भून लीजिए। गोश्त साफ करके मिलाइए। भून कर हल्का लाल कर लीजिए। अब एक कप पानी व नमक डालकर कुकर बन्द कर दीजिए। प्रेशर आने के बाद दस मिनट तक पकाइए। कुकर ठण्डा होने पर खोलिए। प्लेट में डालकर ऊपर कतरा हरा हुआ धनिया, गरम मसाला छिडकिए और काजू से सजाइए।

कुछ टिप्स

रोगन जोश की तरी गाढ़ी होती है। इसे नान या रोटी से लगा कर खायें, स्वाद दोगुना हो जायेगा।

कीमा-कोफ्ता करी

यह माँसाहारी डिश अत्यन्त जायकेदार होती है।

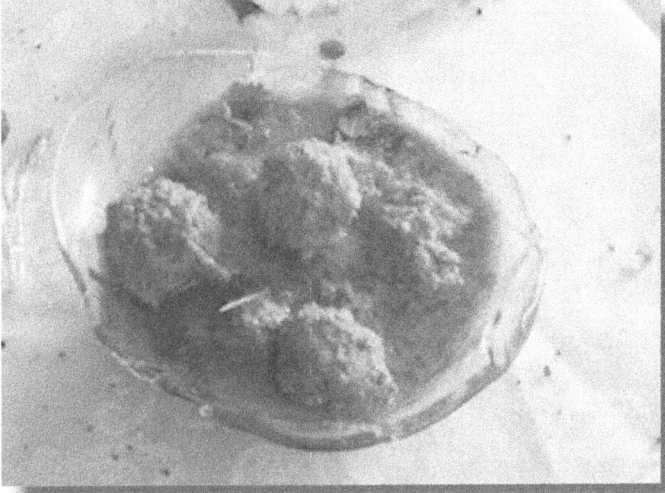

कीमा–कोफ्ता करी

सामग्री

250 ग्राम कीमा
2 मध्यम आकार के आलू
2 बड़े टमाटर
$\frac{1}{4}$ भाग नारियल
1 नींबू
3 मध्यम आकार के प्याज
$1\frac{1}{2}$ इंच टुकड़ा अदरक का
4 कलियाँ लहसुन की
$\frac{1}{2}$ चम्मच खसखस
$1\frac{1}{2}$ चम्मच पिसा हुआ धनिया
4 लौंग
1 टुकड़ा दालचीनी
2 बड़े टमाटर
2 लाल सूखी मिर्च
1 हरी मिर्च

fof/k

आलू उबाल, छीलकर कुचलिए। कोफ्ते बनाने के लिए कीमा, नारियल, खसखस साथ भूनिए और कूटिए। कुचले हुए आलू व नींबू मिलाकर गोलियाँ बनाइए। कड़ाही में घी डालकर कोफ्ते तल लीजिए। अब कुकर में घी डालकर कतरा हुआ प्याज भूनिए। पानी गरम होने पर नमक व कोफ्ते डालकर कुकर बन्द कर दीजिए। प्रेशर आने के बाद आँच मन्दी करके दो मिनट पकाइए। फिर कुकर ठण्डा होने दीजिए। प्लेट में शोरबे सहित निकालकर गरम मसाला, कतरा हुआ हरा धनिया छिड़किए। चावल या चपाती (रोटी) दोनों के साथ परोस सकती हैं।

कुछ टिप्स

कीमे के कोफ्ते बनाने के लिए कीमे के साथ उबले आलू के स्थान पर पिसी हुई चने की दाल का पेस्ट भी प्रयोग कर सकती हैं।

गोआनी लिवर करी

यह गोआ की मशहूर डिश है। जिसमें नारियल और सिरके का अनोखा मिश्रण है।

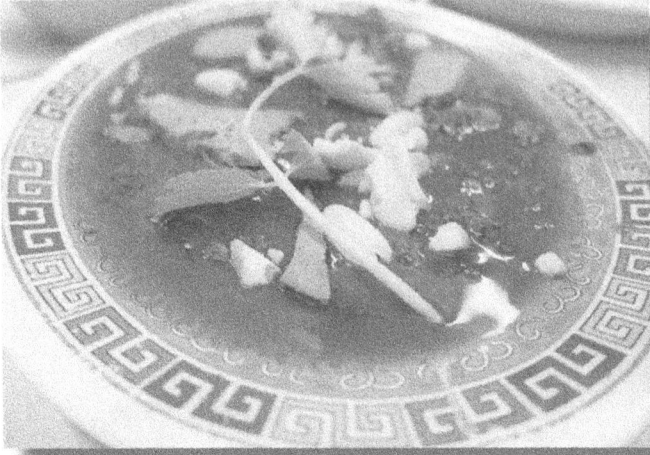

गोआनी लिवर करी

1kexh

300 ग्राम कलेजी

½ भाग ताजा नारियल

1 चम्मच सौंफ

3 इलायची

1 टहनी मीठी नीम

1 बड़ा चम्मच सिरका

¼ चम्मच मेथी पाउडर

4 लाल मिर्च

2 मध्यम आकार का प्याज

5 कलियाँ लहसुन की

1 इंच टुकड़ा अदरक का

हल्दी, नमक व घी (अन्दाज से)

fof/k

सौंफ कूट लीजिए। नारियल कद्दूकस कीजिए। लाल मिर्चों को थोड़े पानी में पकाकर पीस लीजिए। प्याज कतरिए। अदरक-लहसुन पीसिए।

कुकर में नमक और पानी के साथ कलेजी डालिए। तेज आँच पर प्रेशर आ जाये, तो आँच धीमी कर आठ मिनट पकाइए। कुकर को भाप निकालकर जल्दी खोलिए। एक पतीली में घी गरम कर प्याज भूनिए। मीठी नीम की पत्ती व अदरक-लहसुन की पेस्ट डालिए। लाल मिर्च, हल्दी, मेथी पाउडर, कुटी सौंफ मिलाइए। पानी से निकालकर कलेजी भी छोड़ दीजिए व भूनिए। लाल हो जाने पर 'स्टाक' (कलेजी का पानी) डाल दीजिए। सिरका छोड़िए, धीमी आँच पर पाँच मिनट पकाइए। उतारकर प्लेट में कतरे हुए धनिए व गरम मसाले के साथ सजाइए। सलाद के साथ परोसिए।

कुछ टिप्स
इस व्यंजन को अधिक मसालेदार बनाने के लिए कलेजी को भूनकर सब्जी में मिलायें।

चिकन मक्खनी

इस डिश को शाकाहारी मेहमानों के लिए भी बना सकते हैं, बस चिकन के स्थान पर पनीर के टुकड़े तरी में डाले दें।

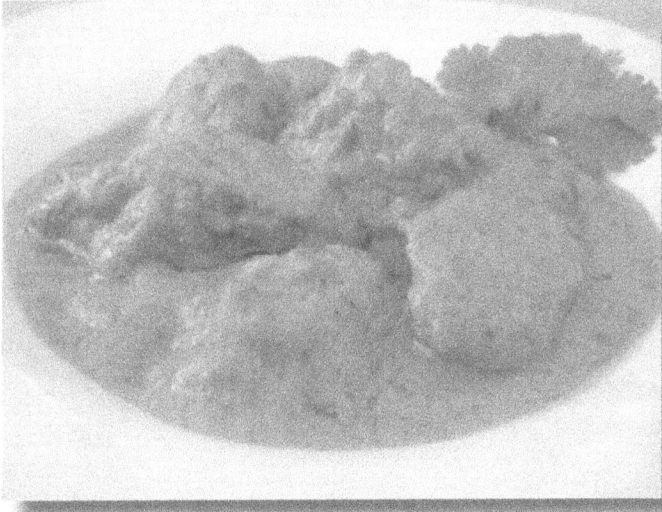
चिकन मक्खनी

1 kexh

150 मि.ली. दही

50 ग्राम पिसे हुए बादाम

1½ चम्मच मिर्च पाउडर

¼ चम्मच पिसा हुआ तेजपत्ता

¼ चम्मच पिसी हुई दालचीनी

1 चम्मच पिसा हुआ गरम मसाला

4 छोटी इलायची

1 चम्मच अदरक का पेस्ट

1 चम्मच लहसुन का पेस्ट

400 ग्राम टमाटर

नमक (स्वादानुसार)

1 किलो मुर्गे का गोश्त (बिना हड्डी का)

75 ग्राम मक्खन

1 चम्मच तेल

2 कटे हुए प्याज

2 चम्मच कटा हुआ हरा धनिया

4 चम्मच ताजी क्रीम

fof/k

दही, पिसे हुए बादाम, सूखे मसाले, अदरक, लहसुन, टमाटर और नमक एक कटोरे में अच्छी तरह मिलाकर पेस्ट बना लें।

एक बड़े बर्तन में गोश्त के टुकड़े रखकर ऊपर से यह पेस्ट डालकर एक तरफ रख दें। कड़ाही में मक्खन और तेल एक साथ गरम करें। उसमें कटे प्याज डालकर 3 मिनट तक भूनें। इसमें गोश्त का मिश्रण डालकर 7 से 10 मिनट तक भूनें। गोश्त पकने के बाद आँच से उतार लें। कुछ कटा हुआ हरा धनिया और क्रीम पके हुए गोश्त में मिलायें और एक उबाल दें। परोसने से पहले बाकी के कटे हरे धनिये से सजायें।

कुछ टिप्स

यदि ताजी क्रीम न मिले, तो दूध की ताजी मलाई फेंट कर भी डाल सकती हैं।

नान

सादी नान पर घी लगाकर मक्खनी नान परोसी जा सकती है अन्यथा सादी नान भी अच्छी लगती है।

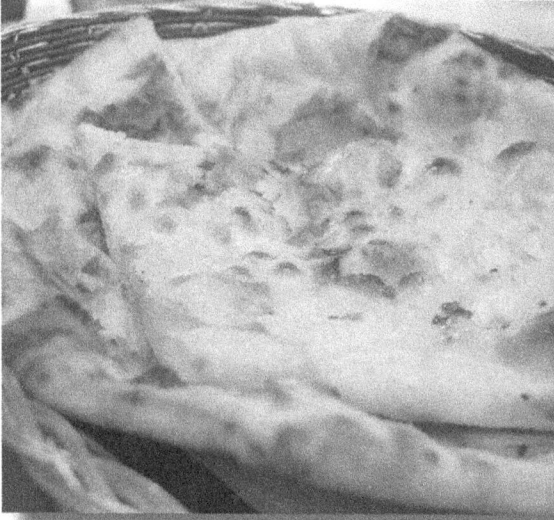

नान

1kexh

4 कप मैदा
½ चम्मच बेकिंग पाउडर
1 चम्मच नमक
½ कप दूध
1 चम्मच चीनी
1 चम्मच तेल
1 चम्मच कलौंजी

fof/k

आटा, नमक और बेकिंग पाउडर एक साथ छान लें और उसके बीच में गड्डा कर लें। उस गड्डे में चीनी, दूध और तेल मिलाकर डालें। आवश्यकतानुसार पानी डालते हुए नरम आटा मल लें। उसे गीले कपड़े से ढककर 15 मिनट के लिए रख दें। एक बार फिर गूँथकर आटे को 2-3 घण्टे के लिए छोड़ दें। तन्दूर या ओवन गरम कर लें। आटे की 8 बराबर लोइयाँ बना लें और 3-4 मिनट के लिए रख दें। ओवन में कुछ कलौंजी के दाने डाल कर छोड़ दें। हर लोई को हाथ से थपक कर लम्बा करें और ओवन में सेंक लें। सुनहरी, करारी नान को गरमागरम परोंसे।

कुछ टिप्स

यदि आप अण्डा खाते हों, तो नान के आटे में दूध और तेल के साथ अण्डा भी डाल सकते हैं। इससे नान और फूली हुई बनेगी।

मिस्सी रोटी

मिस्सी रोटी तवे के अलावा ओवन या तन्दूर में भी बना सकते हैं।

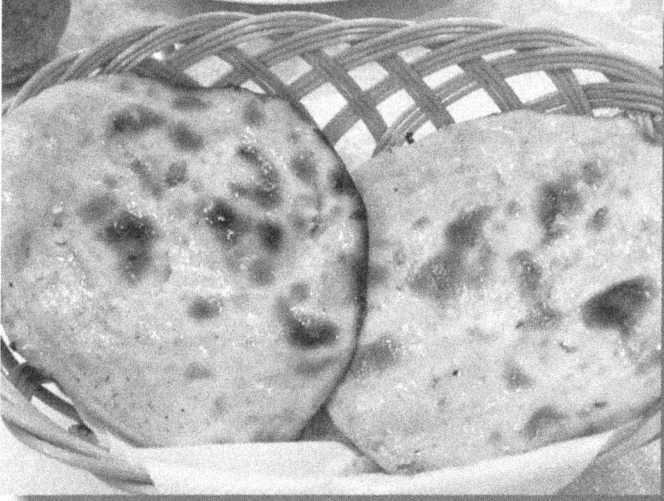

मिस्सी रोटी

1 kexh

2 कप गेहूँ का आटा
2 कप बेसन
1 चम्मच जीरा
2 चम्मच कसूरी मेथी
नमक और लाल मिर्च
(स्वादानुसार)
चुटकी भर हल्दी पाउडर
2 चम्मच तेल
आटा गूँथने के लिए पानी

fof/k

आटा, बेसन, नमक, मिर्च पाउडर, हल्दी पाउडर को एक साथ मिला लें। इस मिश्रण में कसूरी मेथी डालें और थोड़ा तेल भी मिलायें। धीरे-धीरे पानी मिलाते हुए नरम आटा गूँथ लें और उसे गीले कपड़े से ढककर 30 मिनट के लिए रख दें। रोटी बनाने से पहले आटे को एक बार फिर लोच देकर गूँथ लें और थोड़ी मोटी रोटी बेल लें। हर रोटी को तवे पर सेंककर घी लगाकर परोसें। आप चाहे तो बिना घी के भी मिस्सी रोटी परोस सकती हैं।

कुछ टिप्स

मिस्सी रोटी के आटे से मिस्सी परांठा भी बनाया
जा सकता है।

रूमाली रोटी

रूमाल के जैसी पतली और तह की गयी रोटियों को रूमाली रोटी कहते हैं।

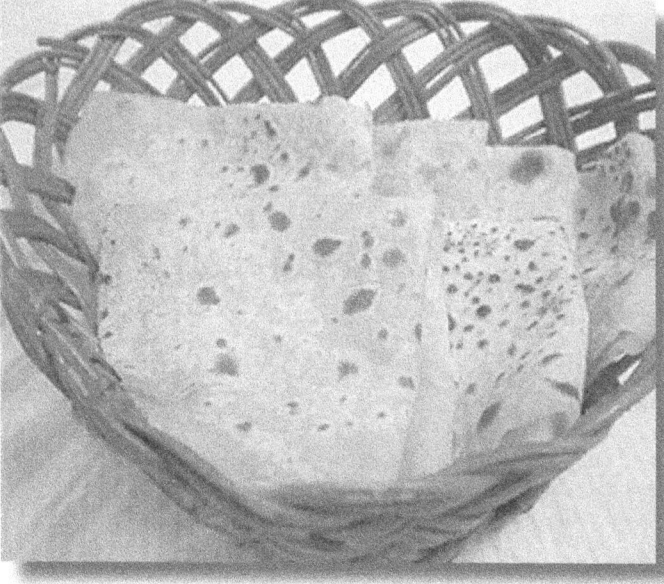

रूमाली रोटी

1kexh

1½ कप आटा
50 ग्राम मैदा
½ चम्मच बेकिंग पाउडर
2 चम्मच तेल
नमक (स्वादानुसार)
आटा गूँथने के लिए पानी

fof/k

आटा, मैदा, नमक और बेकिंग पाउडर मिलाकर एक साथ छान लें। इस मिश्रण में तेल मिलायें और धीरे-धीरे पानी डालते हुए नरम आटा गूँथ लें। इस आटे को आधे घण्टे के लिए एक ओर रख दें। आटे को छोटी लोइयाँ तोड़कर, सूखा आटा लगाकर, पतली रोटी बेल लें। एक तवा लें। उसे उल्टा करके चूल्हे पर रख दें। उस पर रूमाली रोटी सेक लें। सिंकी हुई रोटी को रूमाल की तरह लपेट कर परोसें।

कुछ टिप्स

रूमाली रोटी बनाने के लिए काफी मेहनत और लगन की आवश्यकता होती है। इसलिए हिम्मत मत हारिए। याद रखिए, मेहनत ही सफलता की कुंजी है।

लच्छा परांठा

लच्छे परांठे का जायका तब है, जब वह इतना नरम हो कि दो उँगली से तोड़ा जा सके।

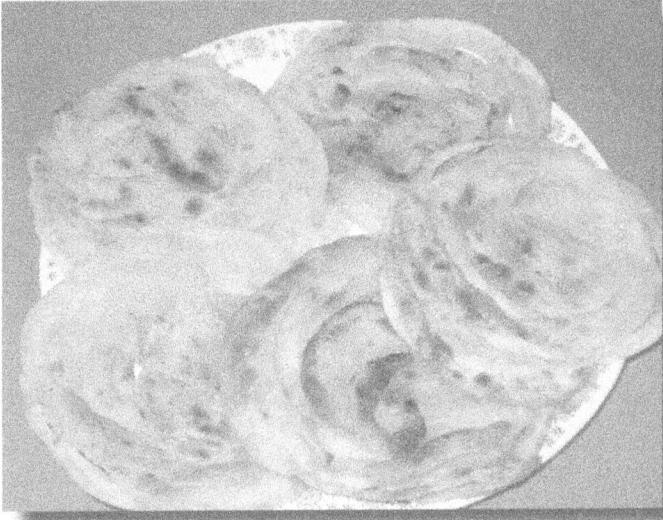

लच्छा परांठा

1kexh

2 कप आटा
50 ग्राम मैदा
1 चम्मच तेल
नमक (स्वादानुसार)
देशी घी/मक्खन
आटा गूँथने के लिए पानी

fof/k

आटा, मैदा, नमक और तेल डालकर आटा गूँथ लें। आधे घण्टे के लिए उसे गीले कपड़े से ढककर रख दें। एक लोई लेकर थोड़ी-सी बेल लें। उसके ऊपर पिघला हुआ घी लगा दें। चाकू से लम्बाई में काटकर भीतर की ओर मोड़ दें। हर मोड़ पर घी लगाते जायें। परांठे की तरह बेल लें। गरम तवे पर डालकर घी/मक्खन में अच्छी तरह सेंक लें। हल्की आँच पर दोनों ओर से सुनहरा होने तक सेंकें और गरमागरम परोसें।

कुछ टिप्स
आटा गूँथते समय थोड़ी-सी मलाई और दो चम्मच दूध मिलाने से परांठे नरम बनते हैं।

पुलाव

बासमती चावल, सब्जियों और मेवे से बनी यह बिरयानी न केवल स्वादिष्ट होती है, बल्कि पौष्टिक भी होती है।

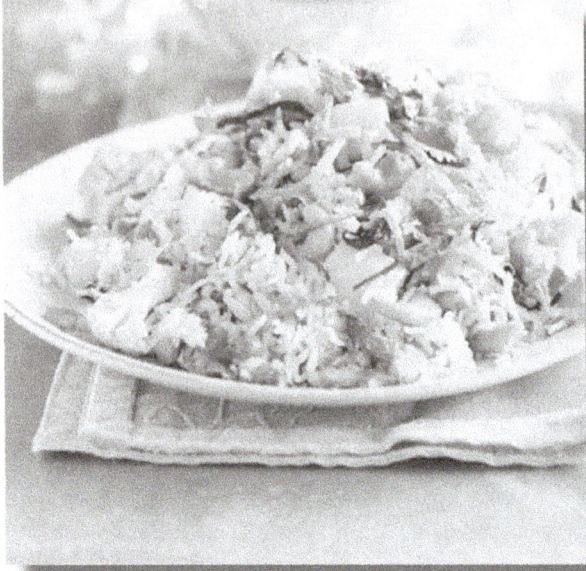

पुलाव

1kexh

2 कप बासमती चावल

1 कप मिली-जुली सब्जियाँ (गोभी, आलू, गाजर, बीन आदि)

150 ग्राम हरी मटर

3 कटे हुए प्याज

2 बारीक कटी हुई हरी मिर्च

नमक स्वादानुसार

1 चम्मच लाल मिर्च पाउडर

2 चम्मच दालचीनी पाउडर

½ चम्मच जीरा

½ चम्मच काली मिर्च पाउडर

4 टमाटर

½ कप दही

4 चम्मच तेल या घी

½ चम्मच सरसों

3 चम्मच मेवा (काजू और किशमिश)

fof/k

बनाने से पूर्व बासमती चावल अच्छी तरह धो कर एक घण्टे के लिए भिगो दें। फिर एक बर्तन में भीगे चावल, दो कप पानी और थोड़े से नमक और मेवा के साथ पका लें। सभी सब्जियों को काटकर अलग-अलग भून लें। एक चम्मच तेल बर्तन में डालें। उसमें सरसों, हरी मिर्च, दालचीनी और जीरा पाउडर, लौंग, काली मिर्च पाउडर डालकर आधा मिनट तक भून लें। फिर उसमें कटा हुआ प्याज डाल कर गुलाबी होने तक भून लें। इसमें नमक और लाल मिर्च पाउडर डालें और चलायें। अब इसमें बारीक कटे हुए टमाटर डालकर भून लें। दही को मथकर इस मिश्रण में मिलाकर 10 सेकेण्ड तक पकायें। सभी भुनी हुई सब्जियाँ चावलों में डालकर हल्के हाथ से मिलायें ताकि चावल के दाने टूटें नहीं। अब इसे तीन-चार मिनट तक पकायें। इस पुलाव को एक बड़ी तश्तरी में पलटकर परोसें। कटे हुए मेवा और हरे धनिये से सजायें।

कुछ टिप्स

पुलाव के साथ बूँदी का रायता और हरे ध निये-पुदीने की चटनी बेहद स्वादिष्ट लगती है।

मुगलई बिरियानी

इस बिरयानी का जायका और खुश्बू आपको मुगलकाल में पहुँचा देगा।

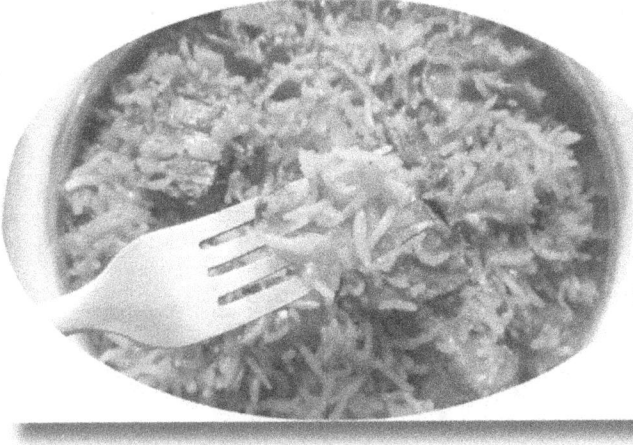

मुगलई बिरियानी

1kexh

500 ग्राम बासमती चावल
500 ग्राम गोश्त (चिकन या मटन)
125 ग्राम प्याज
200 ग्राम दही
100 मि.ली. दूध
1 नींबू
50 दाने बादाम
4 लाल मिर्च
10 पुदीना पत्ता
5 हरी मिर्च
4 आलू
घी, जीरा, नमक, अदरक, लहसुन, हरा धनिया, थोड़ा-सा केसर (अन्दाज से)

fof/k

गोश्त को साफकर धो लीजिए। प्याज कतर लीजिए। धनिया व पुदीने के पत्ते कतरिए। अदरक, लहसुन, हरी और लाल मिर्च पीसिए। मसाले और दही को गोश्त में मिलाकर डेढ़ घण्टे तक रख दीजिए।

कुकर में घी डालकर प्याज लाल कीजिए। प्याज निकालकर मसाला और गोश्त कुकर में छोड़िए। भूनकर नमक और एक कप पानी डालिए। कुकर बन्दकर प्रेशर आने के बाद दस मिनट तक पकाइए। भाप निकालकर कुकर को जल्दी खोलिए फिर मसाला-गोश्त निकाल लीजिए। कुकर में चावल और 3½ कप पानी डालिए। बन्दकर प्रेशर आने के बाद दो मिनट पकाइए। दो मिनट बाद भाप निकालकर कुकर जल्दी खोलिए। चावल निकालकर कुकर में घी डालिए। पिसी हुई लौंग इलायची, जीरा, धनिया, पुदीना, बादाम और नमक छोड़िए। चावलों को सावधानी से इस मसाले में मिलाइए। नींबू निचोड़कर अच्छी तरह उलट-पुलट कर मिला दीजिए। केशर को दूध में घोलकर आधे चावलों में मिलाइए।

अब बड़ी देगची में चावल, गोश्त की तह बारी-बारी से लगाइए। हर तह पर कुछ तले प्याज के लच्छे रखती जाइए। बचा हुआ दूध और कुछ घी ऊपर से ही छोड़िए। अब देगची को बन्दकर चावलों को दम दीजिए। निकालकर आलू की तली चकलियों या तले लच्छों से सजाकर गरम-गरम परोसिए। यह मुगलई बिरियानी सभी सामिष पार्टियों में पसन्द किया जाने वाला एक बहुत लोकप्रिय व्यंजन है।

कुछ टिप्स

मुगलई बिरयानी को रायते और प्याज के लच्छे के साथ परोसें।

अण्डे-टमाटर वाले चावल

मेहमानों के लिए अण्डे, टमाटर से सजी यह पुलाव-प्लेट एक 'स्पेशल' डिश होगी।

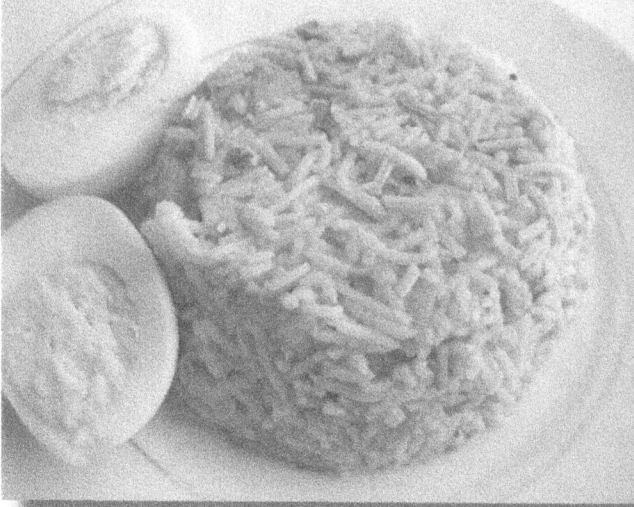

अण्डे-टमाटर वाले चावल

1kexh

1½ कप बासमती चावल

6 अण्डे

3 समान आकार वाले टमाटर

1 चम्मच चीनी

½ कप किसा हुआ पनीर

½ कप टमाटर सॉस

2 बड़े प्याज

1 बड़ा आलू

हरा धनिया, हरी मिर्च,

नमक, घी (अन्दाज से)

fof/k

देगची में घी छोड़कर कतरे हुए प्याज भूनिए। चावल धोकर डालिए। नमक डालकर इतना पानी छोड़िए कि चावल जरा कच्चे रहें और पानी सूख जाये। अब चावलों के दो भाग करके कुकर के दो सेपरेटर्स में डालिए। टमाटरों को आधा-आधा काटकर मध्य से खोखला कीजिए। सेपरेटर में जमे चावलों पर हाथ से तीन छेद बनाइए व टमाटरों की ये तीन कटोरियाँ इन गड्ढों में भर दीजिए। अब टमाटर के खोल में एक अण्डा तोड़कर बिना फेंटे डाल दीजिए। पीला भाग टमाटर के खोल के भीतर रहे, सफेद भाग आसपास कुछ बिखर सकता है। अब इन अण्डों के ऊपर किसा हुआ पनीर, कतरी हुई हरी मिर्च, हरा धनिया व नमक मिलाकर बुरकिए। फिर चित्र के अनुसार तीन अण्डों के मध्य भाग को केन्द्र बनाते हुए चावलों में गहरी विभाजन-रेखा खींचिए और इन रेखाओं में टमाटर सॉस भर दीजिए। दूसरा सेपरेटर भी इसी तरह टमाटर के तीन खोल व तीन अण्डों के साथ तैयार कर लीजिए।

कुकर में थोड़ा पानी डालकर ग्रिड (जाली) रखिए व उसपर दोनों सेपरेटर्स जमाकर कुकर बन्द कर दीजिए। फिर प्रेशर आते ही कुकर उतार लीजिए व ठण्डा होने तक चावलों को भाप में पकने दीजिए। इसके बाद सावधानी से चावलों के गोल जमे थक्के निकालकर सीधे-सीधे दो प्लेटों में रखिए। ऊपर से आलू के तले लच्छे सजा लीजिए। प्लेट में चावलों के आसपास भी कतरे हरे धनिये से एक रेखा खींचिए।

कुछ टिप्स

टमाटर सॉस से भरी रेखाओं और अण्डों की मात्रा, स्थिति में परिवर्तन कर आप सज्जा-नमूना बदल भी सकती हैं।

स्पेनिश राइस

यह स्पेनिश पुलाव बड़ा स्वादिष्ट होगा और देखने में भी सुन्दर लगेगा।

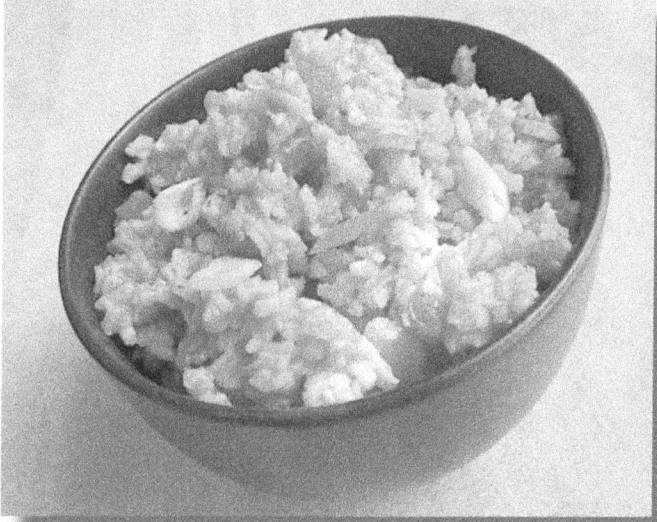
स्पेनिश राइस

1 kexh

2 कप बासमती चावल

2 बड़े चम्मच चीनी

200 ग्राम शिमला मिर्च

1 कप उबली हुई स्पाघेट्टी या मैक्रोनी

½ कप टमाटर सॉस

2 मध्यम प्याज

पनीर, लहसुन, अदरक, गरम मसाला, नमक, घी (अन्दाज से)

fof/k

कुकर में घी डालकर पहले चीनी इतना भूनिए कि वह ब्राउन रंग की हो जाये। इससे सारे चावलों में रंग आ जायेगा। अब प्याज, लहसुन, अदरक के पतले लच्छे डालकर भूनिए। फिर चावल धोकर डालिए। कुछ देर भूनकर नमक और पानी डालिए। पक जाने पर यह ब्राउन रंग का पुलाव होगा।

अलग घी में शिमला मिर्च या कैपसीकम के टुकड़े तलिए। जरा-सा नमक और टमाटर सॉस मिलाइए। कुकर में से चावल निकालिए (पहली बार जरा कच्चे ही रहने चाहिए, पूरे न गलें) एक तह चावलों की और एक तह टमाटर सॉस मिली व तली मिर्च की लगाइए। क्रमश: तीन-चार बार। फिर कुकर को बन्दकर चावलों को दम दीजिए।

प्लेट सज्जा: बड़ी 'राइस प्लेट' में चावल भरकर मध्य में एक गड्ढा बनाइए। उसमें उबली हुई स्पाघेट्टी या मैक्रोनी भरिए। अब आसपास टमाटर सॉस से रेखाओं में सज्जा कीजिए। इसे पनीर व कतरे हरे धनिये से भी सज्जा-नमूना बना सकती है।

कुछ टिप्स

अच्छे स्वाद के लिए इस पुलाव को आप राइस-कुकर में भी पका सकती है।

दहीबड़ा

दहीबड़ा छोटे और बड़े सभी उम्र के लोगों को पसन्द आता है

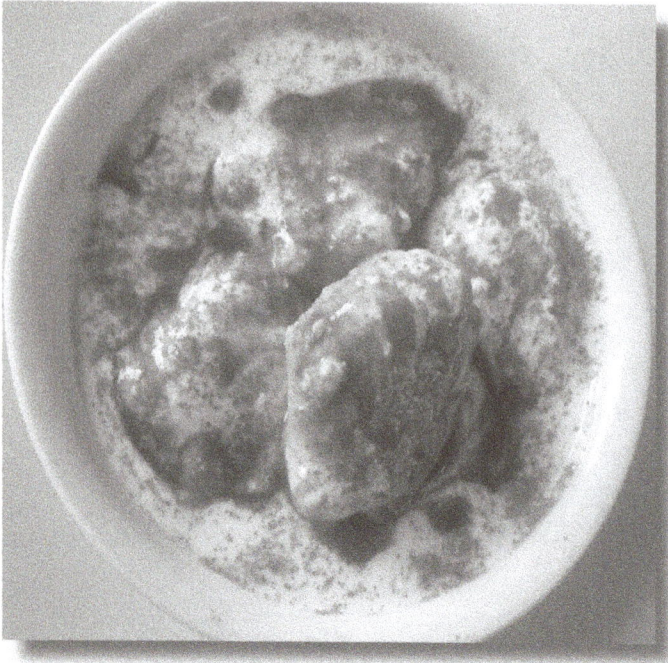

दहीबड़ा

1kexh

बड़े के लिए:

1 कप उड़द की दाल

नमक (स्वादानुसार)

तलने के लिए:

1 किलो गाढ़ा दही

½ कप कटा हुआ अदरक

बारीक कटा हुआ हरा धनिया

1–2 कटी हुई हरी मिर्च

नमक (स्वादानुसार)

2 चम्मच भुना हुआ जीरा पाउडर

लाल मिर्च (स्वादानुसार)

fof/k

उड़द की दाल को साफ करके रातभर के लिए भिगो दें। सुबह दाल को पीस लें व नमक मिला लें। कड़ाही में तेल गरम करें। हाथ से फेंटकर पिसी हुई दाल के बड़े तल लें। गरम बड़ों को ठण्डे पानी में 20–30 मिनट के लिए भिगो दें। फिर हाथ से दबाकर सारा पानी निकाल दें और बड़े एक तरफ रख लें। दही फेंट लें। उसमें नमक, लाल मिर्च और भुना हुआ जीरा मिला दें। एक गहरे बर्तन में बड़े रख लें और उन पर दही डाल दें। ऊपर से थोड़ी हरी चटनी डालें और कटे हुए धनिया से सजायें। ठण्डे दहीबड़े परोसें ।

कुछ टिप्स

यदि आपको मीठे दहीबड़े अच्छे लगते हैं, तो परोसने से पूर्व दहीबड़ों पर इमली की मीठी सोंठ डाल सकते हैं।

बथुये का रायता

बथुये का रायता सरदी के मौसम में शरीर को गरमाहट देता है, क्योंकि बथुये की तासीर गरम होती है।

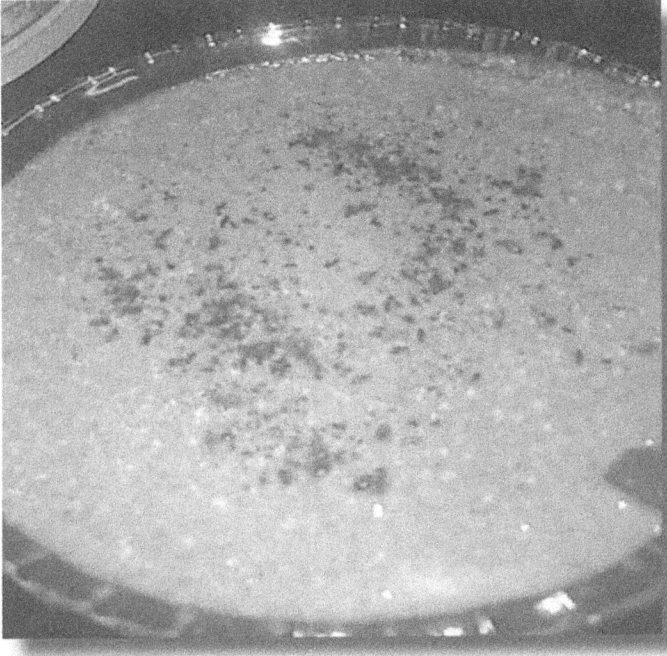

बथुये का रायता

1kexh

1 कप दही
½ कप बथुआ (उबला, मथ हुआ)
1 चम्मच भुना हुआ जीरा पाउडर
नमक और लाल मिर्च
(स्वादानुसार)

fof/k

दही को मथ लें। उसमें बथुये का पेस्ट मिला दें। यदि बहुत गाढ़ा लगे, तो थोड़ा ठण्डा दूध मिला दें। नमक, जीरा पाउडर और मिर्च डालकर अच्छी तरह मिला लें। एक घण्टे के लिए फ्रिज में रखें, फिर परोसें। ठण्डा बथुये का रायता गरमागरम आलू के परांठों के साथ बहुत अच्छा लगता है।

कुछ टिप्स

थोड़े से उबले, मथे हुए बथुये को आटे में भरकर परांठे बनायें और गरमागरम परांठे का ठण्डे बथुये के रायते के साथ आनन्द उठायें।

फ्रूट रायता

फलों का रायता वजन कम करने वालों के लिए अच्छी डिश है।

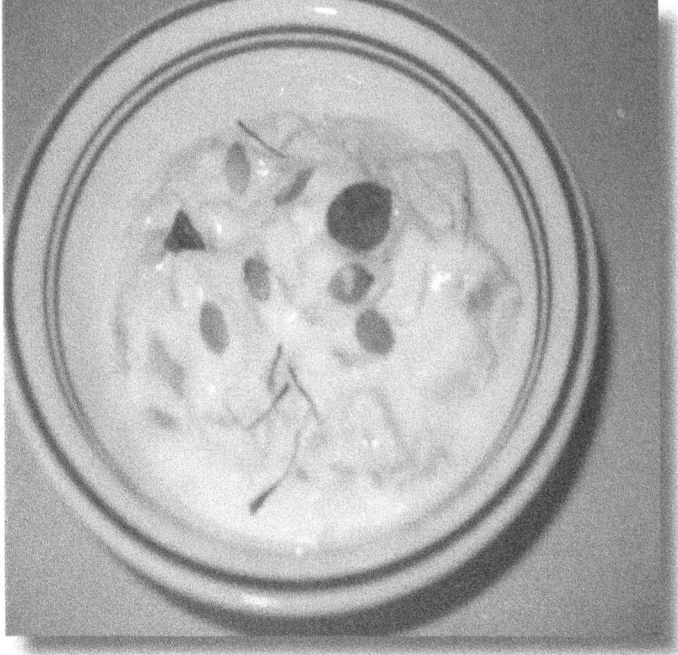

फ्रूट रायता

1kexh

2 कप दही
3 केले
1 छोटा अनन्नास
2 सेब
1 पका हुआ आम
1 कप अनार के दाने
बारीक कटा हुआ हरा धनिया
नमक, चीनी,
काली मिर्च (स्वादानुसार)

fof/k

दही को मथनी से मथ लें। उसमें नमक, काली मिर्च और चीनी मिला दें। यदि बहुत गाढ़ा लगे, तो उसे थोड़ा ठण्डा दूध या पानी मिलाकर पतला कर लें। सभी फल छोटे-छोटे टुकड़ों में काट लें और दही में मिला दें। फ्रूट रायता तैयार है। कटे हुए हरे धनिये और अनार के दानों से सजा कर ठण्डा परोसें।

सलाद ड्रेसिंग

यह ड्रेसिंग सादे सलाद को भी लुभावना बना देती है।

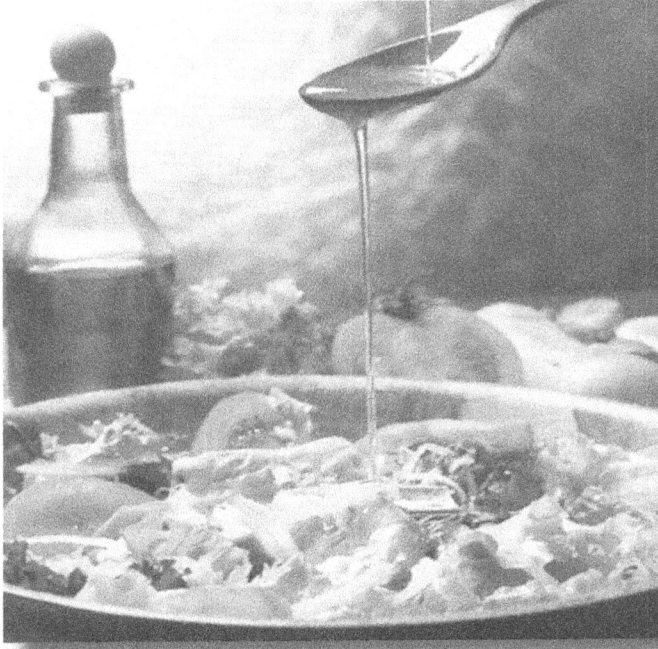
सलाद ड्रेसिंग

1 kexh

3 चम्मच कॉर्नफ्लार
1 कप दूध
नमक (स्वादानुसार)
1 चम्मच सिरका
¼ चम्मच कस्टर्ड

fof/k

छोटे तीन चम्मच कार्नफ्लोर लेकर थोड़े पानी में घोलिए। एक कप दूध गरमकर उसमें मिलाइए। चलाते हुए तीन मिनट तक पकाइए। ठण्डी होने दीजिए। अब एक बड़ा चम्मच सिरका लेकर उसमें एक चाय का चम्मच भर चीनी, नमक और थोड़ी राई मिलाइए और यह मिश्रण दूध के बने कस्टर्ड में मिला लीजिए।

कुछ टिप्स

सलाद स्वादिष्ट होने के साथ-साथ पौष्टिक भी होता है।

फ्रेंच ड्रेसिंग

यह ड्रेसिंग से हर डिश में एक नया जायका आ जाता है।

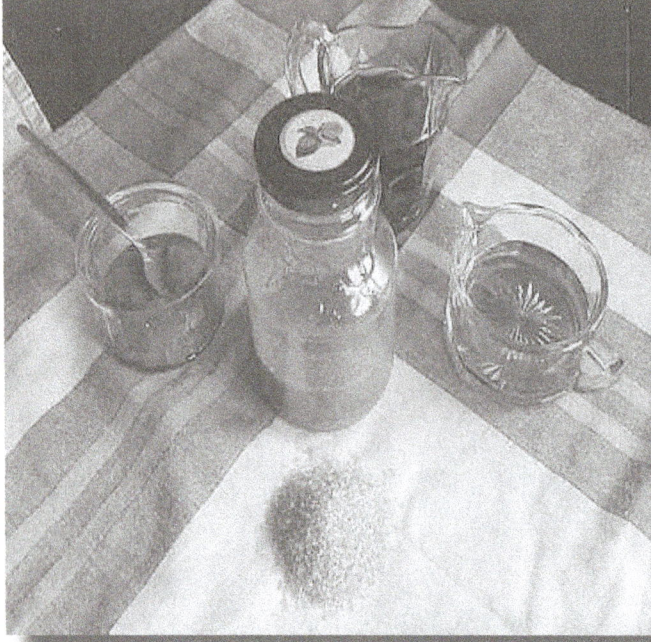

फ्रेंच ड्रेसिंग

1kexh

1 चम्मच नींबू का रस
3 चम्मच सलाद का तेल
2 चम्मच पिसा हुआ प्याज
1 चम्मच पिसा हुआ लहसुन
1 चम्मच पिसी हुई सरसों
1 चम्मच लाल मिर्च पाउडर
नमक, काली मिर्च (स्वादानुसार)

fof/k

तीन चम्मच जैतून या सलाद का तेल और एक चम्मच नींबू का रस मिलायें। अब इसमें दो चम्मच पिसा हुआ प्याज, एक चम्मच पिसा हुआ लहसुन, एक चम्मच पिसी हुई राई, एक चम्मच लाल मिर्च या आधी चम्मच लाल व आधी चम्मच काली मिर्च और नमक मिलाइए। एक घण्टे तक ये मसाले भीगे रहें। फिर निकालकर प्रयोग में लाइए।

कुछ टिप्स

नींबू के रस की जगह तीन चम्मच सिरका भी मिला सकती हैं।

सलाद की नाव

यह सलाद की नाव डाइनिंग टेबल के बीचोबीच रखिए। आपकी मेहनत की भरपूर सराहना होगी।

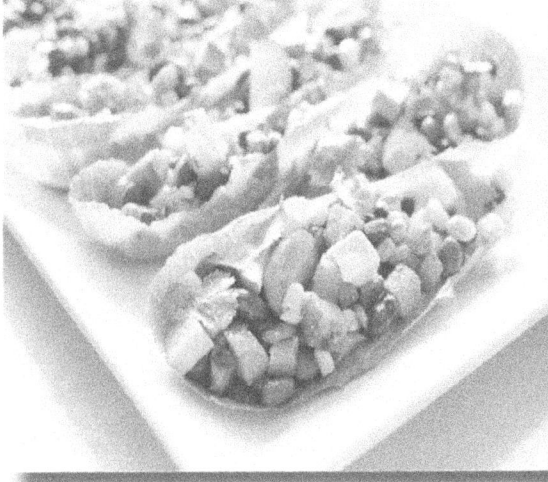

सलाद की नाव

1kexh

1 लौकी

2 आलू

2 लौंग

कुछ टूथपिक

1 टमाटर

1 मूली

1 खीरा

1 चुकन्दर

fof/k

मध्यम आकार की एक लम्बी लौकी लीजिए। इसे आधी चीरकर एक भाग में से मध्य का गूदा खुरचकर निकाल दीजिए। यह नाव की आकृति का एक खोल तैयार हो जायेगा। इस नाव को ही सलाद सजाने की प्लेट समझिए।

एक जरा लम्बा बड़ा और एक अखरोट के आकार का आलू उबालिए। अधिक नरम होने से पहले ही आलू उतार कर छीलिए। बड़े आलू को नीचे काटकर चपटा कीजिए कि खड़ा हो सके। गोल छोटे आलू को बड़े आलू पर टूथ-पिक से इस तरह जोड़ें कि नाव चलाने वाली गुड़िया का धड़ व सिर बन सके। अब इस गुड़िया को चित्र में दिखाये अनुसार नाव में पिछली ओर बैठाइए। चेहरे वाले आलू पर दो लौंग दबाकर गुड़िया की आँखें बनाइए। लौंग का फूल काटकर डण्डी नाक की जगह दबा दीजिए और टमाटर के छिलके की पतली कतरन होठों की जगह लगा दीजिए। सलाद पत्ती काटकर गुड़िया को कमीज और ओढ़नी पहना दीजिए। दोनों हाथों की जगह सफेद मूली की लम्बी कतलियाँ काटकर यथास्थान धड़ वाले आलू में खोंस दीजिए। नाव चलाने वाली कश्मीरी बाला तैयार हो गयी।

अब सलाद में जो-जो चीजें आपके पास हैं-खीरा, मूली, मूली के छोटे पत्ते, गाजर, चुकन्दर, टमाटर आदि इन्हें फूल-पत्तियों के रूप में काटकर इनसे नाव भर दीजिए। इसके बाद एक लम्बी ट्रे लीजिए। उसमें नील मिला पानी भरिए। नाव को उठाकर इस पानी में तैराइए। कश्मीरी बाला के दोनों हाथों में दो डण्डियाँ पतवार की तरह थमा दीजिए।

गुलदस्ते के रूप में सलाद

फूलों के बुके तो आपने बहुत देखे होंगे, अब देखिए सलाद का बुके।

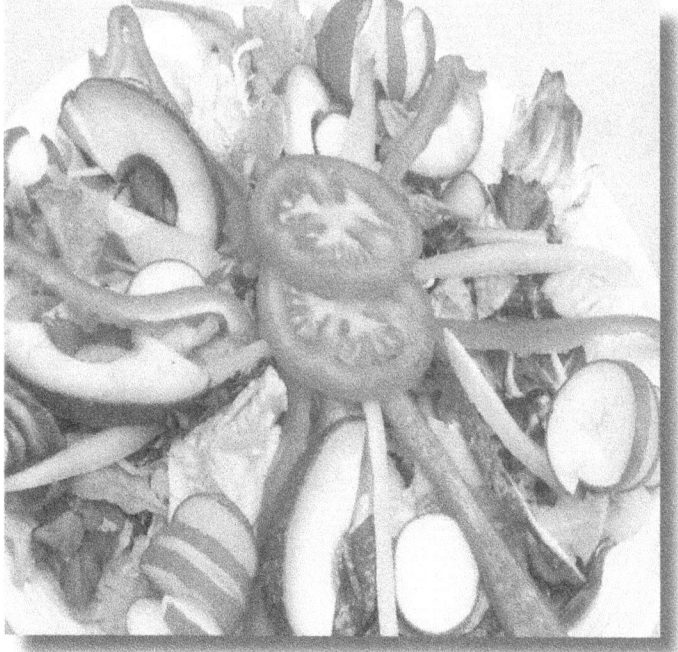

गुलदस्ते के रूप में सलाद

1kexh

कुछ सलाद के पत्ते
1 पत्तागोभी
1 गाजर
2 उबले हुए आलू
1 चुकन्दर
2 टमाटर
100 ग्राम पनीर
1 मूली
कुछ धनिया और पुदीना पत्ती
1 नींबू
हरी मिर्च
काली मिर्च
नमक (स्वादानुसार)

fof/k

एक गहरा प्लेट या बर्तन लें। अब उसे चारों ओर से लेट्यूस या बन्धगोभी के पत्तों से ढक लें। बीच में बन्धगोभी के पत्तों को छोटा-छोटा काट लें और साथ में उबले हुए आलू के टुकड़े, गाजर के छोटे टुकड़े, बीटरूट के टुकड़े, टमाटर के टुकड़े, पनीर के टुकड़े, कटे हुए पुदीना और धनिया पत्ता डालकर सलाद को आकर्षित एवं स्वादिष्ट बनायें। स्वाद के लिए हरी मिर्च, लाल मिर्च पाउडर, नमक और नींबू का रस आदि का प्रयोग करें।

कुछ टिप्स

गुलदस्ते के रुप में यह सलाद बड़ा ही पौष्टिक, स्वादिष्ट एवं आकर्षक होता है।

सलाद-सज्जा

आपके व आपके परिवार के स्वास्थ्य और सौन्दर्य के लिए सलाद जरूरी है।

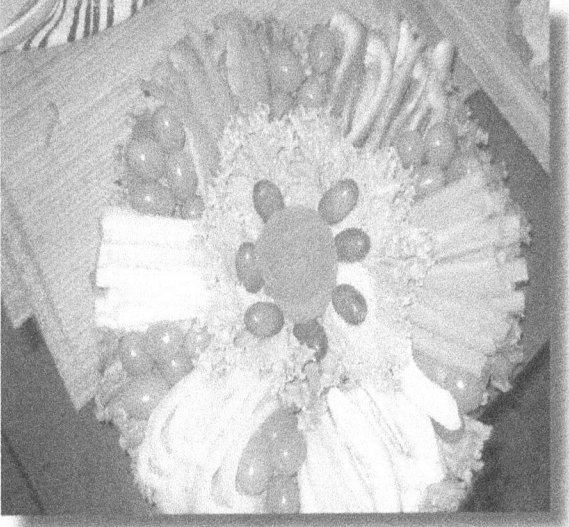

सलाद–सज्जा

1kexh

सलाद के पत्ते
मूली के पत्ते
2-3 गाजर
1 मूली
1 प्याज
1 टमाटर
1 खीरा
½ कप उबली हुई मटर
कटा हुआ हरा धनिया
1 चम्मच नींबू का रस
नमक, काली मिर्च (स्वादानुसार)

fof/k

पत्ती की आकृति की एक गहरे रंग की प्लेट लीजिए। प्रारम्भ में मूली की दो लम्बी कतलियों को कटे किनारे वाली चौड़ी पत्तियों के रूप में सजाइए। सलाद पत्ती को भी इस शक्ल में काटकर सजा सकती हैं। प्लेट के नुकीले सिरे पर मूली की पत्तियों या सलाद पत्तियों के साथ टमाटर का एक फूल सजा दीजिए। प्लेट के बीचों-बीच अम्बी की शक्ल में काटकर मूली की एक पत्ती रखिए। उसके चारों ओर उबले हुए मटर के दानों को दो जुड़ी रेखाओं के रूप में जोड़िए। उसके आसपास मूली, गाजर, खीरे (जो भी चीजें हों) के फूल काटकर सजा दीजिए अब प्लेट को उठाकर स्टैण्ड पर रखिए। सलाद पर मध्य भाग में कतरा हुआ हरा धनिया सजाइए। व आधा नींबू निचोड़ दीजिए। चाहें तो नमक, काली मिर्च भी बुरक लें। सलाद की एक सुन्दर प्लेट तैयार है।

ये मात्र चार सुझाव हैं। अपनी सूझ-बूझ से सलाद सजाने के आप कई और कलात्मक ढंग अपना सकती हैं। प्रयोग कीजिए और सलाद की उन्हीं सब्जियों को तरह-तरह से सजाकर आकर्षक ढंग से परोसिए ताकि जो कच्ची सब्जियाँ नहीं खाते, वे भी खाने की आदत डाल सकें।

कुछ टिप्स

सलाद-सज्जा को केवल मेहमानों के लिए ही नहीं, अपने दैनिक भोजन की मेज के लिए भी अपनाना चाहिए।

मिठाई दिलबहार

दिलबहार एक सदाबहार मिठाई है।

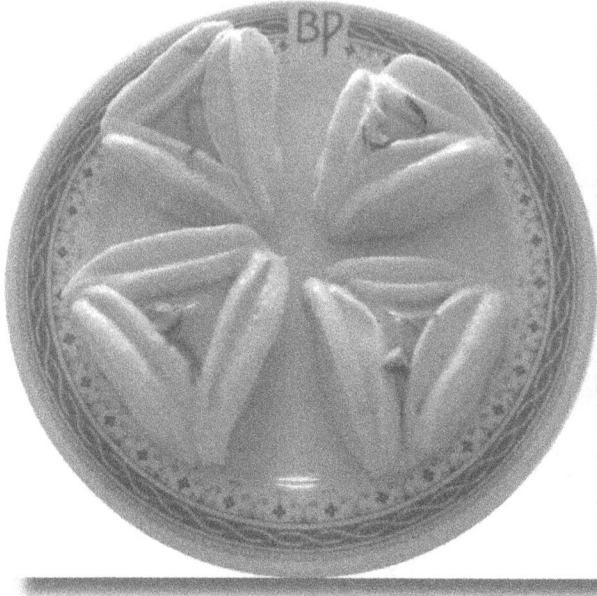

सामग्री

250 ग्राम छेना
200 ग्राम खोआ
300 ग्राम चीनी
1 चम्मच सूजी
कतरे हुए मेवे
इलायची
1 बड़ा चम्मच घी

मिठाई दिलबहार

fof/k

एक लीटर भैंस के दूध को नींबू से फाड़कर छेना तैयार करें। यह 250 ग्राम के लगभग निकल आयेगा। इसे भारी पत्थर के नीचे दबाकर पहले जमा लें। फिर गसलाकर उसमें एक चम्मच सूजी मिलायें। 300 ग्राम चीनी में से 100 ग्राम अलग निकालकर पीसकर रख लें। शेष 200 ग्राम चीनी की एक तार की चाशनी बनायें। अब इसमें छेने की टिकिया बनाकर डाल दें और तक तक पकने दें, जब तक कि चीनी जमने के लायक गाढ़ी न हो जाये। इसके बाद टिकिया कड़ाही से निकालकर अलग-अलग फैला दें। ठण्डी होने पर ये सूख जायेंगी। तब इन्हें मध्य से काटकर दो भागों में कर लें।

कड़ाही में एक बड़ा चम्मच घी डालकर खोआ मन्दी आँच पर भूनें। कतरे हुए मेवे, इलायचीदाना मिलाकर उतारें व पिसी हुई 100 ग्राम चीनी मिलाकर चला दें।

अब छेने की टिकियों के दानों भाग उठायें, बीच में यह खोआ मिश्रण भरकर दोनों भागों को परस्पर दबा दें। मेहमानों के लिए एक नये ढंग की स्वादिष्ट व आकर्षक दिखने वाली मिठाई तैयार है।

कुछ टिप्स

दिल के आकार की यह मिठाई बिना दूध के मिश्रण वाले भरावन के भी स्वादिष्ट लगती है।

तिरंगी टिक्की

यह मिठाई खाने और देखने में अत्यन्त अनोखी है।

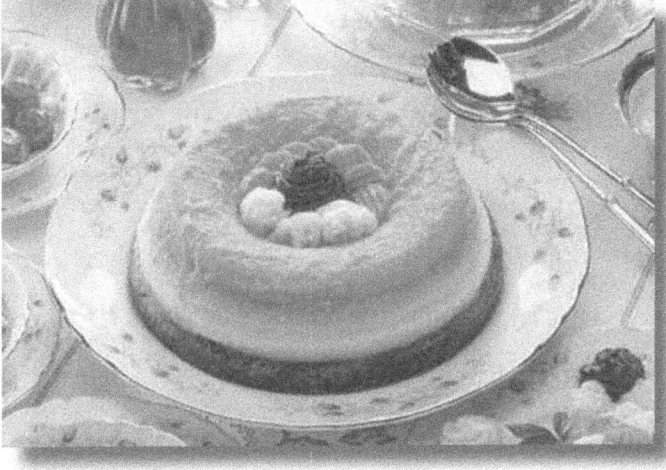

तिरंगी टिक्की

सामग्री

8 स्लाइस डबल रोटी

1 प्याला दूध

200 ग्राम दूध का छेना

250 ग्राम चीनी

कुछ दाने चैरी मुरब्बा के

घी तलने के लिए

fof/k

डबल रोटी के किनारों का लाल भाग खुरचकर इन्हें गोल आकृति में मध्य से काट लें। एक थाली में दूध फैलायें। साथ ही कड़ाही में घी गरम करें। डबल रोटी का एक-एक टुकड़ा दूध में उलट-पुलट कर पूरा गलने से पहले निकाल लें व उसे कड़ाही में तेज आँच पर तल लें। अब इन तले हुए टुकड़ों को चाशनी में डालकर निकाल लें।

बची हुई चाशनी में दो चम्मच दूध डालकर फिर आँच पर चढ़ायें। मैल अलग हो जाने पर छान लें। फिर छेने की गोल-गोल टिकिया (डबल रोटी की गोल टिक्की से लगभग आधी) बनाकर इसे चाशनी में पका लें। चाशनी जमने लायक हो जाये, तो उतार कर टिकियों को तुरन्त डबल रोटी को तली हुई टुकड़ियों पर जमा दें। ठण्डी होने पर वे जम जायेंगी। इसलिए गरम रहते ही छेने की टिकियों के ऊपर एक-एक चैरी का दाना भी रख दें। टिकियों के ठण्डे होने पर तीनों भाग परस्पर जुड़ जायेंगे। अब इन्हें उठाकर प्लेट में सजा लें।

कुछ टिप्स

चैरी के मुरब्बे के स्थान पर डब्बाबन्द अनन्नास का भी प्रयोग कर सकती हैं।

छेना मुरगी

केवल छेना की यह मिठाई बड़ी स्वादिष्ट होती है।

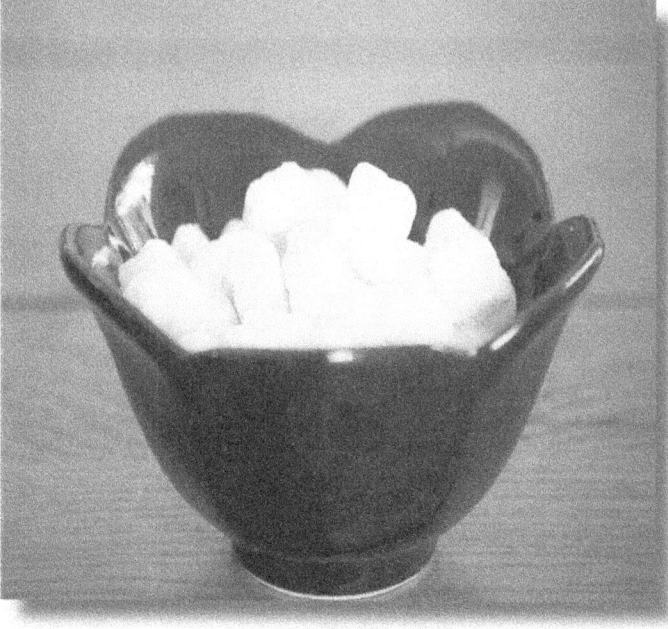

छेना मुरगी

1kexh

2 लीटर दूध
500 ग्राम चीनी
कुटी हुई इलायची

fof/k

भैंस का खालिस दूध लेकर उसे दो नींबू के रस से फाड़ लें। कपड़े में छानकर पानी निचोड़ें, फिर जमाकर भारी चपटे पत्थर से दबा लें। थाली-सी जम जाने पर चाकू पर छोटी-छोटी टुकड़ियाँ काटें व कपड़े पर फैला दें ताकि पानी सूख जाये।

अब चीनी की एक तार की चाशनी पकायें। उसमें सभी टुकड़ियाँ और कुटी हुई इलायची डाल दें। पहले मध्यम व फिर मन्दी आँच पर, तब तक पकने दें, जब तक कि चाशनी फिर जमने लायक न हो जाये। उसके बाद उतारकर चलाती रहिए ताकि छेने की मिठाइयाँ या छेना मुरगी का एक-एक दाना सूखकर अलग-अलग हो जाये। केवल छेने की यह मिठाई बड़ी स्वादिष्ट होती है। इसे गहरे रंग की सुन्दर-सी प्लेट में सजाकर परोसें।

कुछ टिप्स

घर मे पनीर न बनाना चाहें तो बाजार से भी पनीर खरीद सकती हैं।

कोकोनट बरफी

नारियल का अनोखा स्वाद और खुशबू किसी भी डिश का स्वाद बढ़ा देते हैं। नारियल पसन्द करने वालों के लिए यह खास मिठाई है।

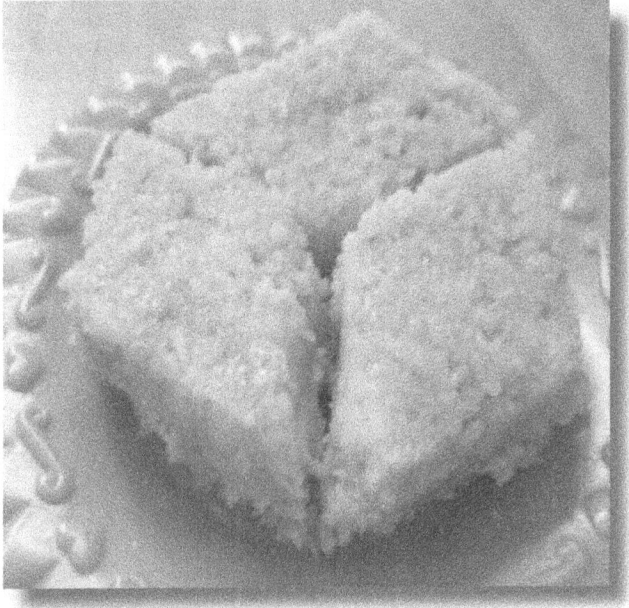

कोकोनट बरफी

1kexh

1 मध्यम आकार का कच्चा नारियल
½ किलो खोआ
1 किलो चीनी
1 बड़ी चम्मच घी

fof/k

नारियल को छीलकर कद्दूकस कर लें। खोये को एक अलग कड़ाही में डालकर मन्दी आँच पर थोड़े घी में भून लें। लाल न होने पाये।

दूसरी कड़ाही में चीनी की चाशनी चढ़ा दें। एक तार निकलने पर इसमें किसा हुआ नारियल छोड़ दें और पकायें। जब चाशनी फिर गाढ़ी होकर तीन तार छोड़ने लगे यानी जमने लायक हो जाये, तब खोआ डालकर उतार लें और खूब चलायें। फिर एक थाली में घी चुपड़ कर मिश्रण उसमें पलटें व जमा दें। ठण्डी होकर बरफी जम जायेगी। चाकू से इसकी टुकडियाँ काट लें। इसे भी गहरे रंग की प्लेट में सजाना चाहिए। साथ में गुलाब की पत्तियाँ सजा सकती हैं।

हाँ, कच्चा नारियल न होने पर आप सूखा नारियल किस करके प्रयोग में ला सकती हैं। उसे चाशनी में पकाने की जरूरत नहीं रहेगी। खोये के साथ सीधा गाढ़ी चाशनी में मिलाकर जमा सकती हैं।

कुछ टिप्स

इस बरफी को व्रत में भी खा सकते हैं।

रस बड़ा

'रसबड़ा' गुलाबजामुन या रसगुल्ले से अलग प्रकार की मिठाई होती है।

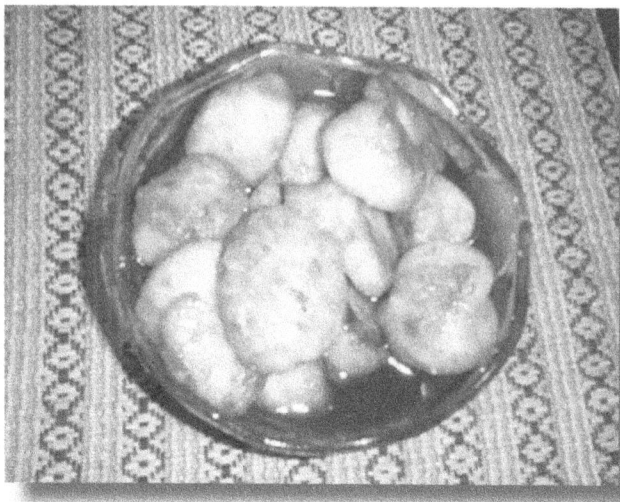

रस बड़ा

1kexh

250 ग्राम उड़द की दाल
500 ग्राम खोआ
500 ग्राम चीनी
कतरे हुए मेवे
तलने के लिए घी

fof/k

उड़द की दाल को पीसकर आटा बना लीजिए या रात को भिगोकर सुबह पीसकर पीठी बना लीजिए। पीठी, मेवे और खोआ को मिलाकर गोल-गोल बड़े बनाकर बीच में छेद कीजिए और कड़ाही में घी गरम करके तल लीजिए। आँच मन्दी रखनी चाहिए कि बड़े ठीक से सिक जायें।

अब चीनी की एक तार की चाशनी बनाइए और गरम-गरम बड़े उसमें छोड़ती जाइए। बड़ों के मध्य जो छेद हैं, उनमें एक-एक काजू भर कर प्लेट में सजाइए। चाहें तो प्लेट के बीच अतिरिक्त काजू भी सजा सकती हैं।

मूँग की बरफी

धुली हुई मूँग की दाल से बनी बरफी पीले रंग की होती है और साबुत मूँग से बनी बरफी हरे रंग की होती है।

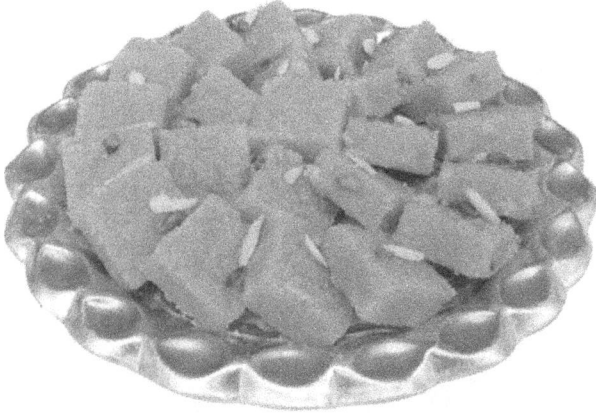

मूँग की बरफी

1kexh

250 ग्राम साबुत मूँग
250 ग्राम खोआ
250 ग्राम घी
500 ग्राम पिसी हुई चीनी
कतरे हुए मेवे
इलायची दाना

fof/k

मूँग को साफ करके दरदरा आटा पिसा लीजिए। कड़ाही में घी डालकर यह आटा मन्दी आँच पर भूनिए। जब घी अलग छोड़ने लगे, तो खोआ डालकर पाँच मिनट और भूनिए। उतारकर कतरे मेवे, इलायची दाना और पिसी हुई चीनी मिलाइए और थाली में जमा दीजिए। जम जाने पर टुकड़ियों को काटकर प्लेट में सजाइए।

कुछ टिप्स

इस तरह की हरे रंग की बरफी पिस्ते की भी बनायी जाती है। पर आजकल पिस्ता अधिक महँगा होने से आप पिस्ते के दाने इस बरफी के ऊपर ही सजा सकती हैं। धुली हुई दाल के आटे की बरफी बनायें, तो मीठा हरा रंग इस्तेमाल किया जा सकता है। लेकिन रंग डालने की बजाय छिलके वाली दाल का प्राकृतिक रंग ही आप रखें, तो अच्छा रहेगा।

शाही टोस्ट

शाही टोस्ट अत्यन्त आसानी से बनायी जाने वाली मिठाई है।

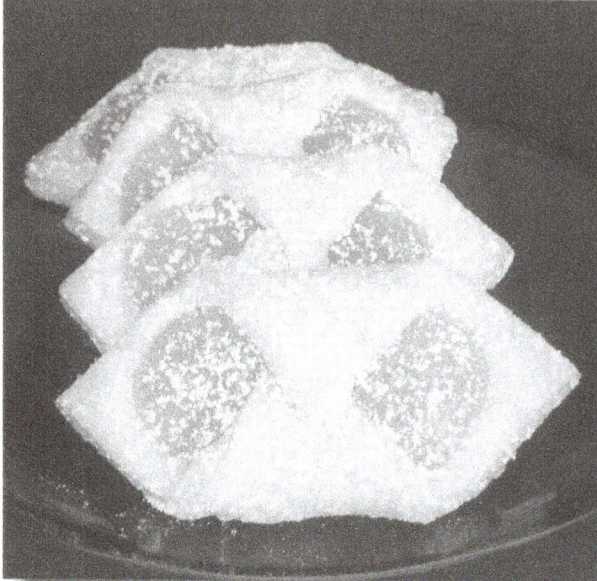

शाही टोस्ट

1kexh

8 डबल रोटी के बड़े स्लाइस
6 चम्मच चीनी
½ लीटर दूध
1 टुकड़ा नारियल
8 दाने चैरी मुरब्बा
चुटकी भर पीला रंग
तलने के लिए घी

fof/k

तेज छुरी से डबलरोटी के सात टुकड़ों को बरफी की टुकडी की तरह लम्बी आकृति में काटिए। इन्हें कड़ाही में घी डालकर तलिए व गुलाबी होने से पहले निकाल लीजिए। आठवाँ टुकड़ा किसी शीशी के ढक्कन से गोल काटिए। इसे भी तल लीजिए।

दूध को कड़ाही में औटांकर रबड़ी बनाइए। चीनी मिलाकर किसा हुआ नारियल मिलाइए व उतार लीजिए। एक बड़ी प्लेट में सात बड़े स्लाइस चित्र में दिखाये अनुसार एक सितारे की शक्ल में जमाइए, मध्य में गोल टुकड़ा रखकर आकृति बराबर कर लीजिए। अब सातों स्लाइसों के ऊपर किनारों पर दो-दो सेण्टीमीटर स्थान छोड़कर रबड़ी फैलाइए। उसी आकृति में अब दो छोटी चम्मच भर चीनी, दो चम्मच पानी और पीला मीठा रंग मिलाकर पकाइए। उतारकर एक डण्डी की मदद से सफेद रबड़ी के चारों ओर यह पीली धारी बनाइए। फिर हर टोस्ट के ऊपर मध्य भाग में एक चैरी का दाना सजा दीजिए।

कुछ टिप्स

प्लेट के खाली भागों में हरे कागज की कटावदार पत्तियाँ सजाकर आप इस खूबसूरत प्लेट को और खूबसूरत बना सकती हैं। मेहमान देखते ही रह जायेंगे।

गाजर का हलवा

जाड़े के मौसम में गाजर बहुतायात से उपलब्ध होती है। यह काफी सस्ती भी होती है, जबकि पौष्टिकता में यह सबसे अधिक गुणकारी है। दूध के साथ मिलकर गाजर की पौष्टिकता और भी बढ़ जाती है और स्वादिष्ट नाश्ता सभी पसन्द भी करते हैं।

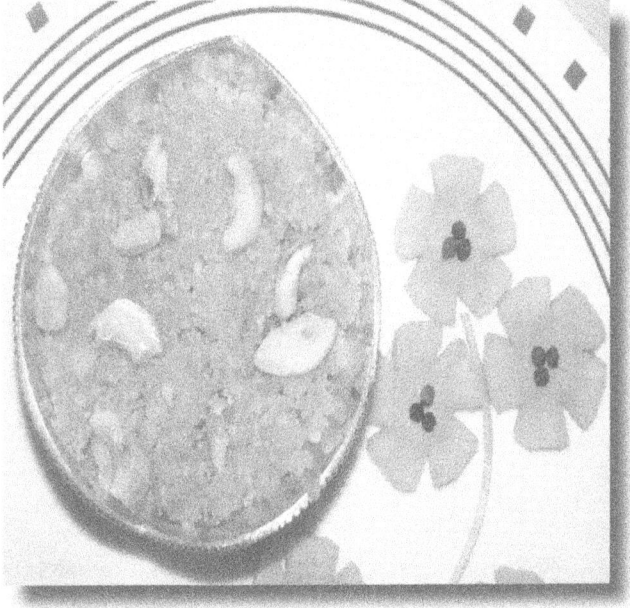

1 kexh

1 किलो गाजर
1 लीटर दूध
2 चम्मच घी/मक्खन
चीनी (स्वादानुसार)
1 कप किशमिश, काजू, बादाम

गाजर का हलवा

fof/k

एक किलो गाजर लेकर उनके रोयें आदि साफ करके पहले अच्छी तरह धो लें। फिर उन्हें कद्दूकस में कस लें। एक लीटर दूध में डालकर आग पर चढ़ायें। पहले तेज आँच पर चार-पाँच उबाल आने दें, फिर मध्यम आँच पर पकने दें। अन्त में चीनी डालकर मन्दी आँच पर पकायें। घी या मक्खन इच्छानुसार डाल सकती हैं। पानी और दूध सूख जाने पर थोड़ी देर मन्दी आँच पर भूनें, फिर प्लेट में निकाल कर किशमिश और बादाम की गिरियों से या चित्र के अनुसार किशमिश और काजू से सजायें। सज्जा में फूलों, बेलों के छिजाइन इस स्वादिष्ट प्लेट का आकर्षण और बढ़ा देंगे। इस ट्रे नुमा लम्बी प्लेट के साथ फिर मनी-प्लाण्ट की बेल भी जरा सजाकर देखिए तो!

कुछ टिप्स

गाजर विटामिन 'ए' का मुख्य स्रोत है।

सूजी का हलवा

नाश्ते के लिए जल्दी बनने वाला यह एक मीठा पौष्टिक व्यंजन है।

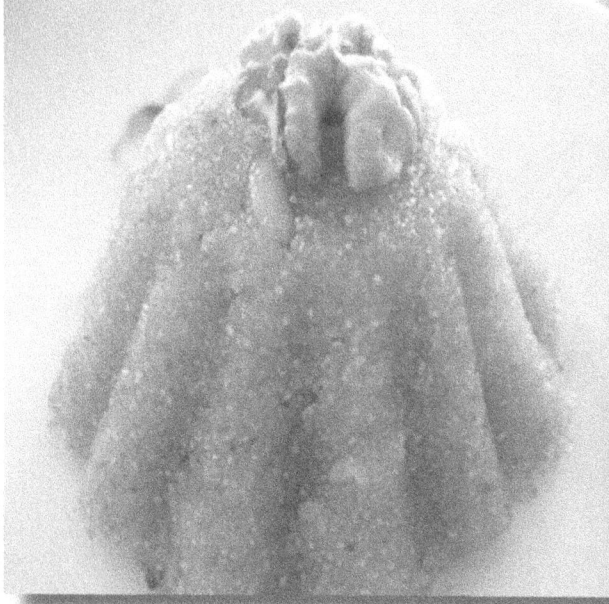

सूजी का हलवा

1kexh

1 कप सूजी
2 चम्मच घी
2 कप चीनी
कुछ इलायची के बीज
कुछ किशमिश

fof/k

पहले चीनी में पानी मिलाकर गरम कीजिए। एक उबाल आने पर चाशनी को छानकर समीप रख लीजिए। अब कड़ाही में इतना घी डालिए कि सूजी डूब भर सके। सूजी को मन्दी आँच में गुलाबी होने तक भूनिए। जब घी अलग होने लगे, तो आँच धीमी करके चाशनी छोड़िए और फिर एकदम आँच तेज करके हलवे को जल्दी-जल्दी चलाइए। इलायची दाने और किशमिश बनते समय ही छोड़िए ताकि किशमिश फूल जाये और इलायची से हलवा सुगन्धित हो जाये। चाहें तो केसर डाल कर केसरिया भी बना सकती हैं।

हलवे को अब प्लेटों में डालकर ऊपर से कतरे मेवों से सजाइए। नाश्ते के लिए जल्दी बनने वाला यह एक मीठा पौष्टिक व्यंजन है।

कुछ टिप्स

सूजी की जगह मूँग की दाल का आटा भून कर दाल का हलवा भी इसी तरह बना सकती हैं। पर भीगी दाल की ताजी पिसी पीठी भून कर बनाया गया दाल का हलुवा अधिक स्वादिष्ट होगा। दाल-पीठी मन्दी आँच पर थोड़ा-थोड़ा घी डाल कर देर तक भूनना चाहिए।

आइसक्रीम

आइसक्रीम कई प्रकार से बनायी जाती है। यहाँ तीन अच्छे फार्मूले दिये जा रहे हैं:

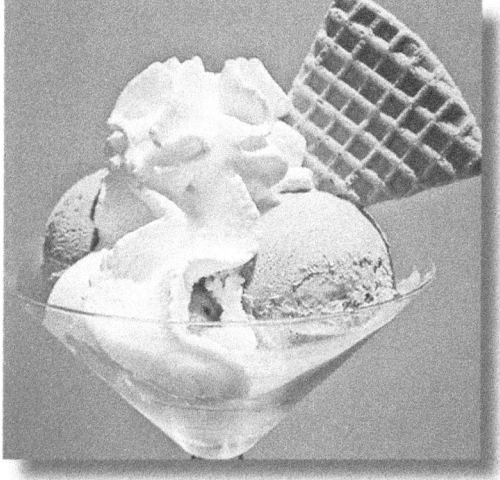

1 kexh

½ लीटर दूध
कस्टर्ड पाउडर
½ किलो चीनी
2–3 अण्डे
100 ग्राम क्रीम
कॉफी/चॉकलेट पाउडर
चुटकी भर नमक
1 चम्मच जिलेटिन

आइसक्रीम

fof/k

फार्मूला 1: आधा लीटर दूध में आधा पैकेट कस्टर्ड पाउडर से कस्टर्ड बनाइए। ठण्डा कीजिए। एक बड़े आम का गूदा मथकर या चार छोटे आमों का रस निकालकर मिलाइए। एक चम्मच जिलेटिन दो चम्मच गरम पानी में घोलकर उसे ठण्डा कीजिए व इस मिश्रण में मिला दीजिए। अन्दाज से चीनी मिलाकर फेंटिए और फ्रिज में जमने के लिए रख दीजिए। एक घण्टे बाद निकालिए। 100 ग्राम मलाई फेंटकर या क्रीम मिलाइए, पूरे मिश्रण को दोबारा फेंटिए व जमने के लिए फ्रिज में रख दीजिए।

फार्मूला 2: एक कप कॉफी बनाकर ठण्डी कीजिए या चॉकलेट पाउडर घोलकर ठण्डा कीजिए। एक कप मलाई पहले से तैयार रखिए। तीन अण्डे की जर्दी लेकर उन्हें हल्का फेंटिए। एक कप चीनी और चुटकीभर नमक मिलाकर इसमें आधा कप मलाई और कॉफी या चॉकलेट का घोल मिलाइए और फेंटिए। इस मिश्रण को भाप में पका लीजिए। ठण्डा करके शेष आधा कप मलाई मिलाइए व फिर फेंटिए। अब फ्रिज में जमने के लिए रख दीजिए।

फार्मूला 3: आधे लीटर दूध में दो अण्डों की जर्दी फेंटकर कस्टर्ड बनाइए। चीनी मिलाकर ठण्डा कीजिए। 100 ग्राम क्रीम फेंटकर मिलाइए। पूरे मिश्रण को फिर फेंटिए। एक चम्मच जिलेटिन को दो चम्मच गरम पानी में घोलकर ठण्डा कीजिए और मिश्रण में मिला दीजिए। फ्रिज में रखिए। एक घण्टे बाद तीन चौथाई जम जाने पर बाहर निकालिए। अण्डे की बची हुई सफेदी फेंटकर इसमें मिलाइए और आइसक्रीम को दोबारा फेंटिए। अब फिर जमने रख दीजिए। डेढ़-दो घण्टे बाद बढ़िया आइसक्रीम तैयार मिलेगी।

आइसक्रीम को कपों में डालकर 'क्रेप वैफर्स' के साथ सजाकर परोसिए।

कुछ टिप्स

ठण्डी आइसक्रीम पर चॉकलेट सिरप डाल
कर परोसें।

कुल्फी

गरमी के मौसम में ठण्डी कुल्फी खाने का मजा ही अलग होता है।

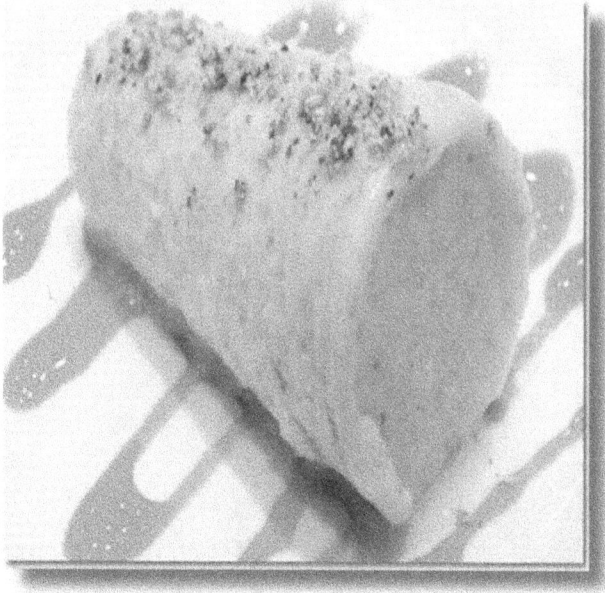

कुल्फी

1 kexh

1 लीटर दूध
½ कप चीनी
½ कप मेवे (कटे हुए)
1 चम्मच गुलाब जल
½ नींबू

fof/k

एक लीटर दूध को औटाकर मन्दी आँचपर इतना गाढ़ा करें कि आधा रह जाये। या एक कप दूध और एक कप फेंटी हुई मलाई मिला लीजिए। इसमें आधा कप चीनी, कतरे मेवे, दो चम्मच गुलाब-जल या कुछ बून्द एसेंस मिलाइए। छोटा नींबू आधा या बड़ा एक चौथाई निचोड़कर मिलाइए फिर मिश्रण को साँचों में भरकर गुँथे आटे या मैदे से सील करके फ्रिज में रख दीजिए। (नींबू का रस मिलाने से 'क्रिस्टल्स' नहीं आयेंगे) कुछ समय बाद बढ़िया कुल्फी तैयार मिलेगी। फ्रिज न हो तो एक मटकी में बर्फ के टुकड़े भरकर नमक डाल दें व बर्फ के बीच कुल्फी के साँचे दबा दें। कुछ समय बाद मटकी को पकड़कर बार-बार हिलाइए। कुल्फी जम जायेगी।

कुछ टिप्स

कुल्फी बनाते समय कण्डेंस दूध डालने से कुल्फी गाढ़ी जमती है।

समोसा

समोसा उत्तरी-भारत का एक मशहूर नाश्ता है।

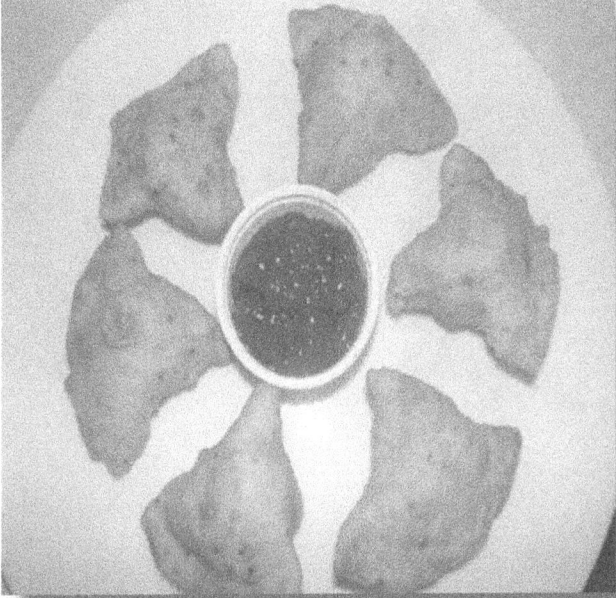

समोसा

1kexh

ऊपरी परत के लिए:
1 कप मैदा
गूँथने के लिए पानी
2 चम्मच तेल
¼ चम्मच अजवाइन (इच्छानुसार)
नमक (स्वादानुसार)
भरावन के लिए:
3-4 उबले, छिले व मथे हुये आलू
½ कप उबली हुई हरी मटर
1-2 बारीक कटी हुई हरी मिर्च
½ चम्मच कटा हुआ अदरक
1 चम्मच कटा हुआ हरा धनिया
कुछ काजू और किशमिश (इच्छानुसार)
½ चम्मच गरम मसाला
नमक, लाल मिर्च और अमचूर (स्वादानुसार)

fof/k

आटे में नमक अजवाइन, तेल आदि मिलाकर नरम आटा गूँथ लें। इसे गीले कपड़े से ढककर 15-20 मिनट के लिए रख दें। एक कटोरे में आलू और सभी मसाले अच्छी तरह मिला लें। उसमें उबली हुई मटर, काजू और किशमिश भी मिला दें। अन्त में हरा धनिया मिलायें और इस भरावन को एक ओर रख दें। आटे की छोटी लोई तोड़कर उसे 4-5 इंच की बेल लें। इसे बीच में से काटकर दो अर्ध भाग बना लें। एक अर्ध भाग उठाकर उसे कोन की तरह मोड़ लें। कोने चिपकाने के लिए पानी का प्रयोग करें। इस कोन मे एक चम्मच भरवान भरकर समोचे के आकार में सभी कोने पानी से चिपका दें। कड़ाही में तेल गरम करके हल्की आँच पर समोसे तल लें। समोसे हरी चटनी और इमली की चटनी के साथ परोसें।

कुछ टिप्स

समोसे को ज्यादा पौष्टिक बनाने के लिए उसमें आलू के साथ अन्य सब्जियाँ भी डालें।

फ्रूट क्रीम

भोजन के बाद ठण्डी फ्रूट क्रीम खाने का मजा ही कुछ और होता है।

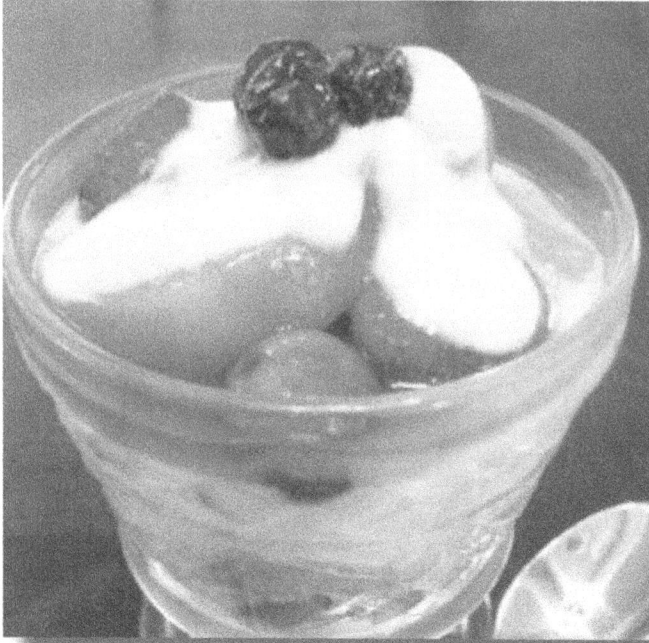

फ्रूट क्रीम

1kexh

1 कप फेंटी हुई क्रीम

1 कप मिले-जुले फल (कटे हुए)

1 चम्मच गुलाबजल

1 चम्मच छिले हुए बादाम

5-6 चेरी

fof/k

मौसम के अनुसार तथा आसानी से पाये जानेवाले फलो को चुनें जैसे कि पपीता, आम, लीची, अंगूर आदि। इन सभी फलों को धोकर बीजवाले फलों में से बीज निकालकर, उन्हें छोटे-छोटे टुकड़ों में काटें। फिर दूध से बना हुआ ताजा क्रीम या बाजार से क्रीम खरीदकर, उसे फलों के साथ मिलायें। कुछ देर फ्रीज़र में रखें। सजावट के लिए सलाद के ऊपर चेरी सा स्ट्रोबेरी लगायें और काँच के छोटे बर्तन में परोसें।

कुछ टिप्स

फ्रूट क्रीम को विशिष्ट काँच के कपों में ही परोसें।

पोटैटो चॉकलेट पुडिंग

आलू और चॉकलेट की यह पुडिंग अनोखी है।

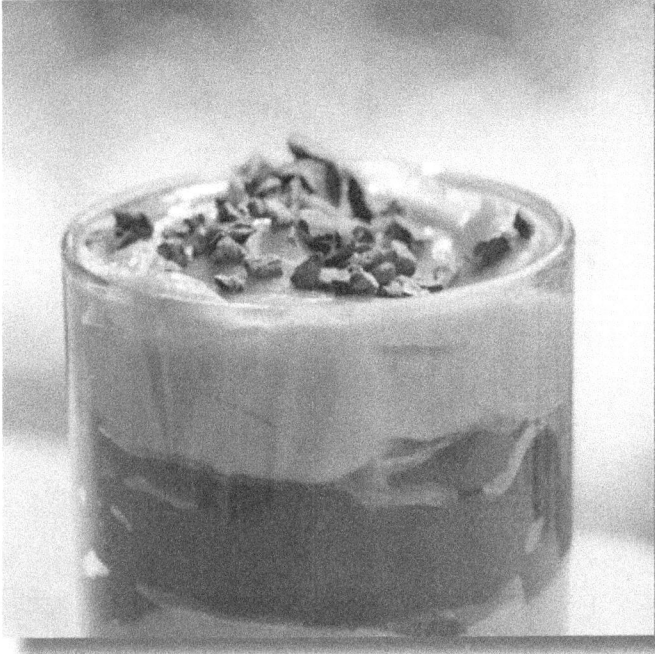

पोटैटो चॉकलेट पुडिंग

1kexh

125 ग्राम आलू

2 अण्डे

25 ग्राम कुकिंग चॉकलेट

60 ग्राम मक्खन

3 छोटे चम्मच कार्नफ्लोर

¼ छोटी चम्मच बेकिंग पाउडर

2 इलायची

कतरे हुए मेवे

चैरी (अन्दाज से)

fof/k

आलू उबालकर छीलिए और मसल लीजिए। चॉकलेट और कार्नफ्लोर थोड़े पानी में फेंटकर दूध मिलाइए। अण्डों को फेंटकर थोड़ा-थोड़ा करके मिलाइए और फेंटती जाइए। चीनी मिला लीजिए। अब मक्खन और कुचले हुए आलू भी मिला लीजिए। कतरे मेवे, कुटी इलायची मिलाइए और यह मिश्रण एक बन्द डिब्बी में भरकर भाप में पकाइए। कुकर में दो कप पानी डालिए। ग्रिड (जाली) रखकर उस पर पुडिंग की डिब्बी रखिए। कुकर बन्द कर प्रेशर आने के बाद 20 मिनट तक पकाइए। ओवन में बेक भी कर सकती हैं। तैयार हो जाने पर निकालकर चैरी से सजाइए।

कुछ टिप्स

इस पुडिंग को ओवन में बेक भी कर सकते हैं।

फूल मठरी

स्वाद में भी वही मठरी, पर मेज की शोभा।

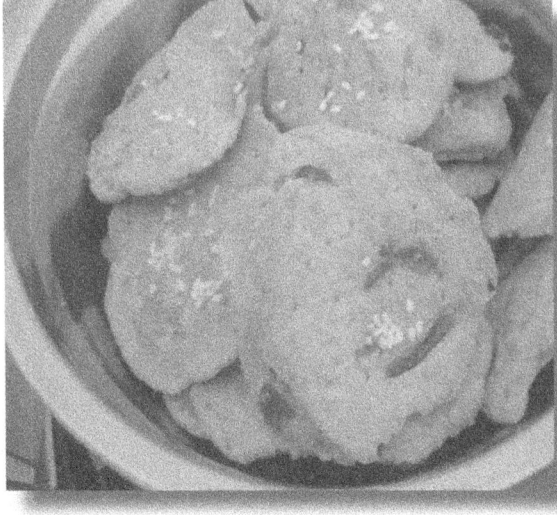

फूल मठरी

1kexh

250 ग्राम मैदा
2 बड़ी चम्मच घी (मिलाने के लिए)
1 बड़ी चम्मच अजवाइन
नमक (स्वादानुसार)
घी तलने के लिए

fof/k

मैदा में नमक मिलाक छलनी से छानिए। अजवाइन और दो बड़ी चम्मच घी मिलाकर मसलिए। फिर ठण्डे पानी का छींटा देकर कड़ा गूँथिए और गीले कपड़े से लपेटकर आधा घण्टा रख दीजिए।

दोबारा मसलकर आटे को मुलायम कीजिए। फिर इसकी चने से लेकर अखरोट तक के आकारों में चार तरह की छोटी-बड़ी गोलियाँ बनाइए। पहले बड़ी गोली लेकर एक पूरी बेलिए। फिर उस से छोटी, और छोटी और सबसे छोटी भी बेल लीजिए। बड़ी पूरी के मध्य भाग में पानी लगाकर उससे छोटी पूरी उस पर रखिए। इसी तरह पानी लगाकर चारों एक के ऊपर एक रखिए व मध्य भाग से दबाकर परस्पर चिपका दीजिए। अब चाकू लेकर गोलाई मे छः जगह चीरा (किनारों पर) लगाइए कि चित्र के अनुसार फूल की पंखुडियाँ अलग हो जायें। ध्यान रहे, मध्य में चारों टिकियाँ जुड़ी रहनी चाहिए। इन पंखुड़ियों को अब हाथ से पकड़कर थोड़ा ऊपर की ओर मोड़ दीजिए। फूल की शक्ल में मठरी बन जायेगी। इसी तरह सारी मठरियाँ बना लें।

कड़ाही में तलते समय इन्हें औंधा छोड़िए और सिक जाने पर ही सीधा पलटिए। इस तरह सभी पंखुड़ियों के भीतर तक मठरी सिक जायेगी। हल्की लाल होने पर निकाल लें।

प्लेट में रखते समय इन्हें हरी पत्तियों या कागज की कटी हुई हरी पत्तियों के साथ सजाइए। बहुत सुन्दर लगेंगी।

कुछ टिप्स

मठरी मन्दी आँच पर ही ठीक सिकेंगी।

निमकी

निमकी चाय और कॉफी दोनों के ही साथ खाने में स्वादिष्ट लगती है।

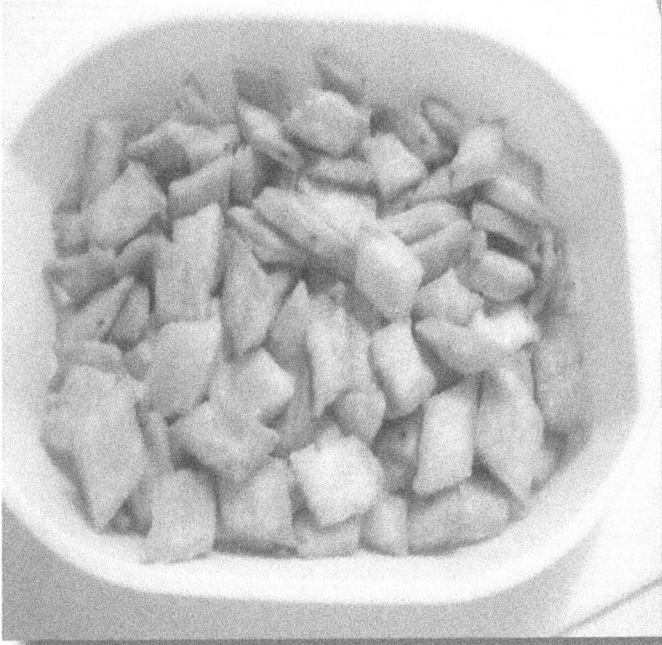

निमकी

1kexh

4 बड़ी चम्मच बेसन
4 बड़ी चम्मच चावल का आटा
1 बड़ी चम्मच दही
चुटकी भर बेकिंग पाउडर
नमक, मिर्च, गरम मसाला,
अमचूर, धनिया (स्वादानुसार)
तलने के लिए घी/तेल

fof/k

बेसन और चावल का आटा मिलाकर बेकिंग पाउडर मिलाइए व छलनी से छानिए। दही, नमक और थोड़ा पानी मिलाकर फेंटिए। घण्टा भर रख छोड़िए कि कुछ फूल जाये। कतरी हुई हरी मिर्च, हरा धनिया, अमचूर, गरम मसाला, लाल मिर्च (यदि तीखी मिर्च पसन्द हो) और सूखा कुटा हुआ धनिया मिलाकर फेंटिए। अब कड़ाही में घी या तेल गरम कीजिए। एक मोटे कपड़े के मध्य भाग में एक छोटा छेद बनाइए। इस टुकड़े में घोल डालकर इस पोटली से कड़ाही में जलेबी की तरह निमकी छोड़िए और उलट-पुलट कर तल लीजिए।

प्लेट में मूली, प्याज, गाजर की चकलियाँ और उबले आलुओं के गोल टुकड़ों के साथ सजाइए। चाहे तो सलाद और चटनी दोनों साथ परसिए या केवल सलाद अथवा चटनी के साथ गरम-गरम खाने के लिए दीजिए।

कुछ टिप्स
निमकी का स्वाद गरमागरम खाने में है।

कलमी बड़ा

करारे कलमी बड़े बड़े बेहद जायकेदार होते हैं।

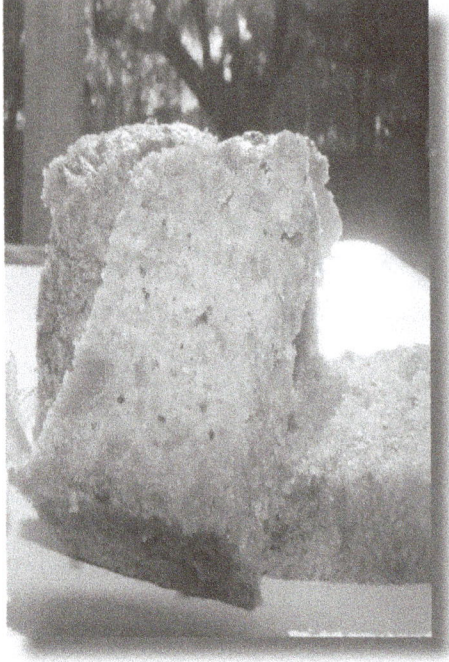
कलमी बड़ा

1kexh

200 ग्राम साबुत मूँग की दाल

नमक, मिर्च, धनिया, अमचूर और गरम मसाला
(स्वादानुसार)

हरी मिर्च

घी/तेल (तलने के लिए)

fof/k

मूँग की छिलके वाली दाल रात को पानी में भिगोइए। सुबह धोकर छिलका उतारिए व सिल पर पीस लीजिए। महीन नहीं, जरा दरदरी पीसें। इसमें अन्दाज से नमक-मिर्च, पिसा हुआ धनिया, अमचूर और गरम मसाला मिलाइए। कतरा हुआ हरा धनिया और कतरी हुई हरी मिर्च भी मिला सकती हैं।

पीठी को मसाले के साथ फेंटिए और लम्बे रोल बनाकर घी या तेल में तल लीजिए। पूरा लाल होने से पहले निकालिए। फिर चाकू से इनकी चकलिया काटिए और इन्हें दोबारा तलिए। कुरकुरे कलमी बड़े तैयार हैं। इन्हें भी सलाद और चटनी के साथ परोसिए।

कुछ टिप्स
दाल का घोल पीसने से पहले मूँग दाल में थोड़ी-सी चना दाल भी मिला लें, बड़ों का स्वाद दोगुना हो जायेगा।

केले-साबूदाने की टिकियाँ

केले और साबूदाना दोनों ही हल्के एवं सुपाच्य खाद्य-पदार्थ हैं।

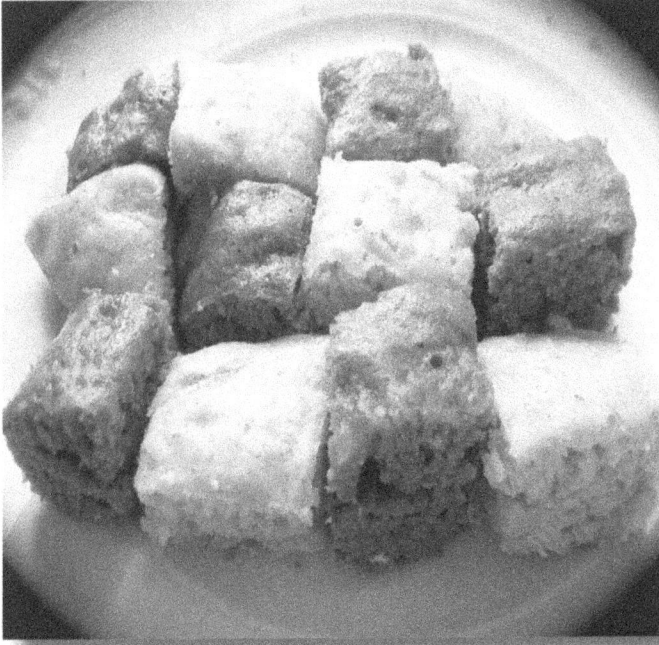

केले-साबूदाने की टिकियाँ

1kexh

4 बड़े कच्चे केले
1 कप साबूदाना
½ कप मूँगफली दाना
नमक, हरी मिर्च,
हरा धनिया (स्वादानुसार)
घी (तलने के लिए)

fof/k

कच्चे केलों को बिना छीले उबालिए। साबूदाना एक घण्टा पूर्व भिगोकर रखिए। मूँगफली को दरदरा कूट लीजिए। अब भीग कर फूला हुआ साबूदाना, कुचले हुए कच्चे केले, कुटी मूँगफली, कतरी हुई हरी मिर्च, हरा धनिया तथा नमक मिलाइए। इस मिश्रण की गोलियाँ बनाकर हाथ से चपटी कर टिकिया बनाइए। फिर भारी तवे पर घी डाल कर आलू की टिकिया की तरह मन्दी आँच पर तल लीजिए। यह एक स्वादिष्ट व पौष्टिक फलाहारी व्यंजन है।

कुछ टिप्स

साबूदान 'सागो पाम' के पौधे से बनाया जाता है।

फ्रूट चाट

फलों की चाट एक पौष्टिक नाश्ता है। इसे कभी भी खाया जा सकता है।

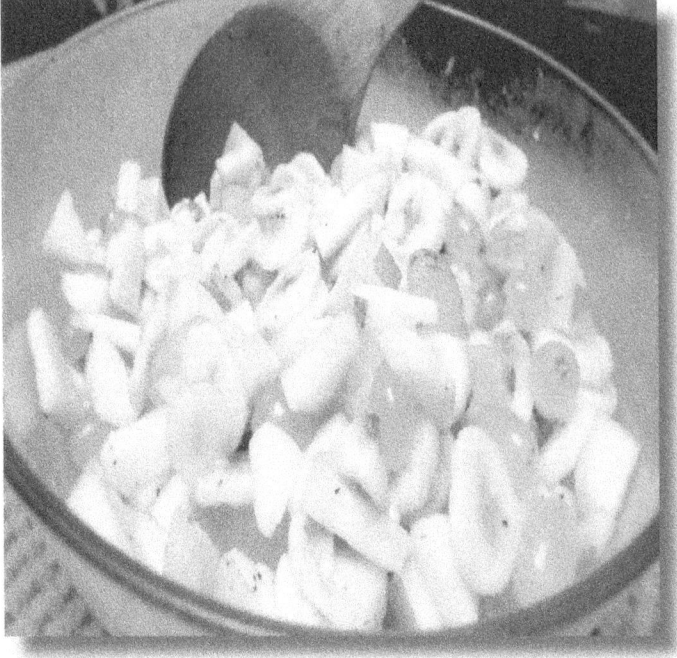

फ्रूट चाट

1kexh

2 कप कटे मिले जुले फल
नमक (स्वादानुसार)
काला नमक (स्वादानुसार)
1 चम्मच भूने जीरे का पाउडर
¼ चम्मच काली मिर्च
¼ चम्मच चाट मसाला
1 नींबू

fof/k

इसके लिए सर्वप्रथम आपको जो भी फल पसन्द हों, उन्हें चुने। जैसे-सन्तरा, पपीता, केला, अमरूद, अनन्नास, सेब, उबले हुए आलू, इत्यादि। स्वाद के लिए नमक, काली मिर्च, भुना हुआ जीरा, गोल मिर्च पाउडर और थोड़ा चाट मसाला छिड़कें। एक ग्लास प्लेट या कटोरे में सजायें और परोसें।

कुछ टिप्स

गरमियों में फ्रूट चाट का मजा ही कुछ और है और यह एक हल्का एवं स्वाथ्यय के लिए अच्छा नाश्ता है।

सैण्डविच

इंग्लैण्ड में सैण्डविच शहर के जागीरदार ने सर्वप्रथम अपने लिए सैण्डविच बनवाया था। उन्हीं के नाम पर इस डिश का नाम सैण्डविच पड़ गया।

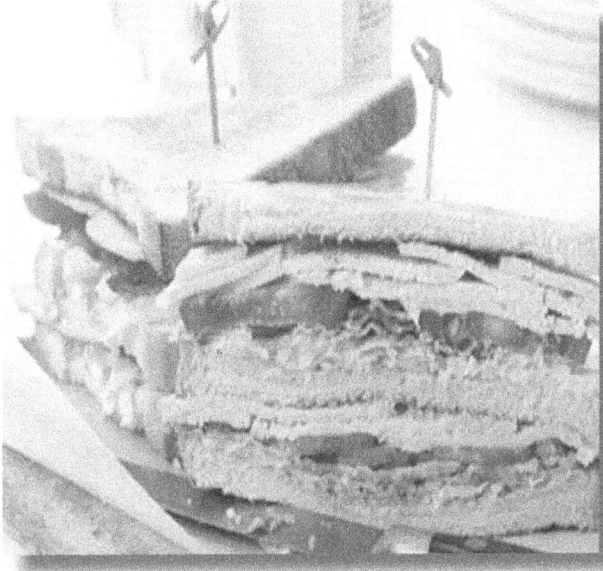
सैण्डविच

1kexh

1 सम्पूर्ण ब्रेड
गोल कटे हुए टमाटर और खीरे
टमाटर सॉस
पुदीने की चटनी
फ्रेंच ड्रेसिंग
सलाद के पत्ते
मूली के टुकड़े
उबले हुए अण्डे

fof/k

ब्रेड को त्रिकोण काटें और इस तरह के पाँच या छः ब्रेड के टुकड़े करें। फिर टमाटर, खीरा, प्याज, मूली या गाजर इत्यादि के गोल-गोल टुकड़े करें। अब ब्रेड के त्रिकोण टुकड़ों पर मक्खन या क्रीम लगायें और फिर टमाटर, खीरा, प्याज, मूली और गाजर के गोल टुकड़ों को सजायें। ऊपर से एक ब्रेड के त्रिकोण टुकड़े को रखें। इस प्रकार एक के ऊपर एक सब्जियों तथा ब्रेड के टुकड़ों का सैण्डविच बनाकर, टमाटर सॉस या पुदीने की चटनी के साथ इसका आनन्द उठायें।

कुछ टिप्स
शाकाहारी सैण्डविच बनाने के लिए ब्रेड के बीच में उबले अण्डे न लगायें।

हैम्बर्गर

हैम्बर्गर हैम, अण्डे, मटन, चिकन फिश, वेजीटेबल सभी से बनाये जाते हैं। अण्डे के आमलेट की टिक्की या चिकन, फिश, हैम, मटन के कीमे की टिक्की भरकर अथवा वेजीटेबल हैम्बर्गर में आलू, मटर, टमाटर, गाजर आदि मिश्रित सब्जियों की टिक्की भरकर।

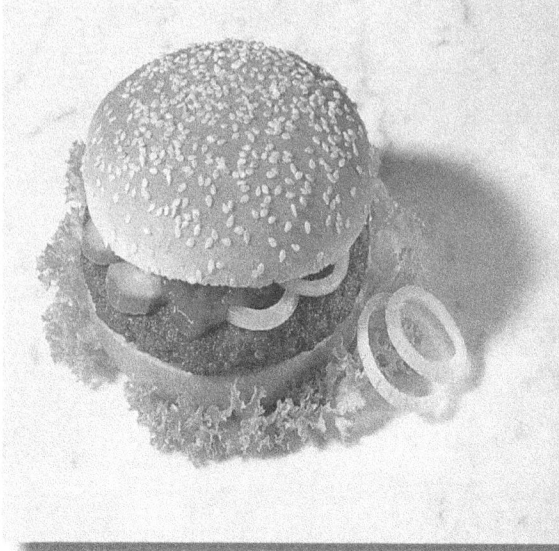
हैम्बर्गर

सामग्री
8 हैम्बर्गर ब्रेड्स (बन्द)
200 ग्राम कीमा
2 प्याज
½ इंच टुकड़ा अदरक का
3 कलियाँ लहसुन की
½ छोटी चम्मच गरम मसाला
1 टमाटर
1 छोटा खीरा
हरा धनिया, हरी मिर्च,
नमक व घी अन्दाज से

fof/k

कड़ाही में घी डालकर कतरा हुआ प्याज डालिए। लहसुन, अदरक पीसकर मिलाइए व भूनिए। कतरी हुई हरी मिर्च, हरा धनिया, कीमा और नमक मिलाइए। भूनकर, आधा कप पानी डालिए और ढककर पहले मध्यम व फिर मन्दी आँच पर पकाइए। कीमा गल जाये, तो मन्दी आँच पर भून लीजिए। टमाटर डालना हो, तो लहसुन, अदरक की पेस्ट के साथ डालकर भूनिए। नहीं तो भूने हुए कीमे पर ऊपर से नींबू निचोड़ कर अन्त में गरम मसाला मिला लीजिए।

इस कीमे की छोटी-छोटी टिकियाँ बनाइए। एक बड़े प्याज की और खीरे की चकलियाँ काटिए। हैम्बर्गर ब्रेड में पहले खीरे की चकली रखिए, फिर कीमा टिक्की, फिर प्याज की चकली, ऊपर से ब्रेड का दूसरा भाग औंधा रखकर लम्बी टूथपिक से जोड़ दीजिए। चटनी या सॉस के साथ परोसिए।

कुछ टिप्स

उबले व कुचले आलू, कुटे हुए मटर के दाने, किसी हुई गाजर मिलाकर भूनिए और खीरे, टमाटर, प्याज की चकलियों के साथ सब्जियों की यह टिक्की रखकर वेजीटेबल हैम्बर्गर बनाइए।

आलू-मटर की कटोरियाँ

आलू-मटर कोई नयी सब्जी नहीं, पर नये ढंग से बनाने व सजाने पर इसमें भी आप नवीनता और आकर्षण पैदा कर सकती हैं।

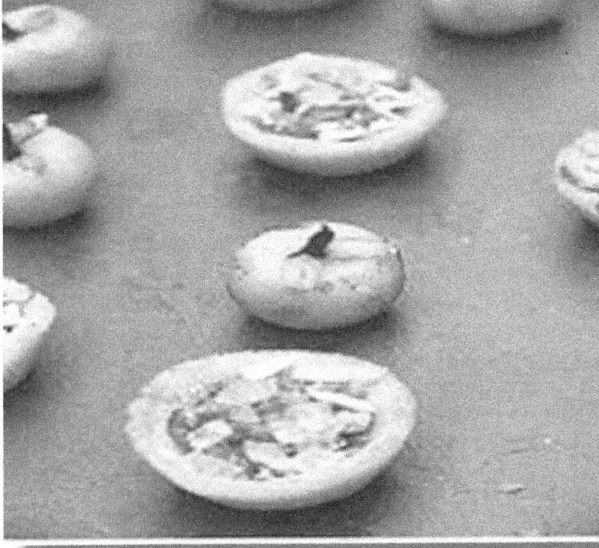

आलू–मटर की कटोरियाँ

1 kexh

6 बड़े आलू (एक साइज के)

250 ग्राम मटर

1 टमाटर

1 बड़ा प्याज

मसाले

हरा धनिया

घी

fof/k

आलू उबालिए और पूरे गलने से कुछ पूर्व जरा सख्त उतारकर छीलिए। मध्य से आधा-आधा काटिए। चाकू की नोक से खुरचकर मध्य का भाग कटोरी की तरह गहरा कीजिए।

प्याज, अदरक, लहसुन पीस कर घी में मसाला भूनिए। हल्दी और लाल मिर्च मिलाइए। टमाटर छील कर गूदा डालिए व फिर भूनिए। मटर के दाने छोड़कर थोड़-सा पानी छोड़िए। नमक और गरम मसाला तथा कटोरियों के मध्य से निकले आलू के कतरे छोड़कर पाँच मिनट पकाइए। फिर सब्जी को मन्दी आँच पर भून लीजिए। उतारकर कतरा हुआ हरा धनिया मिलाइए।

उबले हुए आलू की कटोरियों को अलग कड़ाही में तलकर प्लेट में निकालिए। इनमें मटर की तैयार सब्जी भरिए और मनपसन्द विधि से प्लेट में सजाइए। यह प्लेट भी मेज पर बहुत सुन्दर लगती है।

कुछ टिप्स

इन कटोरियों को हिन्दी में 'कुलिया' कहते हैं।

कचौड़ी

उत्तर भारत में लगभग हर त्योहार पर कचौड़ी बनायी जाती है।

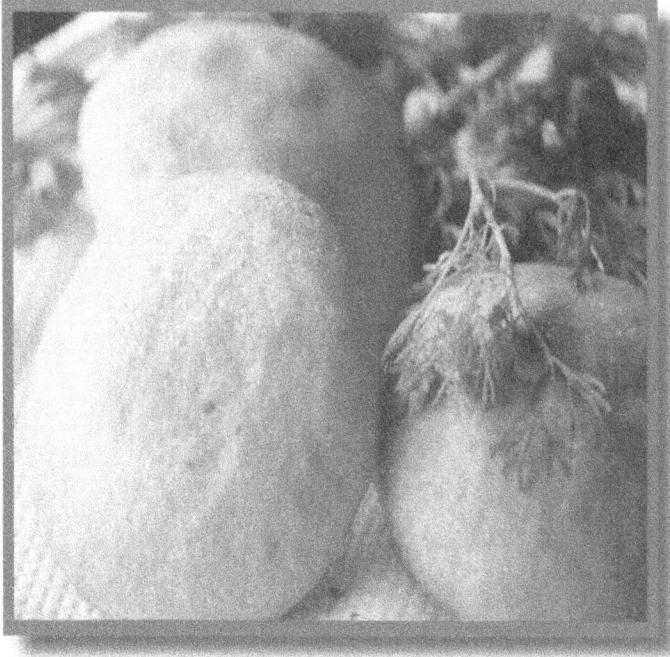

कचौड़ी

1kexh

¾ कप धुली हुई उड़द की दाल

4 कप आटा

1 हरी मिर्च कटी हुई

नमक (स्वादानुसार)

1 चम्मच पिसी हुई सौंफ

1 चम्मच धनिया पाउडर

½ चम्मच मिर्च

¼ चम्मच हींग

तलने के लिए तेल

fof/k

उड़द की दाल को रात भर भिगो कर मोटा पीस लें। इस दाल में नमक, लाल मिर्च, सौंफ, धनिया, हींग डाल कर मिला लें। इसे 16 बराबर भागों में बाँट लें। नरम आटा गूँथ कर उसे 30 मिनट के लिए गीले कपड़े से ढक दें। आटे की भी 16 लोइयाँ तोड़ लें और हर लोई पर थोड़ा-सा तेल लगा दें। 2 इंच के करीब बेल कर हर लोई में दाल का एक भाग भर दें और लोई बन्द कर दें। इसे तेल लगा कर पूरी के आकार की बेल लें। कड़ाही में तेल गरम करें। अब यह बेली हुई कचौड़ी गरम तेल में डाल दें। इसे पौनी से दबायें ताकि यह गेंद की तरह फूल जाये। अलट-पलट कर सुनहरी होने तक सेक लें। यह करारी कचौड़ी आलू की सब्जी और चटनी के साथ परोसें।

कुछ टिप्स

यदि आप चाहें, तो उड़द की दाल के स्थान पर मूंग की दाल या आलू की पिट्ठी भी भरकर कचौड़ी बना सकती हैं।

समोसा

समोसा उत्तरी-भारत का एक मशहूर नाश्ता है।

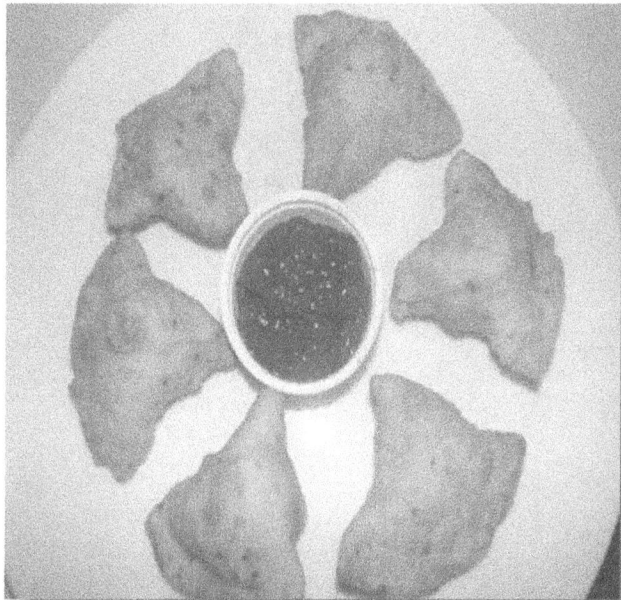

समोसा

1kexh

ऊपरी परत के लिए:
1 कप मैदा
गूँथने के लिए पानी
2 चम्मच तेल
¼ चम्मच अजवाइन (इच्छानुसार)
नमक (स्वादानुसार)
भरावन के लिए:
3-4 उबले, छिले व मथे हुये आलू
½ कप उबली हुई हरी मटर
1-2 बारीक कटी हुई हरी मिर्च
½ चम्मच कटा हुआ अदरक
1 चम्मच कटा हुआ हरा धनिया
कुछ काजू और किशमिश (इच्छानुसार)
½ चम्मच गरम मसाला
नमक, लाल मिर्च और अमचूर (स्वादानुसार)

fof/k

आटे में नमक अजवाइन, तेल आदि मिलाकर नरम आटा गूँथ लें। इसे गीले कपड़े से ढककर 15-20 मिनट के लिए रख दें। एक कटोरे में आलू और सभी मसाले अच्छी तरह मिला लें। उसमें उबली हुई मटर, काजू और किशमिश भी मिला दें। अन्त में हरा धनिया मिलायें और इस भरावन को एक ओर रख दें। आटे की छोटी लोई तोड़कर उसे 4-5 इंच की बेल लें। इसे बीच में से काटकर दो अर्ध भाग बना लें। एक अर्ध भाग उठाकर उसे कोन की तरह मोड़ लें। कोने चिपकाने के लिए पानी का प्रयोग करें। इस कोन मे एक चम्मच भरवान भरकर समोचे के आकार में सभी कोने पानी से चिपका दें। कड़ाही में तेल गरम करके हल्की आँच पर समोसे तल लें। समोसे हरी चटनी और इमली की चटनी के साथ परोसें।

कुछ टिप्स

समोसे को ज्यादा पौष्टिक बनाने के लिए उसमें आलू के साथ अन्य सब्जियाँ भी डालें।

गुझिया

उत्तरी-भारत में होली के त्योहार पर बनाया जाने वाला मुख्य पकवान है।

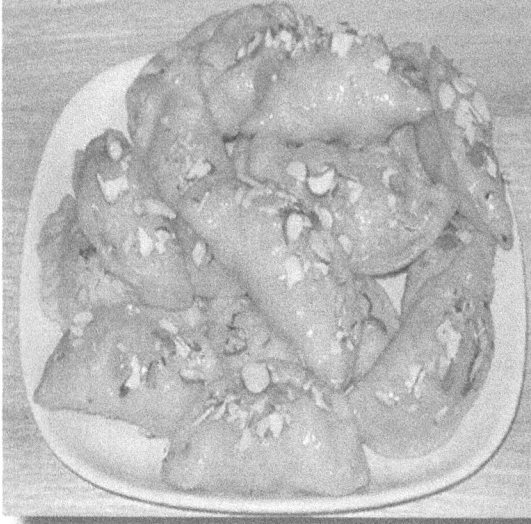
गुझिया

1kexh

150 ग्राम मैदा

125 ग्राम सूजी

125 ग्राम खोआ

125 ग्राम चीनी

कतरे हुए बादाम, काजू, किशमिश, चिरौंजी
और इलायची दाना

चाँदी का वर्क

घी/तेल

fof/k

150 ग्राम मैदा लेकर उसमें एक बड़ा चम्मच घी मिलाइए। मसलिए व ठण्डे पानी का छींटा देकर जरा सख्त गूँथिए। फिर गीले कपड़े से ढककर रख दीजिए।

भराव सामग्री के लिए एक कड़ाही में घी छोड़कर 125 ग्राम सूजी भूनिए। आँच मन्दी रखिए। सूजी गुलाबी रंग की हो जाये, तो 125 ग्राम खोआ डालकर तीन मिनट तक और भूनिए। अब इसमें कतरे बादाम, काजू, किशमिश, चिरौंजी और इलायची दाना मिलाकर उतार लीजिए। पिसी हुई चीनी 125 ग्राम मिलाकर रख लीजिए।

गूँथे मैदे को फिर मसलकर छोटी-छोटी लोइयाँ बनाइए। पतली पूरी बेलिए। पूरी के आधे भाग में भराव सामग्री रखिए फिर पूरी के किनारों पर पानी लगाकर पूरी को दोहरा कीजिए। अब किनारों को हाथ से उमेठकर जिग-जाग बना लीजिए या गुझियाँ-कटर से काटकर किनारे कटावदार कर लीजिए। इसी तरह सारी गुझियाँ भरकर तैयार कीजिए। फिर इन्हें कड़ाही में घी डालकर तल लीजिए। पहले तेज व फिर मन्दी आँच पर ताकि अच्छी तरह सिक जायें। इन गुझियों को फिर एक तार की चाशनी से डुबोकर निकालिए और चाँदी के वर्क, गुलाब की पत्तियों और चेरी के दानों से प्लेट में सजाइए। उत्तर-प्रदेश व मध्य-प्रदेश में यह पकवान त्यौहारों पर विशेष रूप से बनाया जाता है।

कुछ टिप्स

उत्तरी भारत में होली के अवसर पर गुझिया एक मुख्य पकवान के रूप में बहुत प्रसिद्ध है।

छोले भठूरे

छोले भठूरे पंजाबी रसोई की खास डिश है।

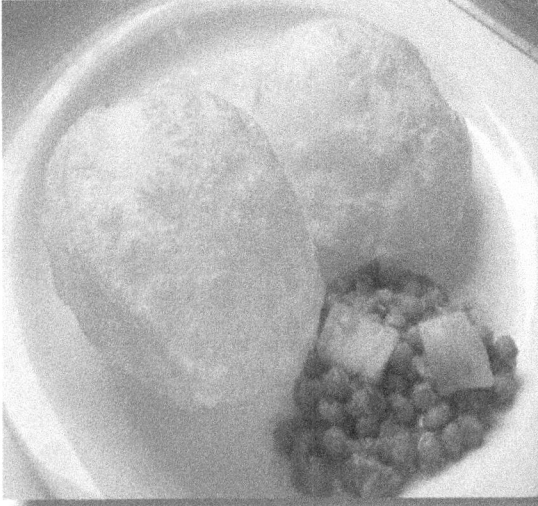

छोले भठूरे

1kexh

छोले के लिए:
250 ग्राम काबूली चना
4 प्याज (कतरे हुए)
8 कलियाँ लहसुन की
1 इंच टुकड़ा अदरक का
नमक, लाल मिर्च, हल्दी (स्वादानुसार)
द्ध चम्मच सोडा
हरा धनिया व हरी मिर्च
कुटे हुए अनारदाने
1 नींबू या थोड़ा सा अमचूर
भठूरे के लिए:
2 कप मैदा
1 कप बारीक सूजी
1 कप खट्टी दही

fof/k

छोले: सफेद काबुली चने लेकर रात को पानी में भिगो दीजिए। कुकर में भीगे चने का निथारा हुआ पानी और सादा पानी मिलाकर डेढ़-दो गिलास, चार प्याज क़तरे हुए, लहसुन की छिली हुई आठ कलियाँ, एक इंच का टुकड़ा अदरक कतरा हुआ, नमक, लाल मिर्च, हल्दी और ¼ छोटी चम्मच सोडा मिलाकर एक साथ चढ़ा दीजिए। प्रेशर आने के बाद 20 मिनट से लेकर ½ घण्टे तक पकाइए (कुछ चने देर से गलते हैं, कुछ जल्दी से, इसी अन्दाज से पानी व समय का अन्दाज रखना होगा)। कुकर ठण्डा होने पर खोलिए। चने मक्खन से मुलायम हो जायें, पर टूटें नहीं, इसलिए हल्के से हिलाइए। पानी न पूरा सूखे, न अधिक रहे। अब घी का छौंक देकर ऊपर गरम मसाला और कतरा हुआ हरा धनिया छिड़क दीजिए। हरी मिर्च भी ऊपर से सजा सकती हैं। खटाई के लिए कुटे हुए अनारदाने, अमचूर या नींबू का प्रयोग करें।

भठूरे: भठूरे के लिए 2 कप मैदा एक कप बारीक सूजी मिलाइए। एक कप खट्टी छाछ में रातभर भिगोकर रखिए या तैयार खमीर मिलाकर गूँथिए व 1 घण्टा रख दीजिए। आटा फूलकर ड्योढ़ा हो जाये तो समझिए भठूरे के लिए तैयार है। अब इस आटे को घी का हाथ लगाकर मसलिए और पूरी से जरा बड़ी लोइयाँ बनाइए। मोटी पूरी की तरह हाथ से थोपकर खुले घी की कड़ाही में तल लीजिए। छोड़ते समय पहले आँच तेज रखिए, फिर तुरन्त मन्दी कर दीजिए। हल्के लाल रंग के होने पर निकाल लीजिए। उपर्युक्त विधि से बनाये गये मसाले वाले खट्टे छोले (चने) के साथ ये भठूरे परोसे जाते हैं।

कुछ टिप्स

रंग के लिए या तो छोले पकाते समय थोड़ी-सी चाय की पत्ती पोटली में बाँधकर चने में छोड़िए, जिसे बाद में निचोड़ कर निकाल लें या जरा-सी रतनजोत डाल दें। चाय की पत्ती से रंग चाकॅलेटी व रतनजोत से लाल हो जायेगा।

मसाला डोसा

मसाला डोसा विश्व भर में प्रसिद्ध भारतीय भोजन है।

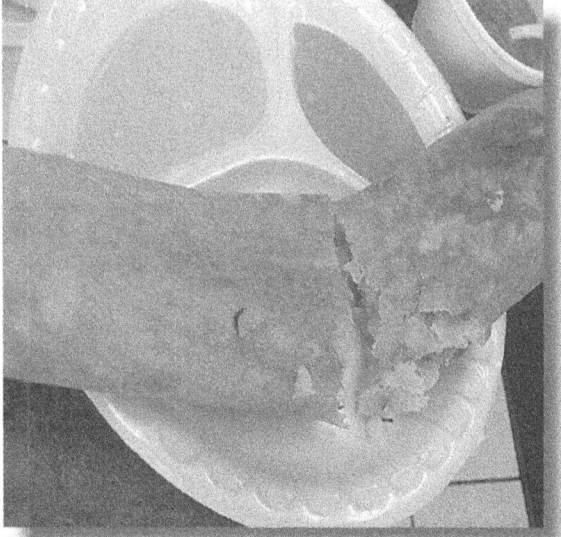
मसाला डोसा

1 kexh

2 कप चावल

1 कप उड़द की दाल

2 उबले हुए आलू

1 प्याज

1 टमाटर

मसाले

घी

fof/k

दो कप चावल और 1 कप उड़द की दाल 6-8 घण्टे तक अलग-अलग भिगोइए। फिर अलग-अलग पीसकर मिलाइए और नमक मिलाकर रात भर रखिए ताकि खमीर उठ जाये (शाम को बनाने हों, तो रात की भीगी दाल, चावल सुबह पीसकर रखिए)। मिश्रण गाढ़ा होना चाहिए, पतला नहीं। अब जरा भारी तवे पर घी गरम करके एक बड़ी चम्मच मिश्रण डालकर उसे गोल-गोल हिलाते हुए खूब पतला फैलाइए। किनारों पर भी घी लगाइए ताकि डोसा तवे पर चिपके नहीं। लाल होने पर मध्य में उबले हुए आलू की टमाटर वाली सूखी भाजी रखकर डोसे को दोहरा कर दीजिए। इसे नारियल की चटनी और साँभर के साथ या केवल चटनी के साथ परोसिए।

साँभर के लिए अरहर की दाल में बैंगन, आलू, सेम, गोभी आदि सब्जियों के टुकड़े डालकर पकायें। दाल आधी गल जाने पर इमली का पानी डालें और कुकर में बन्दकर दोबारा पकायें। नमक और साँभर मसाला पकते समय डालें, फिर ऊपर से हींग, राई, मेथी का बघार देकर हरा धनिया छिड़क दें। दाल गाढ़ी नहीं, जरा पतली रहनी चाहिए।

नारियल की चटनी के लिए कच्चे नारियल को कसकर गरम तेल में कटी मिर्चों और कढ़ी पत्ते के साथ भूनिए। उतारकर इमली, नमक अदरक के साथ पीस लीजिए।

कुछ टिप्स

बिना मसाले का डोसा साँभर और चटनी के साथ भी खाया जाता है।

इडली

नरम, फूली हुई इडली जायकेदार और सुपाच्य होती है।

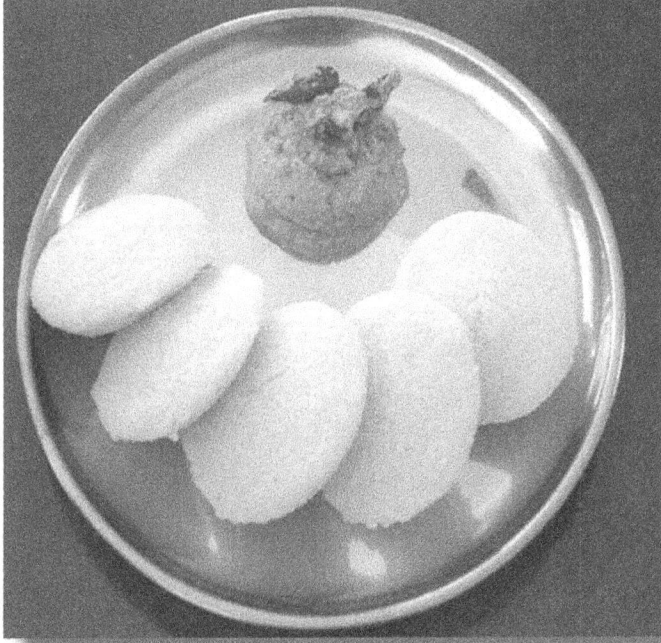

इडली

1kexh

2 कप चावल
1 कप धुली हुई उड़द की दाल
$1\frac{1}{2}$ चम्मच नमक
चुटकी भर बेकिंग सोडा
थोड़ा-सा तेल

fof/k

दाल और चावल अलग-अलग रात भर भिगोयें। सुबह चावल को अलग और दाल को अलग पीस लें। पिसे हुए दाल और चावल मिला लें। नमक डालकर इस घोल को किसी गरम जगह पर फूलने के लिए 8-10 घण्टों के लिए रख दें। इडली मेकर के साँचों पर हलका तेल लगायें और उनके तीन चौथाई तक घोल भर दें। मध्यम आँच पर इडलियाँ फूल कर तैयार हो जायें, तो चाकू की मदद से इडलियाँ साँचों से बाहर निकालें। उन्हें साँभर और चटनी के साथ परोसें।

कुछ टिप्स

रवा इडली बनाने के लिए दाल और चावल के स्थान पर सूजी का प्रयोग करें। यह इडली जल्द ही बन जाती है और सुपाच्य भी होती है।

उपमा

उपमा छोटे बच्चों को भी आराम से खिलाया जा सकता है।

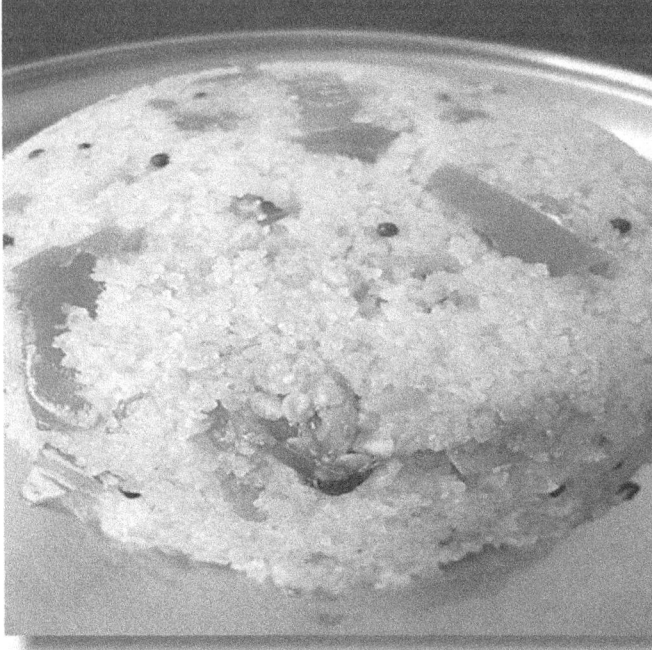

उनमा

1 kexh

1 कप रवा या सूजी
25 ग्राम तले हुए काजू
¼ चम्मच अदरक कटा हुआ
1 कटी हुई प्याज
3 हरी मिर्च आधी कटी हुई
1 उबला हुआ आलू
1 कटी हुई शिमला मिर्च
1 कटी हुई गाजर
¼ कप हरी मटर
1 चम्मच चने की दाल
1 चम्मच उड़द की दाल
½ चम्मच हल्दी
2 चम्मच तेल
कड़ी पत्ता
थोड़ा-सा कटा हुआ हरा धनिया
1 चम्मच घी
नींबू का रस (स्वादानुसार)
नमक व मिर्च (स्वादानुसार)

fof/k

सूजी को बारीक छलनी से छान लें। कड़ाही में घी गरम करें और हल्की आँच पर भूरा होने तक सूजी भून लें। अब एक बर्तन मे दो चम्मच तेल डालें और उसमें सरसों को चटकायें। फिर उसमें चना और उड़द दाल और कड़ी पत्ता डाल दें। इसमें प्याज, अदरक और हरी मिर्च डालकर 2–3 मिनट तक चलायें। इसमें 3 कप पानी डालकर सब्जी गलने तक पकायें। फिर इस में भुनी हुई सूजी मिलाकर तब तक चलाते रहें, जब तक मिश्रण गाढ़ा न हो जाये। आँच से उतारकर इसमें स्वादानुसार नींबू का रस मिलायें। काजू के टुकड़ों और हरे धनिये से सजा कर गरमागरम परोसें।

कुछ टिप्स

उपमा सुपाच्य एवं स्वादिष्ट व्यंजन है, जिसे देश के हर कोने में पसन्द किया जाता है।

बड़ा

गरमागरम करारे सिके हुए ये बड़े दिन में किसी भी समय खाये जा सकते हैं।

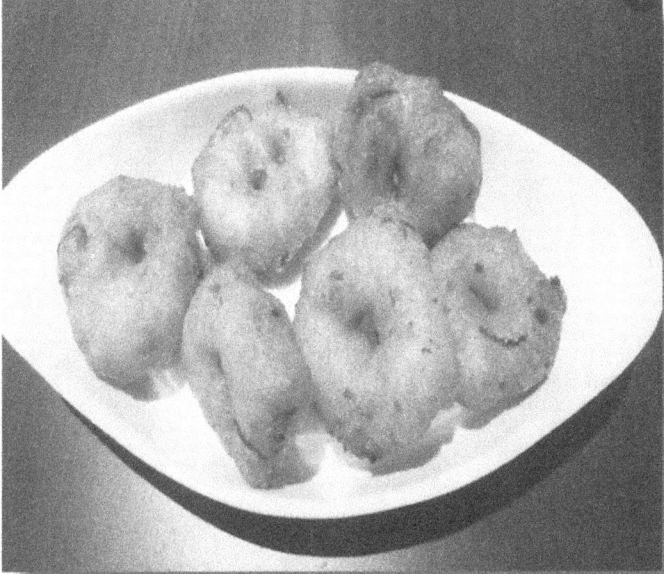

बड़ा

1kexh

½ कप उड़द की दाल
½ कप चावल
1 बारीक कटी हुई प्याज
1-2 हरी मिर्च कटी हुई
1 चम्मच अदरक
¼ चम्मच बेकिंग सोडा
नमक (स्वादानुसार)

fof/k

दाल और चावल को साफ करके 3-4 घण्टों के लिए भिगोकर रख दें। फिर मिक्सी में थोड़ा दरदरा पीस लें। अब इस घोल में कटी हुई प्याज, अदरक, हरी मिर्च, नमक और बेकिंग पाउडर मिलाकर 5-10 मिनट के लिए एक तरफ रख दें। फिर कड़ाही में तेल गरम करके एक-एक बड़ा डालकर सुनहरा होने तक तल लें।

कुछ टिप्स

'बड़े' को नाश्ते में गोले (नारियल) की चटनी के साथ और भोजन में साँभर के साथ परोसें।

रसगुल्ले

कोलकाता के नरम, स्पंजी रसगुल्ले दुनिया भर में मशहूर हैं।

रसगुल्ले

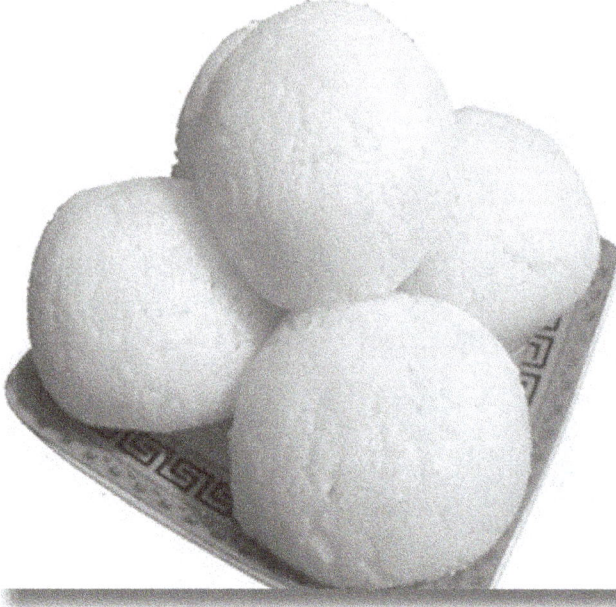

1kexh

1 किलो दूध
1 नींबू का रस
2 चम्मच सूजी
½ कप मिश्री
375 ग्राम चीनी
1 चम्मच गुलाबजल

fof/k

दूध को नींबू से फाड़कर बनाया गया छेना ढाई सौ ग्राम लेकर उसमें दो चम्मच सूजी मिलाइए व खूब मसलिए। इसे 15-16 भागों में बाँटकर छोटी-छोटी लोइयाँ बनाइए। हर गोली के मध्य मिश्री का एक छोटा टुकड़ा दबा देना चाहिए। अब 375 ग्राम चीनी की एक तार की चाशनी पकाइए। चाशनी को दो भागों में बाँटिए। आधी चाशनी में धीरे से गोलियाँ छोड़कर कुछ देर तक पकायें कि चाशनी सूख जाये। फिर इन गोलियों को आधी दूसरी चाशनी में छोड़कर ठण्डी करें और गुलाबजल छिड़क कर परोसें।

कुछ टिप्स

रसगुल्ले के मिश्रण मे केसर या पीला रंग मिला कर राजभोग बनाया जाता है।

मोमो

मोमों को पूर्वीभारत के समोसे भी कहते हैं।

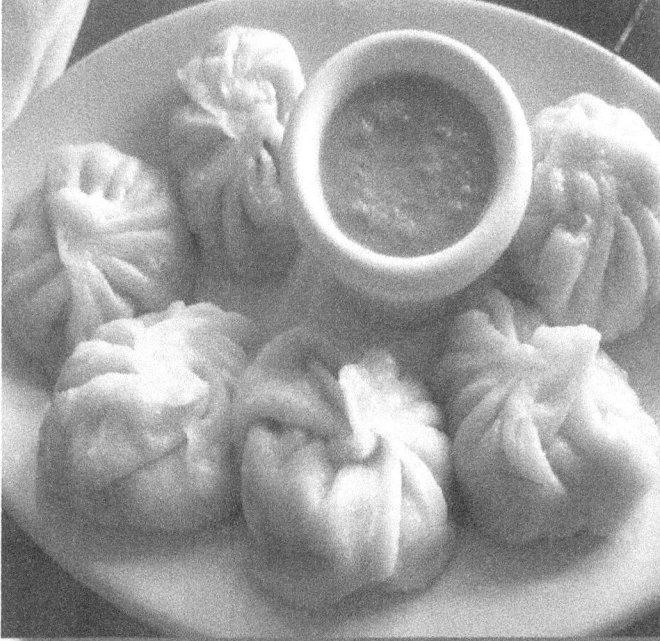

मोमो

1kexh

1 कप मैदा
बारीक कटी फ्रेंच बीन्स
बारीक कटी हुई गाजर
4-5 बारीक कटे हुए मशरूम
2 बारीक कटी हुई हरी प्याज
¼ कप अंकुरित दाल
8-10 कटे काजू
बारीक कटे हुए अदरक
व हरी मिर्च
8-10 काली मिर्च
½ चम्मच सोया सॉस
1 चम्मच तिल का तेल
¼ चम्मच एम एस जी
हरी प्याज के पत्ते बारी कटे हुए
नमक (स्वादानुसार)

fof/k

पाँच चम्मच पानी के साथ मैदा मिलाकर कड़ा आटा मल लें। इसे गीले कपड़े से ढककर एक ओर रख दें। भरावन के लिए सभी सब्जियाँ, काजू, मिर्च, अदरक, सोया सॉस, तिल का तेल, नमक, एम एस जी आदि एक बड़े बर्तन में मिला लें। मले हुए आटे को 16 बराबर भागों में बाँट लें और छोटी गोल रोटी के आकार में बेल लें। हर रोटी के बीच में थोड़ा भरावन रखकर सभी कोने बीच में लाकर बन्द कर दें। एक स्टीमर रैक में साफ सूती कपड़ा लगाकर सभी मोमो उसमे रचा दें। 8-10 मिनट तक ढक्कन लगाकर भाप में पकायें और फिर प्लेट में निकाल लें।

हरी प्याज के पत्तों से सजाकर सिंचवान सॉस के साथ परोसें।

कुछ टिप्स

यदि माँसाहारी मोमो खाना चाहते हों, तो सब्जियों के स्थान पर गोश्त का भरावन भर कर मोमो बनायें।

सन्देश

सन्देश पश्चिम बंगाल की खास मिठाई है। इसे बनाने में जरा भी घी/तेल का प्रयोग नहीं किया जाता है।

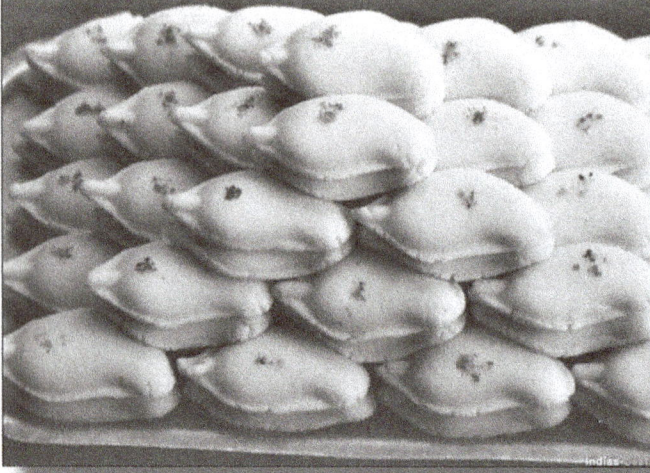

सन्देश

सामग्री

225 ग्राम पनीर
150 ग्राम चीनी
1 चम्मच गुलाबजल
½ चम्मच पिसी हुई इलायची

fof/k

चीनी और पनीर को अच्छी तरह मिलायें। इस मिश्रण को आँच पर रखें और एकसार करें। जब मिश्रण गाढ़ा हो जाये, तो उस पर गुलाबजल छिड़कें। इलायची को अलग तश्तरी में निकालें। सन्देश को अपने मनपसन्द आकार में काटकर ऊपर इलायची दाने लगा दें। सन्देश ठण्डे हो जाने पर परोसें।

कुछ टिप्स

सन्देश बनते ही फ्रिज में रख दें, क्योंकि पनीर बाहर जल्दी खराब हो जाता है।

माछेर झोल

बंगाल में इसे चावलों के साथ खाया जाता है।

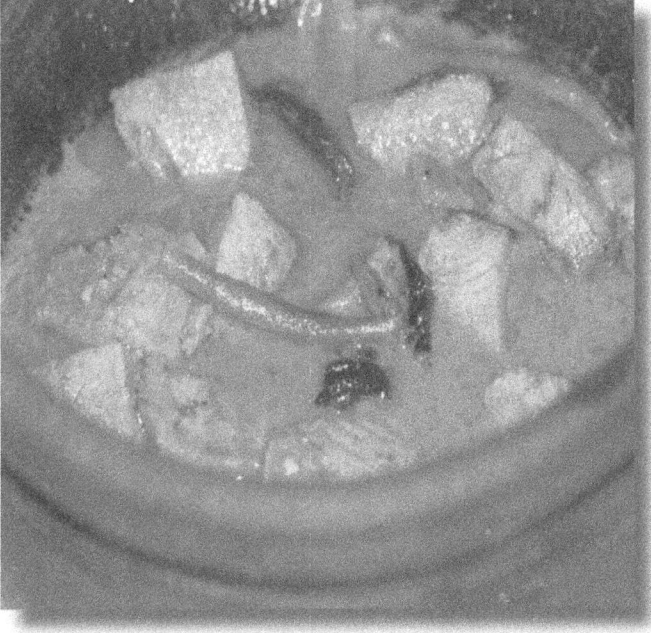

माछेर झोल

1kexh

8 मछली के टुकड़े
2 चम्मच नींबू का रस
तलने के लिए सरसों का तेल
नमक (स्वादानुसार)
1 चम्मच लाल मिर्च पाउडर
4 साबुत लाल मिर्च (बघार के लिए)
1 चम्मच सरसों का पेस्ट
1 चम्मच हल्दी
2 चम्मच धनिया पाउडर
1 चम्मच लहसुन का पेस्ट
1 चम्मच सरसों
1 तेज पत्ता
2 कप कटी हुई प्याज
1 चम्मच अदरक का पेस्ट
1 चम्मच कलौंजी

fof/k

मछली के टुकड़े साफ करके अच्छी तरह धो लें और 30 मिनट के लिए नींबू, हल्दी और नमक में मेरीनेट कर लें। एक बर्तन में थोड़ा तेल डालकर मछली के टुकड़ों को दोनों ओर से सुनहरा होने तक तल लें। बचे हुए तेल में सरसों, कलौंजी, साबुत लाल मिर्च और तेज पत्ता डालकर भूनें। जब बीज तड़क जायें, तो उसमें अदरक, लहसुन का पेस्ट डालकर कुछ देर के लिए फिर भूनें। अब कटी प्याज डालकर भूरी होने तक भून लें। इस मिश्रण में सरसों का पेस्ट, लाल मिर्च, हल्दी और धनिया पाउडर मिलायें और तब तक भूनें, जब तक मसाला तेल न छोड़ दें। इसे मसाले पानी और नमक डालकर मछली के तले टुकड़े भी मिला दें। कटी हुई हरी मिर्च ऊपर से बुरक दें और हल्की आँच पर तब तक पकायें, जब तक मछली पूरी तरह गल न जाये। हरे धनिये से सजाकर परोसें।

कुछ टिप्स

माछेर झोल में खस-खस पीसकर मिलाने से इसका स्वाद बढ़ जाता है।

पोहे

चावल से बना होने के कारण पोहा हल्का व सुपाच्य होता है।

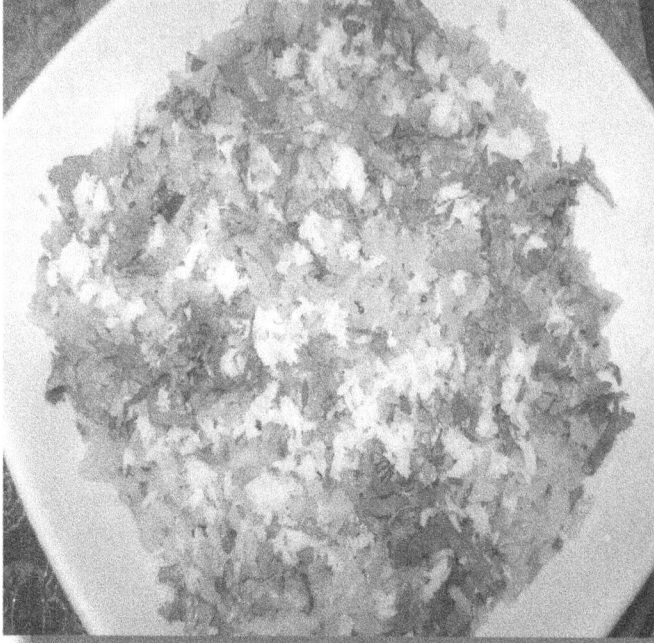

पोहे

1kexh

2 कप पोहा

1 प्याज कटा हुआ

1 आलू उबला हुआ

½ कप उबले मटर

कड़ी पत्ता

1 हरी मिर्च

हल्दी

1 चम्मच चीनी

नमक (स्वादानुसार)

fof/k

दो कप पोहे (चिवड़ा) साफ धोइए, फिर आधी कटोरी पानी रहने देकर दस मिनट के लिए रख दीजिए। इस दरम्यान कड़ाही में तेल गरम कर के हींग व राई डालिए। फिर कतरे हुए प्याज और आलू की कतलियाँ या मटर के दाने डालकर मन्दी आँच पर तब तक भूनिए कि वे गल जायें और लाल हो जायें। कढ़ी पत्ती, कतरी हरी मिर्च, हल्दी छोड़िए। अब तक भिगोकर रखे पोहे फूल चुके होंगे, उन्हें कड़ाही में छोड़कर एक चम्मच चीनी और अन्दाज से नमक मिलाइए। हल्के से चलाकर तीन-चार मिनट मन्दी आँच पर ढक दीजिए। फिर प्लेट में डालकर कतरे हुए हरे धनिये और कसे हुए खोपरे से सजाइए।

कुछ टिप्स

कच्चा पोहा दो प्रकार का होता है- मोटा पोहा और बारीक पोहा। मोटे पोहे को बारीक पोहे से ज्यादा देर तक भिगोकर रखना पड़ता है।

खमण ढोकला

गुजरात का खमण ढोकला अत्यन्त लोकप्रिय डिश है।

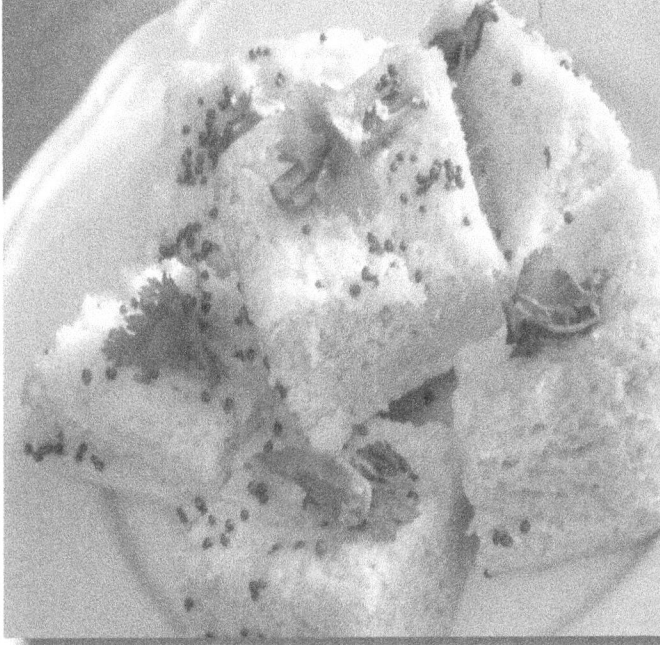

खमण ढोकला

1kexh

250 ग्राम बेसन
2 कप खट्टा मट्ठा
¼ चम्मच बेंकिग सोडा
नमक (स्वादानुसार)
थोड़ा-सा हींग
¼ चम्मच राई
तेल
कटे हुए टमाटर और हरी मिर्च

fof/k

जरा दरदरा पिसा हुआ ढाई सौ ग्राम बेसन दो कप खट्टे मट्ठे में भिगोइए। फिर मौसम के अनुसार 24 से 36 घण्टों तक रख छोडिए कि फूलकर दुगना हो जाये। अब अन्दाज से नमक और ¼ छोटा चम्मच सोडा मिलाकर फेंटिए। मिश्रण क्रीम जैसा हो, बहुत पतला नहीं। इसे ऊँचे किनारों वाली एक थाली में तेल चुपड़कर डालिए और भाप में पकाइए। कुकर में पकायें, तो बन्द डिब्बी में रखकर, नहीं तो बड़ी पतीली में पानी डाल उसमें एक कटोरा रखें, कटोरे के ऊपर थाली और थाली के ऊपर एक ढक्कन। ढक्कन के ऊपर कुछ वजन रख दें। पन्द्रह मिनट बाद खोलकर छुरी डालकर देखिए, मिश्रण छुरी से न चिपके, तो समझिए पक गया। उतारकर बर्फी की तरह टुकड़ियों में काटिए और ऊपर से हींग, राई का बघार दीजिए। प्लेट में टमाटर तथा हरी मिर्च के साथ सजाइए।

कुछ टिप्स

बेसन के स्थान पर सूजी का प्रयोग करके आप सूजी का ढोकला बना सकते हैं। यह स्वादिष्ट भी होता है और सुपाच्य भी।

भेल पूरी

भेल पूरी मुम्बई की एक मशहूर डिश है। यह नाश्ते में खायी जाती है।

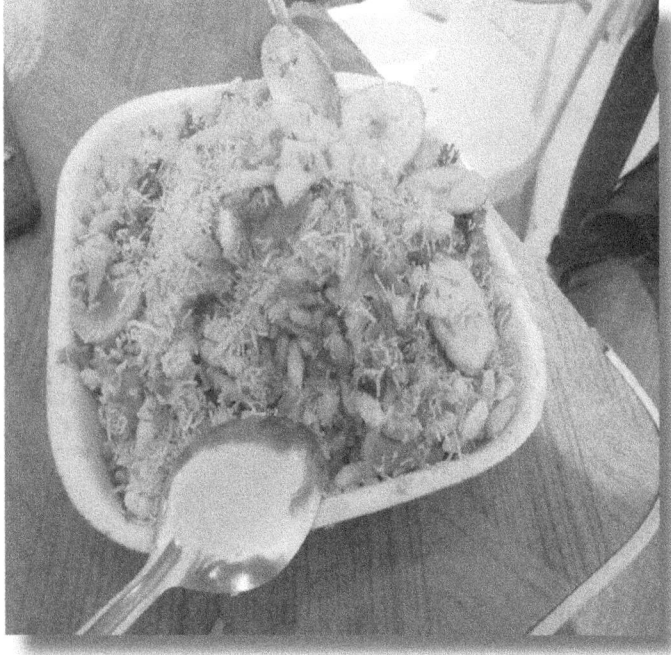

भेल पूरी

1 kexh

1 कप चावल के मुरमुरे
गोलगप्पे की तरह मैदे की पापड़ी
उबले हुए आलू
तले हुए आलू के लच्छे
बेसन के नमकीन सेव
1 प्याज
1 हरी मिर्च
नमक, काला नमक, पिसा व
भुना हुआ जीरा, काली मिर्च
(स्वादानुसार)

fof/k

चावल के मुरमुरे एक कप, गोलगप्पे की तरह मैदे की तली पापड़ी, उबले आलुओं के टुकड़े, तले हुए आलू के लच्छे और बेसन के नमकीन सेब–ये सब मिलाकर एक कप, एक महीन कतरा हुआ प्याज, कतरी हुई हरी मिर्च अन्दाज से। ये सारी चीजें मिलाइए। एक चम्मच टमाटर सॉस और एक चम्मच पुदीने की चटनी छिड़किए। हिलाइए और चाट की तरह परोसिए।

कुछ टिप्स

आजकल भेलपूरी के इस्टैण्ट पैकेट बाजार में आने लगे हैं। बस पैकेट खोलिए, सब कुछ मिलाइए और भेलपूरी खाने के लिए तैयार है।

खाण्डवी

खाण्डवी भी गुजरात का मशहूर नाश्ता है।

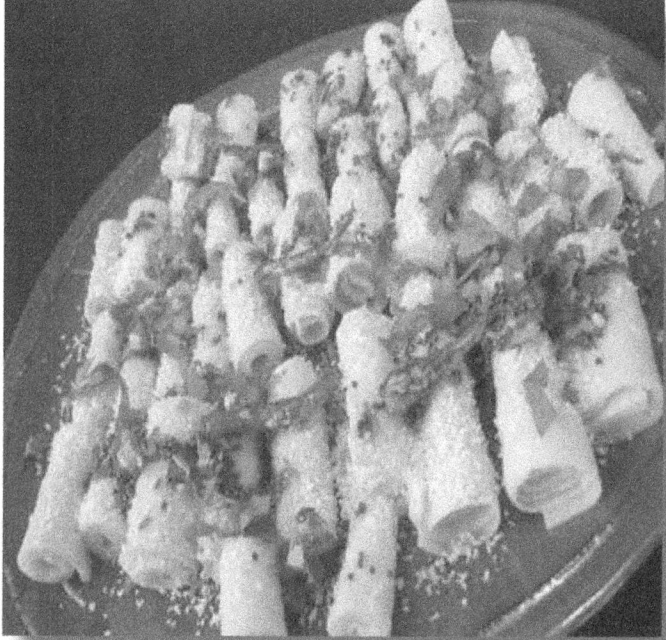

खाण्डवी

1kexh

½ कप बेसन
1 कप मटठ्ा
2-3 चुटकी हल्दी
1 चम्मच तेल
1 चम्मच तिल
½ चम्मच सरसों
1 चम्मच कसा हुआ नारियल
1 चम्मच बारीक कटा हुआ धनिया
2 चुटकी हींग
2 कटी हुई हरी मिर्च
करी पत्ता
नमक स्वादानुसार

fof/k

बेसन, नमक और हल्दी को पानी में घोल लें। एक भारी तली के बर्तन में तेल डालें। बेसन के इस घोल को तेल में छोड़ दें और लगातार हिलाते रहें, ताकि गुठलियाँ न बनें। इस मिश्रण को तब तक मिलायें, जब तक यह पक न जाये। करीब 7-8 मिनट बाद यह पक जायेगा। एक बड़ी प्लेट में चम्मच भरकर यह मिश्रण डाल दें। इसकी पतली परत जमायें जैसे डोसा बनाते हैं। ठण्डा होने पर 2 इंच लम्बे टुकड़े काट लें। हर टुकड़े को मोड़ लें और एक प्लेट में सजा दें। एक बर्तन में थोड़ा-सा तेल लें। उसमें सरसो, हींग, कड़ी पत्ता और मिर्च डालकर तड़का लें। सबसे बाद में तिल डालें और तुरन्त खाण्डवी के रोल की पाली पर यह बघार डाल दें। स्वादिष्ट खाण्डवी लहसुन की चटनी के साथ परोसें।

कुछ टिप्स

भरवा खाण्डवी बनाने के लिए कसे हुए गोले (नारियल) और अन्य मसालों का भरावन बनाकर खाण्डवी के हर रोल के बीच में भरें।

कॉण्टिनेण्टल व्यंजन - इटली

पिज्जा

पिज्जा के ऊपर विभिन्न प्रकार की सब्जियाँ आदि टॉपिंग के रूप में लगा सकते हैं।

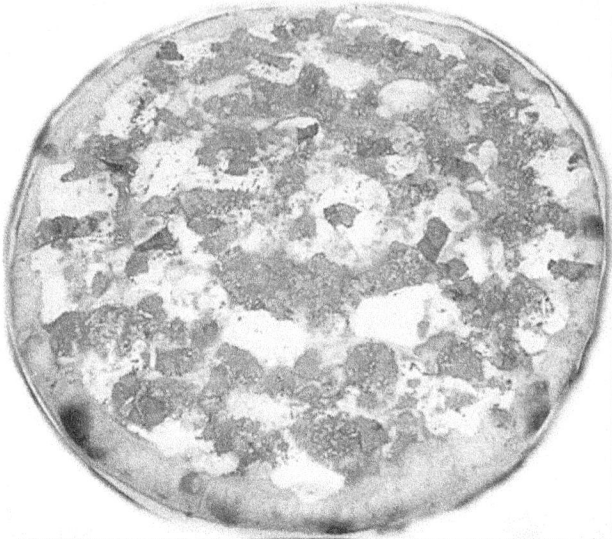

पिज्जा

1kexh

225 ग्राम मैदा
15 ग्राम यरस्ट (गरम पानी में फुलाकर)
1 चम्मच चीनी
150 मि.ली. मिल्क पाउडर
2 चम्मच मक्खन
½ कप टमाटर की सॉस
1 पैकेट कसा हुआ पिज्जा चीज
1 कटी हुई शिमला मिर्च
2 बड़ी प्याज
नमक (स्वादानुसार)

fof/k

गरम पानी में घोल कर यीस्ट को फुलाने के लिए रख दें। एक कटोरे मे मैदा, नमक, चीनी लेकर उसमें दूध और फुलाया हुआ यीस्ट डाल दें। पिघला हुआ मक्खन मिलायें। इस आटे को नरम होने तक गूँथे और फूलने के लिए रख दें। जब यह आटा दोगुने आकार का फूल जाये, तब इसकी एकसार लोईयाँ तोड़ लें। हर लोई को गोल बेलकर बेकिंग पैन में रख लें। इसकी ऊपरी सतह पर टमाटर की सॉस लगायें। फिर शिमला मिर्च और प्याज फैलायें तथा अन्त में पिज्जा चीज भी डाल दें। हर पिज्जा की लोई बेलकर इसी प्रकार तैयार करें और पहले से गरम किये हुए ओवन में 180°C पर 15 से 20 मिनट तक बेक कर लें। तला करारा होने पर और चीज पिघलने पर बाहर निकाल लें तथा मस्टर्ड और चिली सॉस (मिर्च का सॉस) के साथ गरमागरम परोसें। परोसने से पूर्व हर पिज्जा को 6-8 टुकड़ों में काट दें।

कुछ टिप्स

पिज्जा को अधिक कुरकुरा बनाने के लिए उस पर थोड़ा-सा पिघला हुआ मार्गरीन छिड़कें।

पास्ता

पास्ता को भोजन-सा नाश्ते की तरह कभी भी खा सकते हैं।

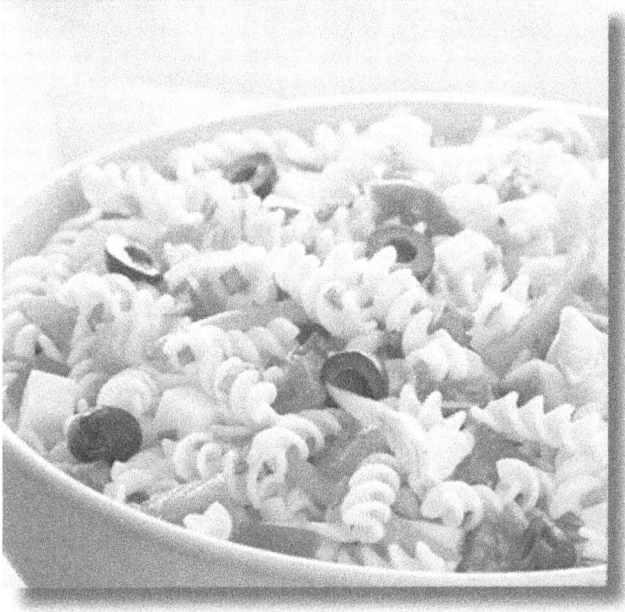
पास्ता

1 kexh

1 कप मिला-जुला पास्ता

½ कप कसा हुआ चीज (पनीर)

1 चम्मच तेल

2 चम्मच मक्खन

2 चम्मच आटा

2 कप दूध

½ कप डिब्बाबन्द मक्का

1 चम्मच ताजा पार्सले (कटा हुआ)

नमक और सफेद मिर्च (स्वादानुसार)

fof/k

एक नॉन-स्टिक गहरे बर्तन में थोड़े नमक और एक चम्मच तेल के साथ पानी उबाल लें। इसमें पास्ता डालें और नरम होने तक उबालें। फिर छान लें और एक तरफ रख दें। एक अन्य बर्तन में दो चम्मच तेल या मक्खन गरम करें। इस तेल में आटा भून लें। पर इतना ध्यान रखें कि आटा रंग न बदले। धीरे-धीरे हिलाते हुए दूध मिलायें। दो चम्मच पिसा हुआ चीज अलग रखकर बाकी इस मिश्रण में मिला दें। चीज डालते ही यह सॉस गाढ़ी हो जायेगी। इसमें दूध डालकर पतला करें। इस सॉस में नमक और सफेद मिर्च डालकर मिलायें। अब उबला हुआ पास्ता और मक्का भी डाल दें। बचाया हुआ चीज और कटा हुआ पार्सले ऊपर से छिड़कें और गरमागरम परोसें।

कुछ टिप्स

पास्ता का स्वाद बदलने के लिए तीन चम्मच टमाटर की सॉस और एक चम्मच मिर्च की सॉस मिलायें।

इटैलियन कैनेलोनी

इटैलियन भोजन में प्रोसेस्ड चीज़ का काफी प्रयोग किया जाता है।

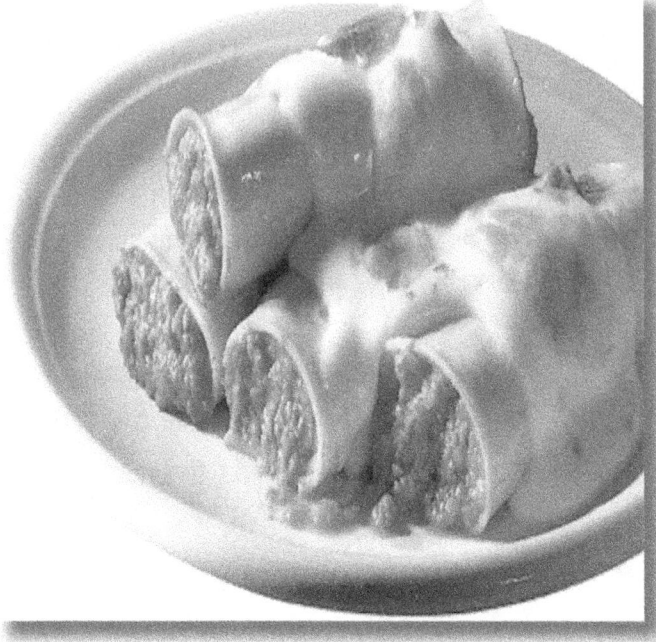

इटेलियन कैनेलोनी

1kexh

2 कप मैदा
2 अण्डे
2 बड़े चम्मच घी
नमक (स्वादानुसार)
100 ग्राम उबले हुए आलू
100 ग्राम उबले हुए मटर
100 ग्राम उबली हुई गाजर
1 बड़ा टमाटर
1 कप उबली हुई मैक्रोनी
250 ग्राम कीमा
3 चम्मच टमाटर सॉस
3 चम्मच ह्वाइट सॉस
2 चम्मच प्याज
पनीर, काली मिर्च, हरी मिर्च,
नमक, मक्खन (स्वादानुसार)

fof/k

मैदे में नमक, दो बड़े चम्मच घी और दो अण्डे मिलाकर मसलिए। बर्फ का ठण्डा पानी मिलाकर गूँथिए। फ्रिज में या गीले कपड़े में लपेटकर घण्टा भर रख दीजिए। फिर दोबारा फेंटकर आटे के बराबर की 20 गोलियाँ बनाइए।

भराव के लिए आलू उबालकर छीलिए व कुचलिए। गाजर को कद्दूकस कीजिए। मटर उबालिए। कीमा अलग उबालकर मिलाइए। कतरे हुए प्याज, हरी मिर्च, हरा धनिया, नमक, काली मिर्च मिलाइए। अन्त में उबली मैक्रोनी मिला लीजिए। अब टमाटर सॉस भी मिला लीजिए।

कड़ाही में पानी उबालिए। उपर्युक्त आटे की (मैदे-अण्डे का मिश्रण) की पूरियाँ बेलिए। एक-एक कर उबलते पानी में छोड़िए। पूरी पहले डूबेगी, फिर पकने पर तैरने लगेगी। निकालकर चिकनी प्लेट में फैलाइए। इस पर भराव सामग्री रखिए। पूरी को गोल-गोल लपेटकर दोनों सिरों को चपटाकर टूथपिक्स से जोड़िए। मक्खन लगी बेकिंग-ट्रे पर रखकर ऊपर विभाजित रेखाओं में कोई नमूना बनाइए। उस पर 'ह्वाइट सॉस' छिड़किए फिर किसा हुआ पनीर और कतरा हुआ हरा धनिया भी छिड़क दीजिए। इस पर मक्खन से रेखाएँ बनाकर कैनेलोनी को ओवन में 20 मिनट तक बेक कर लीजिए।

कुछ टिप्स

सफेद या ह्वाइट सॉस, कॉर्नफ्लोर से बना सकती हैं।

अमेरिकन चाप स्वे

इस खट्टी मीठी चीनी डिश का स्वाद अनूठा होता है और इसे बनाना भी आसान है।

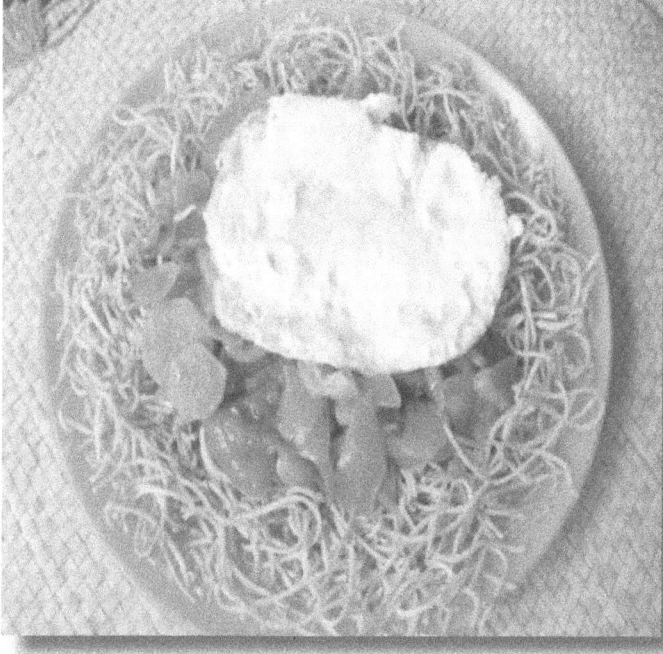

अमेरिकन चाप स्वे

1kexh

½ डिश भर नूडल्स
½ डिश भर कटी हुई बन्दगोभी, गाजर, बींस, फ्रूट मिलाकर
1 छोटा टमाटर
1 छो प्याज
¼ कप प्रोन (झींगा मछली)
चौथाई मुर्गी का मीट
1 अण्डा
2 चम्मच अरारोट
अजीनोमोटो (मसाला), नमक व तेल (अन्दाज से)

fof/k

पहले नूडल्स को हल्की आँच पर तेल में फ्राई कर लें। कटी हुई सब्जियाँ नमक मिले हुए उबलते पानी में डालकर निकाल लें। टमाटर सॉस, अजीनोमोटो व थोड़ा और नमक इस पानी में मिलाइए और मुर्गी के टुकड़े व प्रोन (झींगा मछली) पकाइए। इसमें पकते समय अरारोट भी मिला लीजिए।

एक बड़ी प्लेट में सजाते समय एक ओर फ्राइड नूडल्स रखिए, दूसरी ओर उबली हुई सब्जियाँ और उनके ऊपर पकी हुई मुर्गी के टुकड़े व प्रोन। अब एक अण्डा हाफ फ्राइ करके इस मिश्रण के ऊपर डालकर सजा दीजिए। सोयाबीन सॉस और चिली सॉस के साथ परोसिए।

कुछ टिप्स

चाप स्वे का स्वाद अनोखा होता है। इसलिए मुँह में पानी भर लाता है।

चाइनीज स्पैशल मिक्स चाऊमीन

चीन में चाऊमीन को चापस्टिक से खाया जाता है।

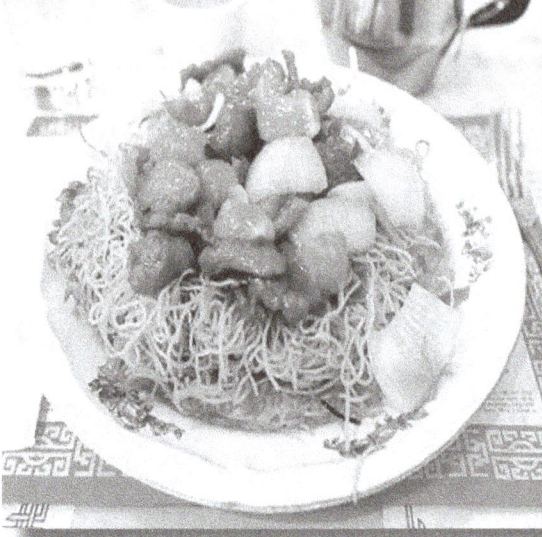

चाइनीज स्पैशल मिक्स चाऊमीन

1 kexh

½ डिश भर नूडल्स

¼ डिश भर कटी हुई बन्दगोभी, गाजर, बींस, फ्रूट मिलाकर

¼ कप प्रोन (झींगा)

कुछ टुकड़े पोर्क चिकन

अजीनोमोटो (मसाला), नमक, तेल, सोयाबीन सॉस (अन्दाज से)

fof/k

नूडल्स को उबालकर छान लें। यदि ताजी नूडल्स स्वयं बनाना चाहें, तो एक अण्डा तोड़कर उसमें जितना मैदा मिला सकें, (पानी नहीं डालना है) मिलाकर पूरी के आटे की तरह कड़ा गूँथिए। पाँच मिनट तक इसे गीले कपड़े में लपेटकर रखिए। फिर इसे लकड़ी के पटरे पर अरारोट की सहायता से पतली पूरी की तरह बेलिए। समोसे की पूरी से भी पतला। अरारोट छिड़ककर साड़ी की पटली की तरह तह करिए। फिर इन तहों से पतले लम्बे कतरे काट लीजिए। इन कतरों को पाँच मिनट भाप पर पकाइए या उबलते हुए पानी में डालकर निकाल लीजिए। पटरे पर उलटकर ऊपर एक चम्मच तेल छिड़किए व काँटे से उछालकर नूडल्स को अलग-अलग छितरा लीजिए। घर में ताजी बनायी गयी ये नूडल्स अधिक स्वादिष्ट होंगी।

बन्दगोभी, गाजर आदि सब्जियों का काटकर उबलते हुए पानी में डालिए व अधपकी निकाल लीजिए। प्रोन, पोर्क चिकन को अलग-अलग उबालिए (इनमें से एकाध चीज कम भी कर सकती हैं) फिर 3-4 चम्मच तेल डालकर पहले सब्जियों को भूनकर निकाल लें, फिर मीट भूनें। सबमें नमक, अजीनोमोटो व सोयाबीन सॉस मिला लें और नूडल्स के साथ मिलाकर परोसें।

कुछ टिप्स

शाकाहारी चाऊमीन बनाने के लिए प्रोन, पोर्क आदि के टुकड़े छोड़ कर शेष विधि समान रखें।

वेजीटेबल स्प्रिंग रोल्स

स्प्रिंग रोल चीनी भोजन में स्टार्टर की तरह खाये जाते हैं।

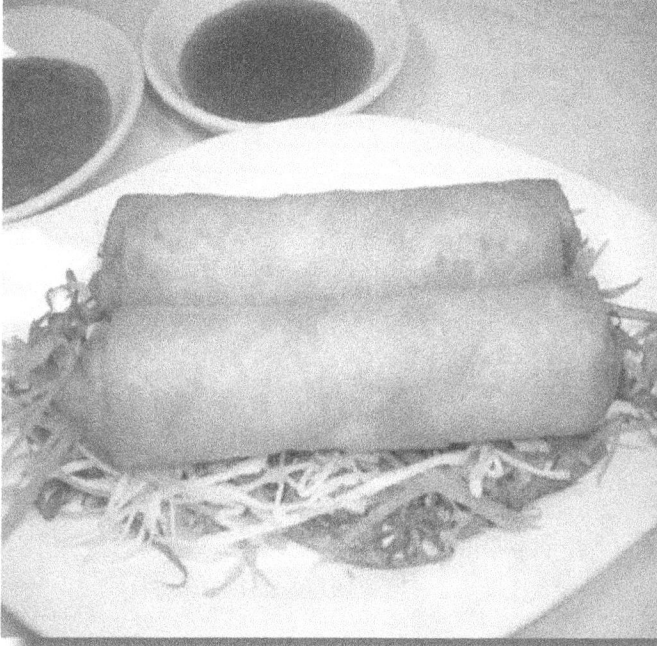

वेजीटेबल स्प्रिंग रोल्स

1 kexh

1 कप मैदा

1 अण्डा

1 बड़ा चम्मच अरारोट

½ डिश भर कटी हुई बन्दगोभी,
गाजर, बींस, प्याज आदि कटी हुई
सब्जियाँ

अजीनोमोटो (मसाला), नमक,
तेल (अन्दाज से)

fof/k

अण्डा और मैदा मिलाइए। फिर अरारोट छिड़क-छिड़ककर फेंटिए। थोड़ा पानी व नमक डालकर घोल बना लीजिए। फ्राईपैन में तेल गरम कर पूरी की तरह घोल फैलाइए। दोनों ओर सेंककर निकालिए। सब्जियों को छोटे टुकड़ों में काटिए। प्याज व गाजर कद्दूकस कर लीजिए। तेल में सब्जियों को फ्राई कर नमक व अजीनोमोटो लगाइए। उपर्युक्त तली हुई पूरी को फैलाकर उसमें सब्जी भरिए। पहले गोल लपेटिए, फिर दोनों किनारों को दुहरा कर फेंटे अण्डे की सहायता से चिपकाकर बन्द कर दीजिए। अब इस बन्द रोल को फिर फ्राई कीजिए। सोयाबीन सॉस और टमाटर सॉस के साथ परोसिए।

कुछ टिप्स

स्प्रिंग रोल लहसुन-सोया की चटपटी चटनी के साथ भी परोसे जाते हैं।

फ्राइड चिकन चिली

चिली चिकन ड्राई या ग्रेवी, दोनों प्रकार से परोसा जाता है, जैसा भी आप खाना पसन्द करें।

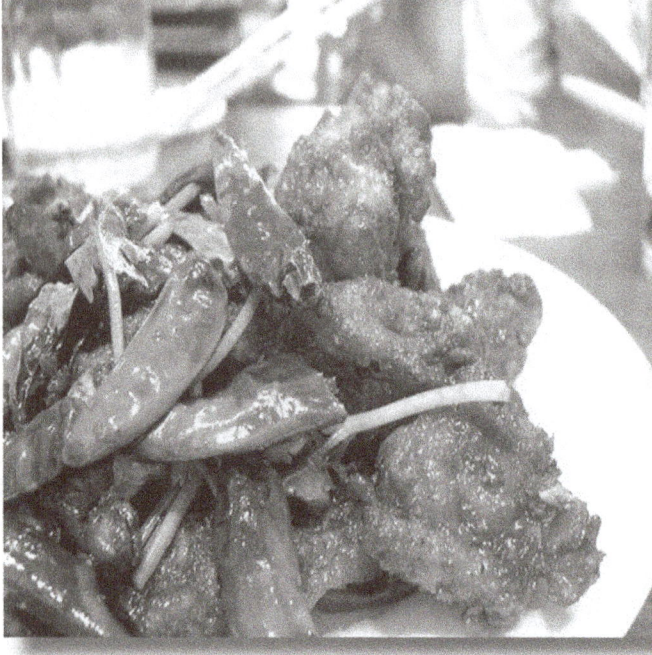

फ्राइड चिकन चिली

1kexh

लगभग 800 ग्राम मुर्गी
2 चम्मच मैदा
2 चम्मच अरारोट
1 अण्डा
नमक, तेल, अजीनोमोटो (मसाला), पिसी हाइट पैपर्स, सोयाबीन सॉस (अन्दाज से)

fof/k

मुर्गी को स्किन के साथ धोकर, साफ करके 10 टुकड़ों में काटिए। अरारोट, मैदा, अण्डा फेंटिए। नमक, अजीनोमोटो, हवाइट पेपर्स मिलाइए। दो चम्मच सोयाबीन सॉस मिलाकर इसमें मुर्गी के टुकड़े लपेटकर रखिए। फिर तेल में फ्राई कीजिए। पहली बार अधपके टुकड़े निकालिए, थोड़ी देर बाद फ्राई कीजिए। प्लेट में रखकर सोयाबीन सॉस व तले प्याज के लच्छों के साथ परोसिए। हरी मिर्च के टुकड़े भी सजा सकती हैं।

कुछ टिप्स

चिली चिकन एक मसालेदार व्यंजन है। इसमें मिर्च की तेजी आना आवश्यक है।

चिकन सूकियाकी

जापानी भोजन हमेशा ताजा बनाकर परोसा जाता है, इसलिए उसका स्वाद और प्राकृतिक खुशबू बनी रहती है।

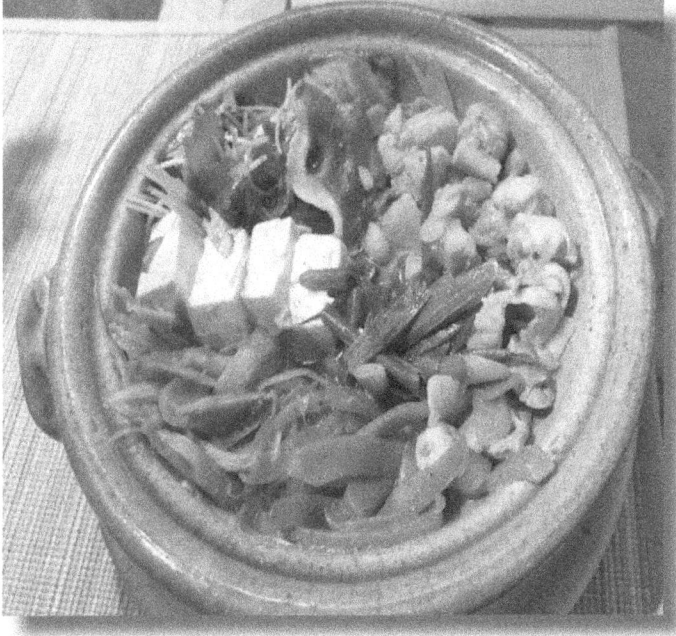
चिकन सूकियाकी

1 kexh

1 छोटी पत्तागोभी

4 गाजर

5-6 पालक के पत्ते

50 ग्राम फ्रेंच बीन

250 ग्राम सुअर या मुर्गे का गोश्त

थोड़ी बीन कर्ड

2 चम्मच सोया सॉस

$1/4$ चम्मच अजीनोमोटो

चुटकी भर अदरक

250 ग्राम राइस नूडल्स

fof/k

बन्दगोभी व गाजर लम्बे कतरों में काटिए। पालक, फ्रेंचबीन को भी कतर लीजिए। उबलते हुए पानी में आधा पका लीजिए। भोजन की मेज पर ही हीटर पर कडाहीनुमा यह चपटा कण्टेनर रखकर इसमें से सारी चीजें क्रम से आसपास अलग-अलग रखिए। पोर्क सा चिकन के कच्चे टुकड़े भी मध्य में रखकर सूप में डुबो दीजिए। बीन कर्ड (पनीर की तरह का जापानी पदार्थ) के टुकड़े भी कच्चे ही रखे जायेंगे, पर राइस नूडल्स को पहले उबलते हुए पानी में डालकर निकाल लेना होगा।

चित्र देखिए। भारी तले के इस कड़ाहीनुमा कण्टेनर में पहले चारों ओर सोयाबीन सॉस छिड़किए। अजीनोमोटो, नमक व थोड़ी चीनी अन्दाज से डालिए। सब्जियाँ और बीनकर्ड और राइस नूडल्स चारों ओर अलग-अलग जमाइए। अब सब्जियों से निकाला हुआ उबला पानी छोड़िए व मध्य भाग में मीट के टुकड़े उसमें डुबो दीजिए। ऊपर से एक अण्डा फोड़कर डाल दीजिए और हीटर को भोजन की मेज पर पहुँचा दीजिए।

कुछ टिप्स

यह हीटर या ओवन में पकाया जाता है, किन्तु आजकल यह गैस पर भी पकाया जाता है।

सुशी (शाकाहारी)

'सुशी' एक जापानी व्यंजन है। इसका अर्थ कुछ लोग कच्ची मछली समझते हैं, पर असल में इसका मतलब मसालेदार पके चावल होता है।

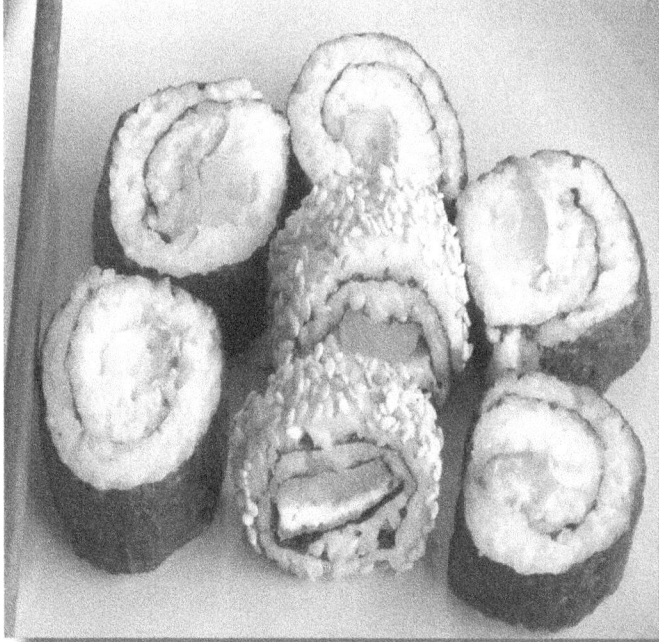

1 kexh

½ कप सिरका (चावल का)
2 चम्मच तिल का तेल
4 नोरी की शीट
2 कप पके हुए छोटे चावल
1 कप खीरे के लम्बे टुकड़े
1 कप पकी हुई शकरकन्दी
2 चम्मच भुने हुए तिल

सुशी

fof/k

एक बड़े बर्तन में सिरका और तिल का तेल मिला लें। इसमें खीरे के टुकड़े डालकर धीरे-धीरे चलायें और 4 घण्टे के लिए मेरीनेट करने के लिए छोड़ दें। शकरकन्द का पेस्ट बना लें। एक समतल सतह पर एक प्लास्टिक का टुकड़ा फैलायें। उसपर एक कप चावल रखें और उसे दबाकर नोरी की शीट के आकार का बना दें। चावल के ऊपर नोरी की शीट रखें, फिर उस पर ¼ कप शकरकन्द का मिश्रण फैला दें। उस मिश्रण पर तिल के बीज छिड़क दें। बीच-बीच में ¼ कप खीरे के टुकड़े फैलायें। बाहर से अन्दर की ओर रोल करें। (चावल बाहर की ओर होंगे) रोल के किनारे पानी से चिपका दें। तीन घण्टे तक ठण्डा होने दें, फिर काटें। गीली छुरी से ½ इंच मोटे टुकड़े काट लें।

कुछ टिप्स

गोश्त खाने वालों के लिए सुशी को गोश्त, प्रोन आदि के भरावन से भी बना सकती हैं।

सब्जियों का मिश्रित अचार या पचरंगा अचार

यह फार्मूला आम के सीजन के लिए है।

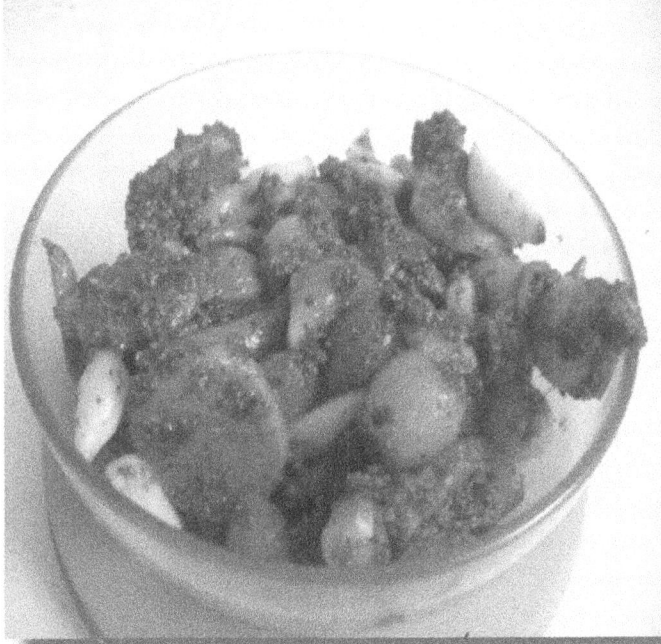

मिश्रित अचार

1kexh

1¼ किलो आम
½ किलो कटहल
¼ किलो हरी मिर्च
¼ नींबू
¼ करौंदे
25 ग्राम हल्दी
50 ग्राम लाल मिर्च
25 ग्राम काली मिर्च
300 मि. ली. सिरका
250 ग्राम सरसों का तेल
150 ग्राम गुड़
250 ग्राम पिसा हुआ नमक
250 ग्राम कुटा हुआ प्याज
30 ग्राम कुटा हुआ लहसुन
60 ग्राम कुटा हुआ अदरक
जीरा, दालचीनी, ग्लैशियल,
एसिटिक एसिड

fof/k

अदरक, लहसुन, प्याज पीस लें। कटहल छीलकर टुकड़ों में काट लें। हरी मिर्चों को एक-एक चीरा लगा लें। आमों को धो-पोंछ-सुखाकर कद्दूकस कर लें (छीलकर या छिलका सहित, जैसा पसन्द हो) नींबू को चार-चार टुकड़ों में काट लें, मसाले पीसकर तैयार कर लें।

पहले कटहल के टुकड़ों को एक उबाल देकर कपड़े पर फहरा दें ताकि पानी सूख जाये। इन्हें भाप में पकायें, तो ज्यादा अच्छा। पूरे गलने नहीं चाहिए। अब कड़ाही में तेल डालकर गरम करें। खूब धुआँ उठने लगे, तो आँच मन्दी कर दें और प्याज, लहसुन, अदरक भूनें। हल्दी, लाल मिर्च, दालचीनी छोड़ें। अब गुड़ कूटकर डाल दें। जब गुड़ बुदबुदाने लगे, तो कड़ाही नीचे उतार लें। सारी कटी हुई सब्जियाँ, साबुत करौन्दे, नमक और काली मिर्च मिलायें। अच्छी तरह उलट-पलट कर हिला दें। फिर सिरका मिला दें। अन्त में दो छोटी चम्मच 'ग्लैशियल एसिटिक एसिड' मिला दें और मर्तबान में भरकर रख दें। तीन-चार दिन धूप दिखा देने के बाद यह पचरंगा खट्टा-मीठा अचार देर तक खराब नहीं होगा।

कुछ टिप्स

सरदियों में आप इसी अनुपात से मसाले, तेल व नमक लेकर ढाई किलो सब्जियों के रूप में गोभी, गाजर, शलजम और नींबू मिला लें। चूँकि इसमें खट्टे करौन्दें और आम नहीं है, इसलिए मसाले में 125 ग्राम राई मिलाना न भूलें। तेल में राई के साथ हींग की छौंक भी दे सकती हैं।

खट्टी-मीठी चटनी

इस चटनी का स्वाद अनोखा है और जिस डिश में इसे डालकर परोसते हैं, यह उसका स्वाद बढ़ाती हैं।

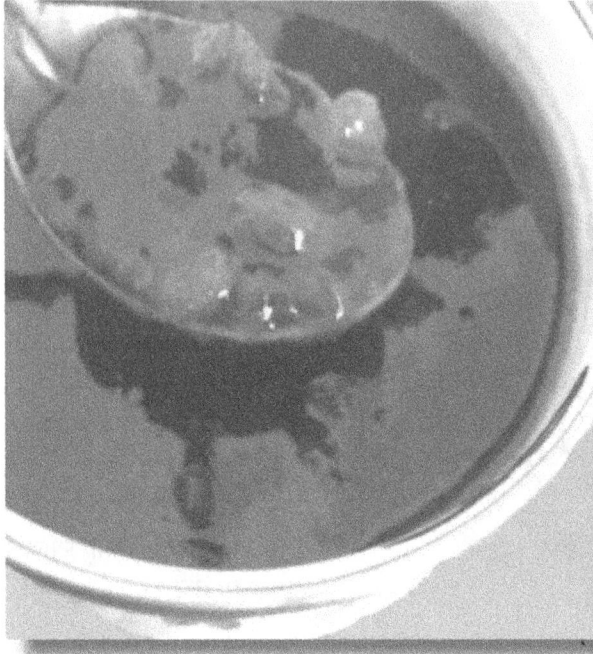

1kexh

2 केले

1 सेब

1 कप चीनी

4 दाने मोटी इलायची

1 छोटी चम्मच पिसा व भुना हुआ जीरा

¼ चम्मच पिसी हुई सोंठ

2 चम्मच किसा हुआ नारियल

2 छोटी चम्मच पिसा व सूखा पोदीना

½ चम्मच पिसी हुई काली मिर्च

½ कप इमली

25 ग्राम किशमिश

2 चम्मच तेल

हींग, राई, नमक (अन्दाज से)

2 छोटी चम्मच अरारोट

खट्टी-मीठी चटनी

fof/k

इमली को साफकर एक गिलास पानी में चीनी या स्टेनलेस स्टील के किसी बर्तन में दो-तीन घण्टे पहले भिगो रखिए। मसलकर छान लीजिए। सेब को छीलकर छोटे टुकड़ों में काटिए। केले अच्छे पके, पर जरा सख्त की चकलियाँ काट लीजिए। किशमिश साफ करिए। इलायची दाना दरदरा कूट लीजिए। स्टेनलेस स्टील की पतीली में दो चम्मच तेल गरम कीजिए। हींग, राई का बघार देकर इमली का पानी छोड़िए। अरारोट घोलकर मिलायें। एक उबाल आने पर एक कप चीनी छोड़िए और चटनी को जरा गाढ़ी होने तक चलाती रहिए। पकते समय ही किशमिश धोकर डालिए ताकि कुछ फूल जाये। फिर केले, सेब के टुकड़े डालिए। एक मिनट बाद उतारकर कुटा हुआ पुदीना, सोंठ, भुना जीरा, काली मिर्च, किसा हुआ नारियल, इलायची चूर्ण और अन्दाज के नमक मिलाइए। एक बहुत स्वादिष्ट खट्टी-मीठी चटनी तैयार है, जिसे आप नमकीन पकवानों और चाट के साथ परोस सकती हैं।

कुछ टिप्स

इस चटनी को फ्रिज में रखकर लम्बे समय तक प्रयोग में ला सकती हैं।

टमाटर सॉस

टमाटर सॉस को अगर और पतला करें, तो वह टोमाटो केचअप कहलाता है। सब्जियों का मिश्रण तथा, खाद्य पदार्थ में प्रयोग किये जानेवाले रंग का भी प्रयोग करते हैं।

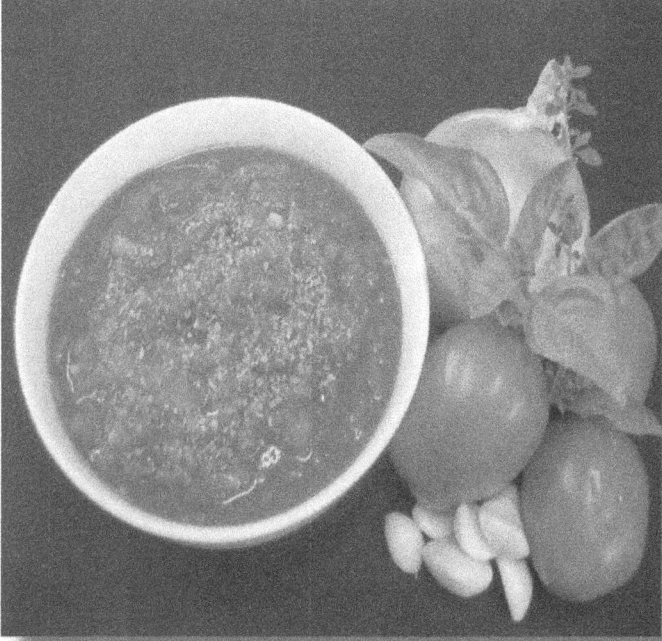

टमाटर सॉस

1kexh

दो या तीन किलो टमाटर
250 या 300 ग्राम चीनी
125 या 150 ग्राम प्याज
2-3 इंच का एक अदरक
लहसुन के 10 या 15 टुकड़े
10 ग्राम लाल मिर्च पाउडर या
पीसी हुई हरी मिर्च, गरम मसाला
2 ग्राम सोडियम् बेनज़ेयेट

fof/k

टमाटर को धोकर किसी स्टील के बर्तन में उबालें। इसके बाद दिये गये मात्रा में प्याज, लहसुन, अदरक आदि को पीस लें। फिर उबले हुए टमाटर, प्याज, लहसुन, अदरक, आदि के साथ मिलायें और मिक्सी में दो या तीन बार घुमायें। अब अस मिश्रण में पानी, चीनी, नमक, सोडियम बेनज़ोयेट, विनेगर, आदि स्वाद अनुसार मिलायें थोड़ा-सा ताजा क्रीम भी स्वाद के लिए मिला सकते हैं। अब आपका टमाटर सॉस तैयार हो गया। इसे किसी बोतल, कटोरी, आदि में रखें और चटपटी खाद्य पदार्थ के साथ खायें।

कुछ टिप्स

क्रीम या दूध का प्रयोग अनिवार्य नहीं है। टमाटर का सॉस सरदियों में बनाकर रखें।

चॉकलेट सॉस

ठण्डी आइसक्रीम पर चॉकलेट सॉस डालकर खायें, मजा आ जायेगा।

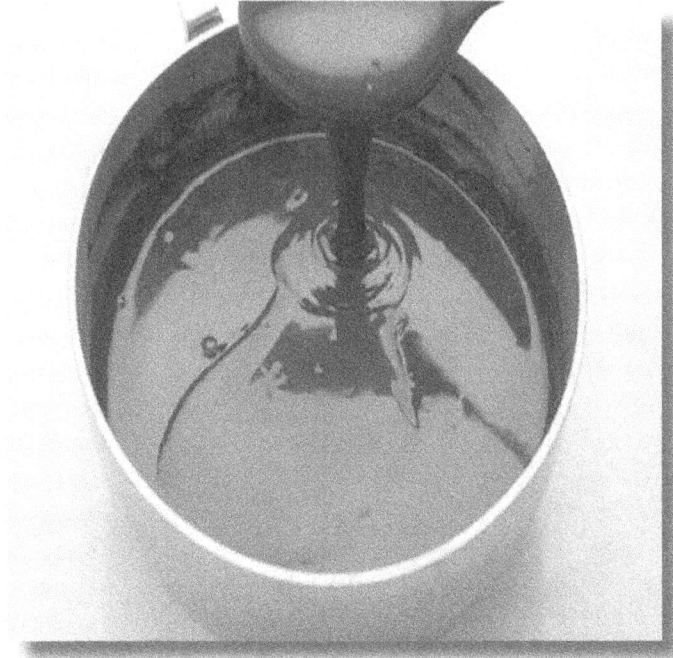

चॉकलेट सॉस

1 kexh

1 कप कोको पाउडर

चुटकी भर नमक

1 कप चीनी

वनीला एसेंस

1 या 2 चम्मच क्रीम या मक्खन

fof/k

सबसे पहले एक कप कोको पाउडर में एक कप पानी मिलायें। फिर इस मिश्रण को उबालकर थोड़ा गाढ़ा बनायें। अब इसमें एक छटाक नमक व एक कप चीनी मिलायें और थोड़ा गैस में पकायें। फिर इसमें वनीला एसेंस और एक चम्मच ताजा क्रीम या मक्खन मिलायें। आपका स्वादिष्ट चॉकलेट सॉस तैयार है। इसे ठण्डे आइसक्रीम या कस्टर्ड के साथ खाइए और आनन्द उठाइए।

कुछ टिप्स

आप सॉस बनाते समय अपने स्वाद के अनुसार चीनी कम या ज्यादा कर सकती हैं।

मेयोनेज

मेयोनेज को 'डिप' की तरह प्रयोग कर सकती हैं या सब्जियाँ मिलाकर सैण्डविच को भी लगा सकती हैं।

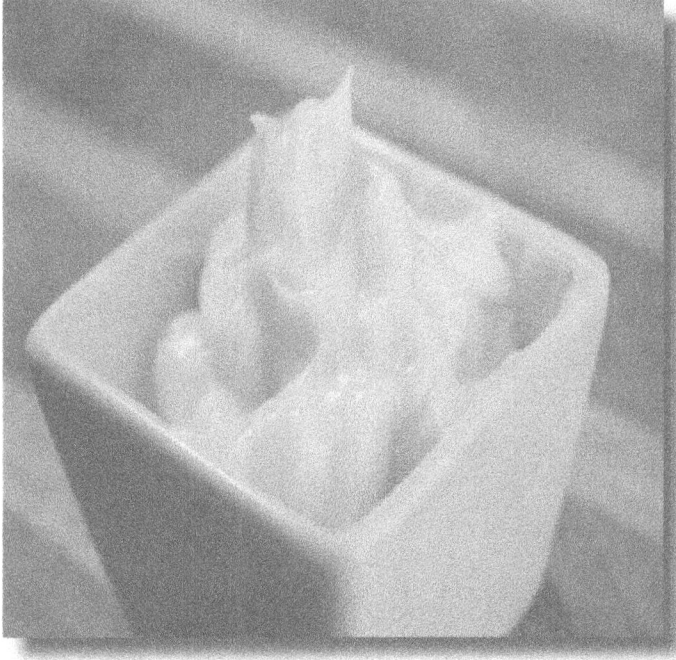

मेयोनेज

1 kexh

2 अण्डे

1 चम्मच चीनी

½ चम्मच पिसी हुई सरसों

½ कप सिरका

2 चम्मच नींबू का रस

1 कप सलाद का तेल

fof/k

दो अण्डों की ज़र्दी धीरे-धीरे फेंटते हुए उसमें नमक, एक छोटी चम्मच चीनी और पिसी हुई मिर्च मिलायें। आधी चम्मच राई भी मिला दें। अब एक कप-डेढ़ कप सलाद का तेल, आधा कप सिरका और दो चम्मच नींबू का रस अलग-अलग लें। इन्हें बूँद-बूँद करके बारी-बारी से मिलायें और हिलाती रहें। जब मेयोनेज गाढ़ा हो जाये, तो तेल चम्मच भरकर मिला सकती हैं। अन्त में एक चम्मच उबलता पानी डालकर और फेंटिए ताकि मलाई की तरह झागदार हो जाये। इसे परोसने से पहले फ्रिज में रखकर ठण्डा कर लें।

कुछ टिप्स

यदि अण्डे न खाते हो, तो बिना अण्डे के भी
मेयोनेज बना सकती हैं।

बूस्टर सॉस

इस सॉस का खट्टा-मीठा स्वाद सबको भाता है।

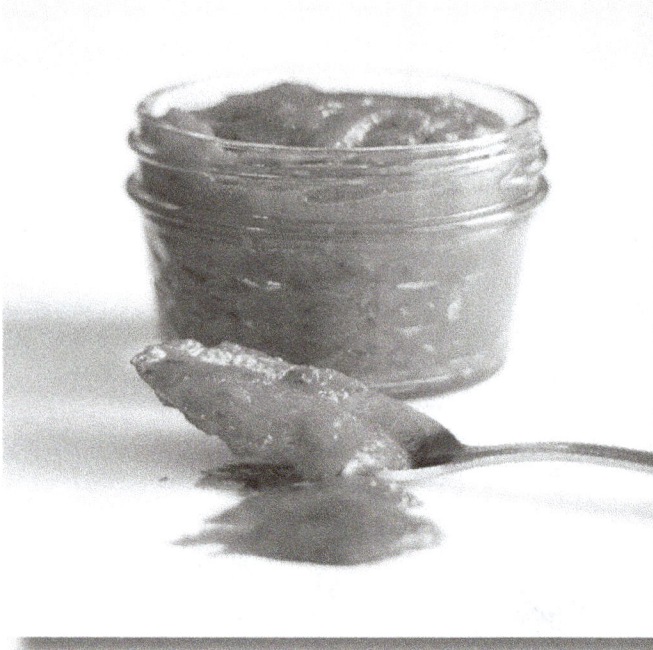

बूस्टर सॉस

1 kexh
5 लौंग
1 इंच अदरक का टुकड़ा
4 लहसुन की कलियाँ
1 कप सिरका
½ चम्मच काली मिर्च
¼ चम्मच लाल मिर्च
कुछ किशमिश

fof/k

पाँच लौंग, अदरक का एक इंच टुकड़ा, चार कलियाँ लहसुन, थोड़े सिरके में पीसिए। पौन कप चीनी को भूनकर सुर्ख कीजिए। मसाला, एक कप भर सिरका, नमक, आधी छोटी चम्मच काली मिर्च व चौथाई चम्मच लाल मिर्च मिलाइए। पाँच मिनट तक उबालिए। छानकर बोतल में बन्द करके रखिए। इसमें किशमिश भी मिला सकती हैं।

कुछ टिप्स
यदि अदरक न मिले, तो सॉस में सूखा सोंठ पाउडर भी डाल सकती हैं।

ह्वाइट सॉस

ह्वाइट सॉस बनाने में आसान और खाने में स्वादिष्ट होती है।

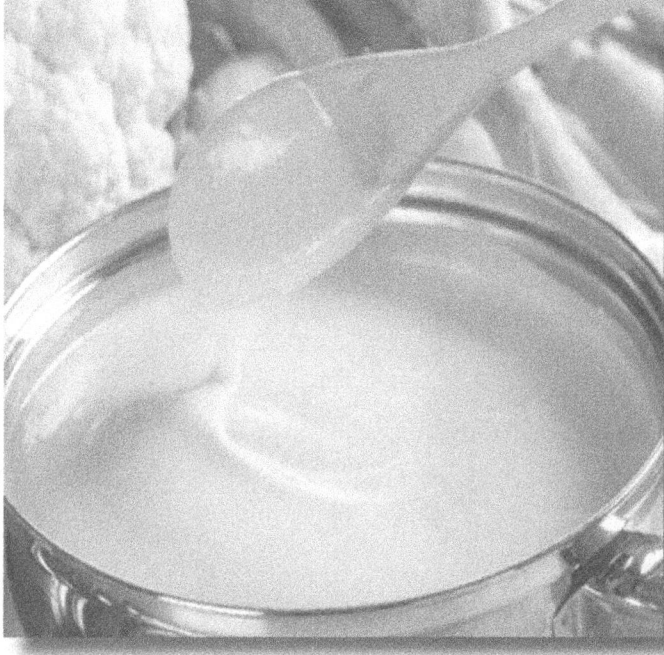

ह्वाइट सॉस

1kexh

1 चम्मच कार्नफ्लोर
1 चम्मच सलाद का तेल
1 कप दूध
नमक स्वादानुसार
चुटकी भर काली मिर्च

fof/k

एक बड़ा चम्मच कार्नफ्लोर, नमक व चुटकी भर पिसी हुई काली मिर्च मिलाइए। एक बड़ा चम्मच सलाद का तेल और एक प्याला दूध गरमकर उसमें कार्नफ्लोर डालिए। चलाते हुए 14-15 मिनट तक एकदम मन्दी आँच पर पकाइए कि वह धीरे-धीरे गाढ़ा हो।

कुछ टिप्स

इसके अलावा चाइनीज डिशेज में 'सोया सॉस' और 'चिली सॉस' का भी प्रयोग किया जाता है।

आम का जैम

बच्चे इस जैम को डबलरोटी पर लगाकर बड़े चाव से खाते हैं।

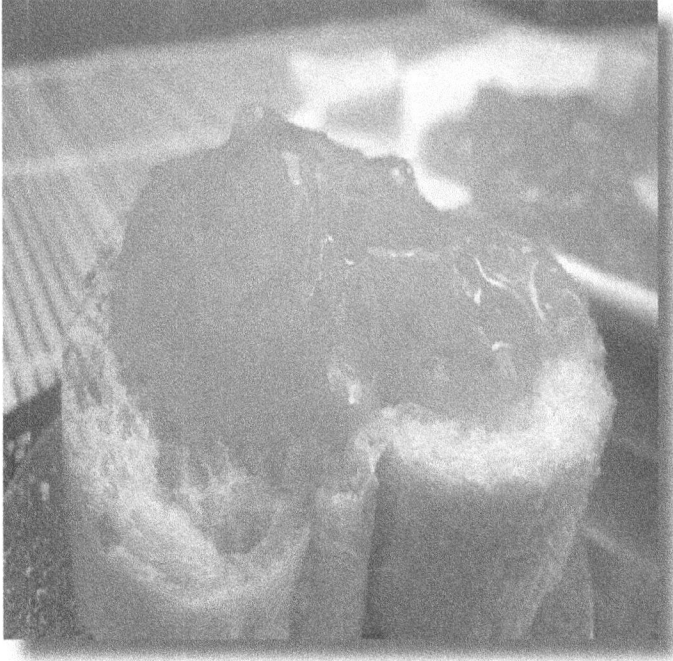

आम का जैम

1 kexh

1 किलो पके हुए आम
2½ किलो चीनी
4 ग्राम सिट्रिक एसिड

fof/k

मुरब्बों वाले आमों को छीलकर कद्दूकस से कस लें। इन लच्छों को दस मिनट तक चूने के पानी में भिगोयें, फिर धोकर कपड़े पर फैला दें। लच्छों से डेढ़ गुना वजन चीनी की चाशनी पकायें। एक उबाल आने पर लच्छे साथ ही डाल दें व पकने दें ताकि वे गल जायें। जैम पक गया कि नहीं, इसके लिए प्लेट-टेस्ट लें। प्लेट में छोड़ने पर गोली-सी बनाकर टपके, फैले नहीं, तो समझिए पक गया। साइट्रिक एसिड को (एक किलो में चार ग्राम के हिसाब से) चाशनी पकते समय ही मिला लेना चाहिए।

अब इस जैम को पहले से तैयार की गयी साफ शीशियों में गरम-गरम ही भर दें। फिर ढक्कन खुला रखकर ठण्डा होने दें। शीशियों के ढक्कन बन्दकर फिर इन्हें सील कर दें। एक बर्तन में मोम पिघला कर उसमें बन्द शीशी (चौड़े मुँह की शीशियाँ जैम के लिए लेनी चाहिए) को औंधा करके ढक्कन के निचले सिरे तक डुबोकर सीलबन्द किया जा सकता है। जरूरत पर एक शीशी खोलकर काम में लायें।

कुछ टिप्स

खट्टे-मीठे आम के जैम में खट्टास होती है, इसलिए जैम के लिए आम ध्यान से खरीदें।

सेब का जैम

यदि सुबह पूरा सेब खाने का समय न हो, तो अपने टोस्ट पर सेब का जैम लगायें और सेब का स्वाद तथा पौष्टिकता पायें।

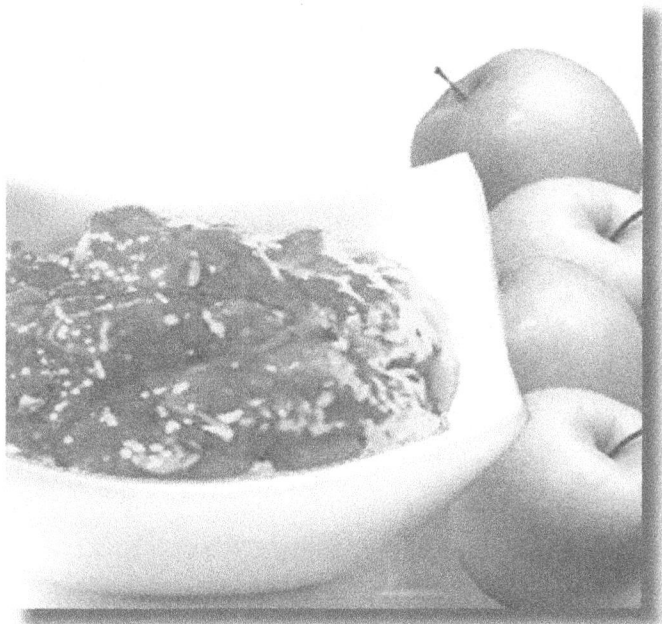

सेब का जैम

1 kexh

1 किलो सेब
1½ किलो चीनी
4 ग्राम सिट्रिक एसिड
2% नमक का पानी

fof/k

सेब का जैम बनाने व उसे शीशियों में भरकर सीलबन्द करने की विधि भी इसी प्रकार रहेगी। केवल सेब के लच्छों को आम के लच्छों की तरह चूने के पानी में नहीं भिगोना है। लच्छों को तुरन्त दो प्रतिशत नमक के घोल में डुबोना है, ताकि वे काले न पड़ें, फिर सीधे चाशनी में डालकर पकाना है। साइट्रिक एसिड का हिसाब भी वही रहेगा।

कुछ टिप्स

सेब में लौह तत्त्व प्रचुर मात्रा में होता है।

आँवले का मुरब्बा

आँवले का मुरब्बा सुबह खाली पेट खाना चाहिए। यह आँखों और दिमाग के लिए बहुत अच्छा होता है।

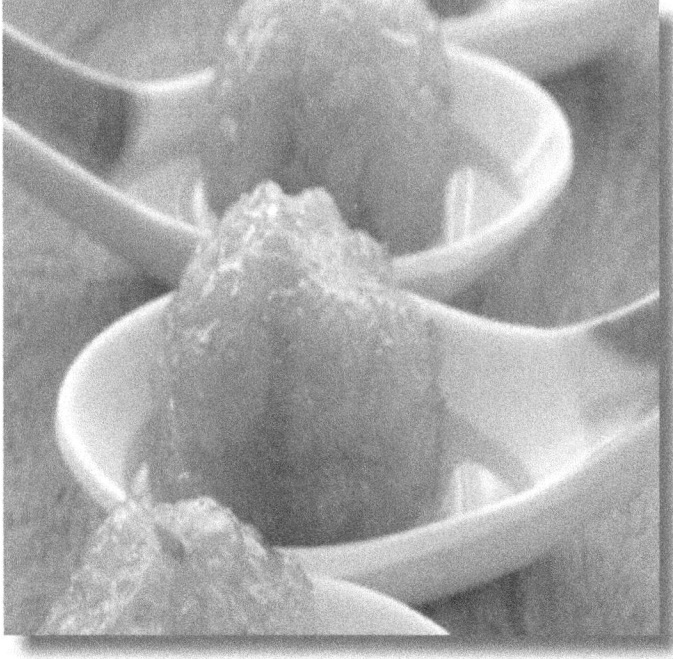

आँवले का मुरब्बा

1kexh

2 किलो आँवला
1 कप नींबू का रस
100 ग्राम मिश्री
1 लीटर पानी (1 तार की चाशनी बनाने के लिए)
चुटकी भर इलायची पाउडर
2-3 केसर की पत्ती

fof/k

अच्छे पके, बिना दाग के बड़े आँवले दो किलो लेकर उन्हें पहले तीन दिन तक सादे पानी में भिगोकर रखिए। इसके बाद निकालकर कपड़े पर फहराइए व काँटे से गोदिए। अब इन्हें चूने के पानी में तीन दिन तक फिर भिगो दीजिए। चौथे दिन निकालकर साफ पानी से धोइए। फिर एक लीटर पानी में 100 ग्राम मिश्री घोलकर इसमें आँवलों को उबालिए। आधे गल जायें, तो निकालकर स्वच्छ कपड़े पर फैलाइए। अब आँवलों से दुगुनी चीनी की चाशनी बनाइये। एक उबाल आने पर आँवले डालकर पकाइए। दस मिनट बाद उतारकर रख दीजिए। दूसरे दिन फिर आँच पर चढ़ाकर एक तार आने तक पकाइए। उतारकर ठण्डा कीजिए व इलायाची दाने का चूर्ण व केसर बुरक दीजिए।

कुछ टिप्स

इस मुरब्बे में अलग से परिरक्षक रसायन मिलाने की जरूरत नहीं। बस मर्तदान में भरकर रख लीजिए और समय पर चाँदी के वर्क लगाकर दीजिए।

गाजर का मुरब्बा

गाजर का मुरब्बा आँखों की रोशनी बढ़ाता है।

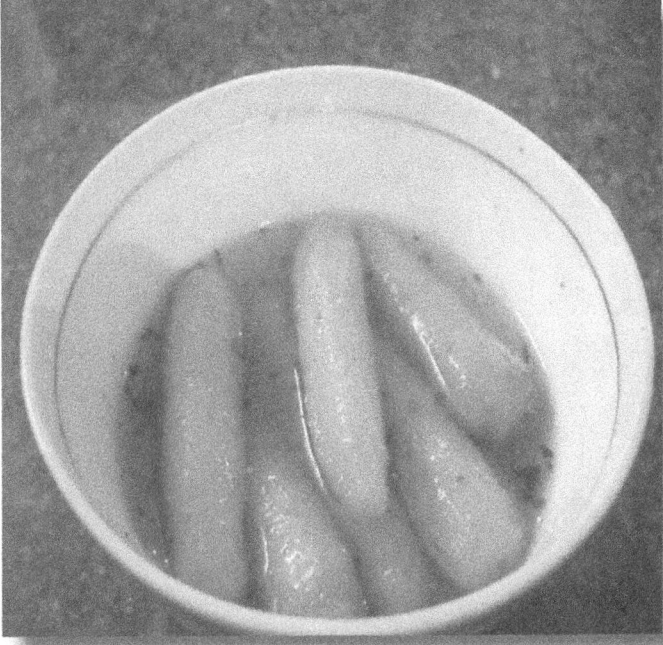

गाजर का मुरब्बा

1kexh

2 किलो गाजर
एक तार की चाशनी
6 ग्राम सिट्रिक एसिड
इलायची पाउडर और चाँदी के वर्क
(सजावट के लिए)

fof/k

दो किलो मोटी गाजर लेकर साफ कीजिए। इसे मुरब्बे लायक मोटे-मोटे टुकड़ों में काटिए। मध्य से चीर कर दो फाँके ऊपरी भाग से व पूरा टुकड़ा निचले भाग से उबलते पानी में एक उबाल देकर उतार लीजिए, फिर साफ कपड़े पर फहरा दीजिए। काँटा (स्टील का) लेकर थोड़ा-थोड़ा गोद लीजिए। अब गाजर की फाँकों से डेढ़ गुनी चीनी की चाशनी बनाइए। एक उबाल आने पर फाँकें डालिए व दस मिनट तक पकाइए। फिर उतार रख दीजिए। अगले दिन फिर आँच पर चढ़ाइए और चाशनी को ढक तार आने तक पकाइए। इसके बाद साइट्रिक एसिड या एक नींबू का रस छोड़िए और उतार लीजिए। इलायची दाना पीसकर ऊपर से बुरक दीजिए व मर्तबान में भरकर रखिए और जरूरत पर चाँदी के वर्क लगाकर दीजिए।

कुछ टिप्स

इस मुरब्बे के लिए गाजर मोटे हों, पर मध्य से कड़े नट वाली न हों।

फ्रूट जैली

ताजे फलों से जैली बनाने में कुछ कमी रह जाने की शिकायत प्राय: गृहिणियाँ करती हैं, लेकिन अब जैली क्रिस्टल के पैकेट बाजार में बहुतायत से उपलब्ध हैं, जिनसे आप बड़ी आसानी से जैली जमा सकती हैं। ये जैली क्रिस्टल सभी फलों के मिलते हैं- ओरेंज, स्ट्राबेरी, पाइनएपल आदि।

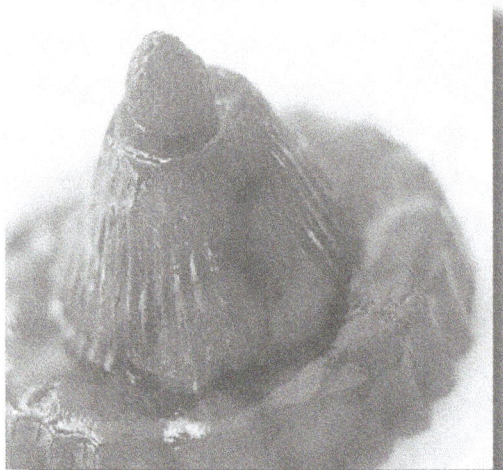

फ्रूट जैली

1kexh

1 कप जैली क्रिस्टल

$\frac{1}{4}$ कप चीनी

3 कप गरम पानी

कुछ वेफर (सजावट के लिए)

fof/k

एक कप जैली क्रिस्टल लेकर उसमें एक तिहाई कप चीनी और मिला लीजिए। अब इसमें तीन कप गरम पानी (या डेढ़ कप गरम पानी और डेढ़ कप फलों का रस, जैसी सुविधा हो) मिलाकर खूब फेंटिए। जिस फल के क्रिस्टल हों, ताजे फल का रस भी वही मिलाना चाहिए। जैसे 'औरेंज क्रिस्टल' में सन्तरे का रस और 'पाइनएपल क्रिस्टल' में अनन्नास का रस। इसे फेंटकर फ्रिज में रख दीजिए। दो-तीन घण्टे बाद रंगीन पारदर्शी जैली जमी हुई तैयार मिलेगी। इसे 'क्रेप वैफर्स-के साथ सजायें।

जैली क्रिस्टल को घोलकर उसमें कटे हुए फल-केला, सेब आदि मिला दें। खोपरा किस कर भी चाहें तो मिला सकती हैं। फिर उसे जमा दें। फ्रूट जैली तरह दो घण्टे बाद तैयार मिलेगी।

फलों के बीच जैली जमाने का एक खूबसूरत तरीका है: जैली घोल, जैली मोल्ड या तश्तरी में न डालकर फलों को काटकर बनायी गयी कटोरियों में डालकर जमायें। जैसे सेब को दो भागों में काट मध्य से खोखला कर दें कटोरियाँ बनायें और उनके भीतर सेब के मध्य भाग का गूदा मिलाकर जैली क्रिस्टल का घोल डाल दें। मौसमी के छिलकों को भी कटोरियों की तरह आधा भाग साबुत लेकर उसके भीतर मौसमी गूदे वाला जैली मिश्रण डालकर जमा सकती हैं। मेज पर फ्रूट जैली की ये कटोरियाँ बहुत सुन्दर लगेंगी।

कुछ टिप्स

अगर आपको फल के टुकड़े डालना पसन्द हो, तो आप अपने इच्छानुसार फल काटकर जैली के ऊपर सजाकर परोसें।

स्क्वैश

पहले शरबत और स्क्वैश का अन्तर समझ लें। शरबत में चीनी का अंश ज्यादा होता है, स्क्वैश में रस का। चीनी चूँकि स्वयं परिरक्षक है, अत: शरबत में अलग से रासायनिक परिरक्षक मिलाने की जरूरत नहीं पड़ती। भारतीय खाद्य अनुसन्धान परिषद् द्वारा गृहिणियों के लिए प्रचारित इन दो फार्मूलों में से पहली बढ़िया किस्म की स्क्वैश में रस की मात्रा 60 प्रतिशत रखी गयी है, दूसरी साधारण स्क्वैश में रस की मात्रा 30 प्रतिशत ही ली गयी। आप अपनी सुविधानुसार इसमें से एक फार्मूला लेकर घर पर आसानी से स्क्वैश तैयार कर सकती हैं।

लेमन स्क्वैश

1kexh

1 लीटर फलों का रस

1 किलो चीनी

ऋ लीटर नींबू का रस या पानी

2 ग्राम पोटाशियम मैटाबाइ-सल्फाइट

खुशबू के लिए एसेंस

40 ग्राम साइट्रिक ऐसिड एसेंस

2 ग्राम रंग और परिरक्षक यानी पोटाशियम मैटाबाइ-सल्फाइट

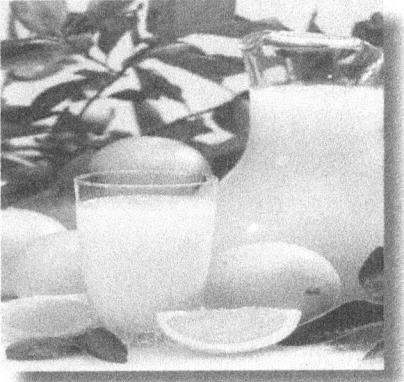

fof/k

फार्मूला 1: बिना दाग के अच्छे बड़े सन्तरे लेकर रस निकालिए। पतले से कपड़े या स्टेनलेस स्टील की छलनी में रस छानिए ताकि बीज ही अलग हों, गूदे के रेशे नहीं। रेशे निकाल देने पर विटामिन 'सी' भी निकल जाता है। नींबू का रस और चीनी उबालिए (पानी नहीं डाला जायेगा) एक उबाल आने पर छानकर ठण्डा कीजिए। फिर सन्तरे का छना रस मिलाइए। इसके बाद सुगन्धि के लिए सन्तरे का एसेंस कुछ बूँदें या सन्तरे के छिलकों के तेल की कुछ बूँदें मिलाए। जरा-सा पीला रंग भी चाहें तो मिला सकती हैं, पर रंग प्राय: हानिकारक होते हैं, इसलिए बिना रंग के ही आजकल स्क्वैश चलायी जाती है। अन्त में थोड़े से ठण्डे पानी में पोटाशियम मैटाबाइ-सल्फाइट घोलकर मिला दें। यही परिरक्षक (प्रिजर्वर) है। अब स्क्वैश को ठण्डी कर रोगाणु रहित की गयी (स्टरलाइज्ड) बोतलों में भरकर बोतलों को सील कर लें। पिघली मोम में बोतल औंधी कर उसे ढक्कन के निचले सिरे तक मोम में डुबो लें। बोतल सील हो जायेगी।

फार्मूला 2: सन्तरों का रस निकालकर उसी तरह छानिए। चीनी, साइट्रिक एसिड, पानी मिलाकर उबालिए। दो उबाल आने पर छानिए। ठण्डा करके इसमें रस मिलाइए। फिर सुगन्धि और चाहें तो रंग भी। अन्त में उसी तरह थोड़े से ठण्डे पानी में घोलकर पोटाशियम मैटाबाइ-सल्फाइट मिलायें।

प्रयोग के लिए खोली गयी बोतल को छोड़ शेष बोतलों को फ्रिज में रखिए या ठण्डी सूखी जगह। हर बार स्क्वैश बनाते समय बोतल को हिला लेना चाहिए।

कुछ टिप्स

इसी प्रकार से किसी भी रसदार फल का स्क्वैश बनाया जा सकता हैं।

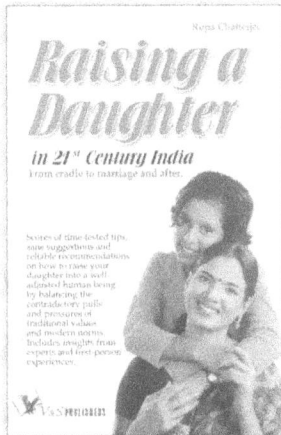

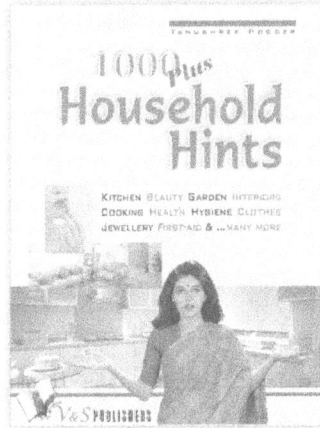

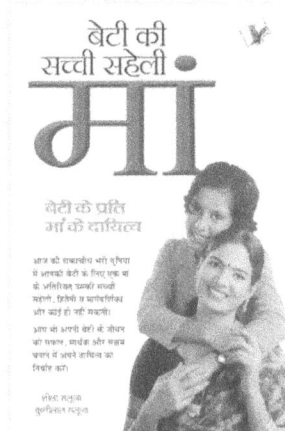

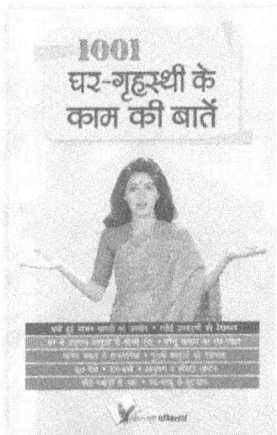

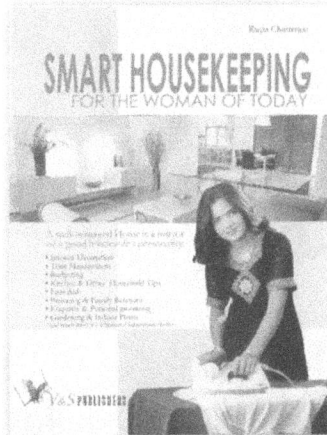

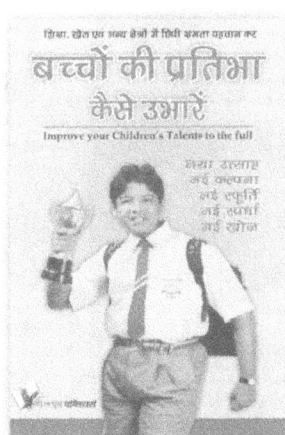

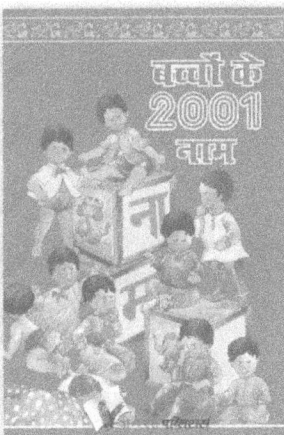

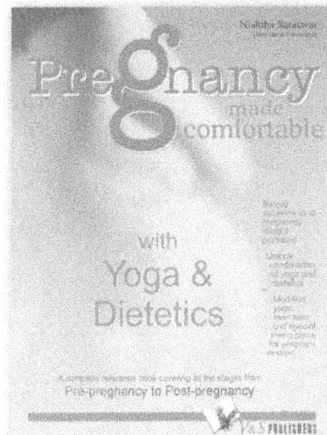

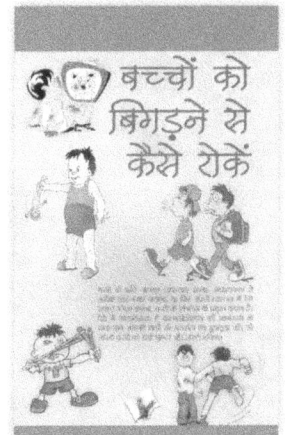

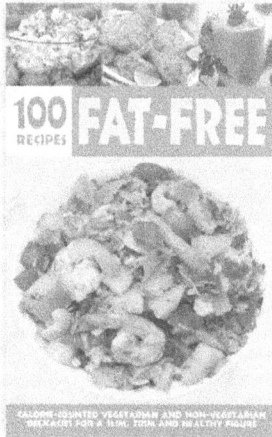

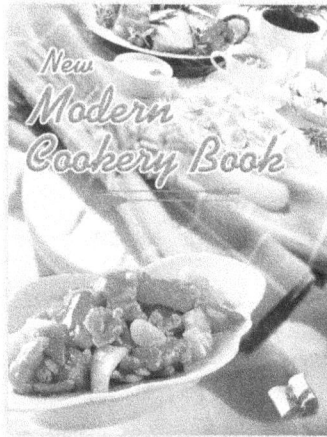

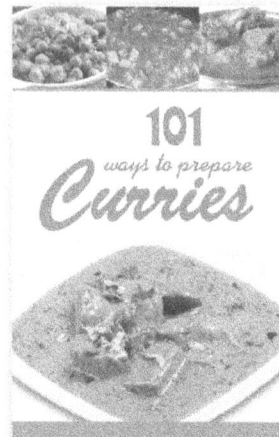

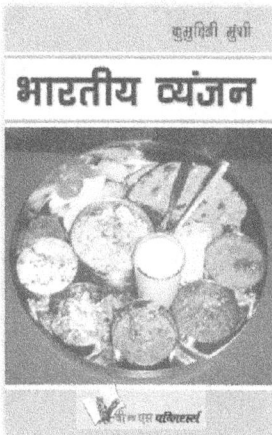

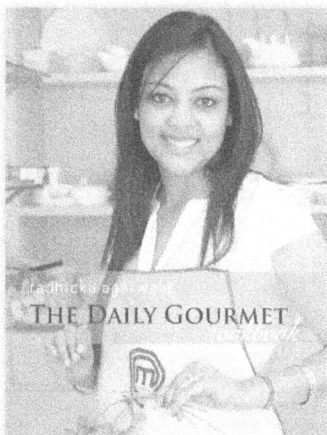

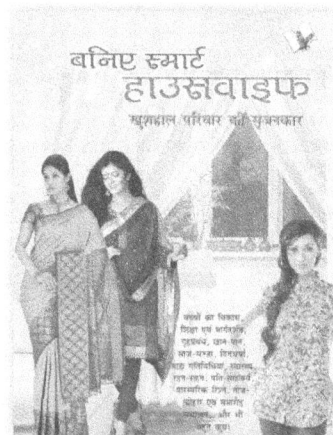

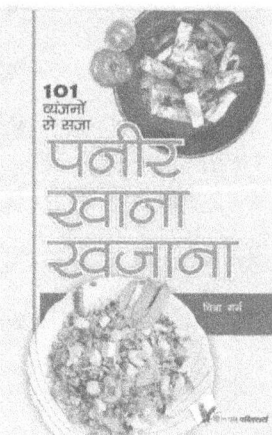

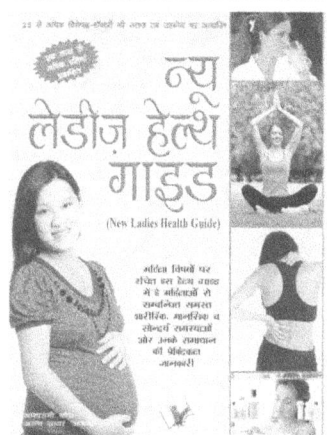

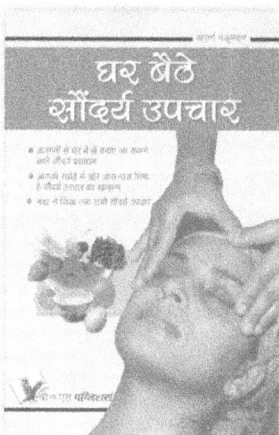

महिलोपयोगी सर्वश्रेष्ठ पुस्तकें

www.ingramcontent.com/pod-product-compliance
Lightning Source LLC
Chambersburg PA
CBHW081645280326
41928CB00069B/3044
* 9 7 8 9 3 8 1 4 4 8 8 3 0 *